实用血液净化通路技术实践

陈 花 主编

清华大学出版社
北京

内 容 简 介

本书是山西省医师协会血液净化通路培训基地组织编写的培训用书，详细介绍了血液净化通路的诊疗方法，临床经验及典型病例，包括中心静脉狭窄、人工血管等疑难复杂情况的处理，并增加了血液净化通路专科护士在临床工作当中所需要的基础理论和必备的基本技能。同时，本书注重基础，对于超声诊断技术在血液净化通路中的应用做了重点阐述。本书面向的读者为基层医院医护人员，特别是指导初学者从入门到精通，可以作为培训学习的教材，也可以作为临床工作中时时翻看的参考书和工具书。

图书在版编目（CIP）数据

实用血液净化通路技术实践 / 陈花主编. -- 北京：清华大学出版社，2024.12.
ISBN 978-7-302-67817-5

Ⅰ．R459.5

中国国家版本馆CIP数据核字第2024W6F568号

责任编辑：孙　宇
封面设计：钟　达
责任校对：李建庄
责任印制：刘　菲

出版发行：清华大学出版社
   网　　址：https://www.tup.com.cn，https://www.wqxuetang.com
   地　　址：北京清华大学学研大厦 A 座   邮　编：100084
   社 总 机：010-83470000   邮　购：010-62786544
   投稿与读者服务：010-62776969，c-service@tup.tsinghua.edu.cn
   质量反馈：010-62772015，zhiliang@tup.tsinghua.edu.cn
印 装 者：三河市龙大印装有限公司
经　　销：全国新华书店
开　　本：185mm×260mm   印　张：17.5   字　数：310 千字
版　　次：2024 年 12 月第 1 版   印　次：2024 年 12 月第 1 次印刷
定　　价：128.00 元

产品编号：103710-01

主编简介

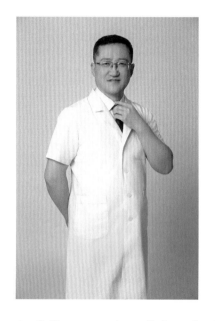

　　陈花　山西白求恩医院器官移植中心副主任、硕士研究生导师；山西省医师协会器官移植医师分会会长，中国医院协会血管通路工作组成员，中国医师协会儿童器官移植专业委员会委员，中国医药生物技术协会移植技术分会委员，中国生物医学工程学会移植透析分会委员，山西省医师协会器官移植医师分会血液净化通路学组主任委员，山西省医师协会器官移植医师分会青年委员会主任委员，山西省医学会器官移植专业委员会委员，山西省医师协会介入肾脏专业委员会副主任委员；《中华器官移植杂志》通讯编委，《中华细胞与干细胞杂志》青年编委。获 2017 年山西省五一劳动奖章。

编 委 会

前　言

在医疗技术日新月异的时代浪潮中，血液净化技术的发展无疑是一道亮丽的风景线，它不仅承载着拯救生命的重量，更映射出医学进步的光芒。作为《实用血液净化通路技术实践》这部著作的主编，我深感荣幸，亦满怀敬意，借此前言，与同仁共勉。

山西，这片承载深厚文化底蕴的土地，我们血液净化通路技术的发展历程如同山河般蜿蜒而坚韧。多年以来，我们山西省血液净化同仁携手并进，致力于技术的普及与提升，不仅仅是为了满足于现状，更是为了突破，为了那份对生命的敬畏与希望。我们成立了血液净化通路培训基地，这颗璀璨的星点亮无数知识的夜空，成为全省乃至全国技术提升的灯塔。

此前，我们已成功召开了多次培训班，每一期培训班都是心血的凝聚，是知识与智慧的交汇。我们深知，技术的提升不仅仅在课堂，更在于实践的土壤，因此，我们坚持下基层，将技术的种子播撒遍每一角落，让其在基层生根发芽，茁壮成长。

本书正是在这片沃土中孕育的果实。它起初作为培训基地的教材，旨在为学员们提供实用、系统的理论与操作指导。在编写过程中，我们有幸得到众多知名学者的无私奉献与帮助，他们的智慧与经验如同甘露，滋养了这本书的每一章节。因此，我们更愿将其不仅限于作为教材，更作为全国血液净化工作者的学习参考资料，望其在大家的日常工作中带来启迪与便利，助力技术的提升。

当然，书之成，非一日之功，更非一人之力。本书在编写之际，我们努力汲取并引用了诸多前辈及同行的宝贵见解与成果，旨在丰富内容，深化理解。然而，学术海洋浩瀚博大，尽管我们力求严谨，仍恐有疏漏。或许有出处未能详述，或许有误标，甚至有未及标注，对此，我们深感歉意并立正视之。在时间紧凑与任务繁重之下，我们力求完善，但难免存在瑕疵。若您在阅读时发现书中存在上述情况，敬请不吝赐告，我们将即刻修正、致歉，确保知识的科学性和严谨性。这不仅是对前辈的敬重，还是对学术的负责，更是对每一位读者的真诚。

在此，我也对本书的每一位贡献者、审阅者、支持者致以深切的感激，你们的汗水与智慧是本书的灵魂，是成就的基石。

最后，愿《实用血液净化通路技术实践》不仅成为一本工具书，还是知识的桥梁，连接着我们，传递着经验与创新，推动着全国血液净化通路技术前行。期待它在未来的日子，能见证更多的生命奇迹，成就更多生命的春暖阳。谨以此序，共勉。

陈　花

2024 年 10 月

目　录

第一章　临床诊疗技术

第一节　血液净化通路医师成长之路与必备技能

一、引言

血液净化通路医师是维持慢性肾脏病患者生命质量的关键角色，其不仅需要精湛的医疗技术，还需要深厚的人文关怀与持续的学习精神。本章旨在概述一名成功血液净化通路医师成长过程中应掌握的核心技能，以及在实践中积累的心得体会，为通路学习培训提供实用指导。

二、必备医学技能

（一）解剖学与生理学知识

1. 解剖学　对外科医师而言，人体解剖学知识是必不可少的，它能帮助医师理解手术部位的结构和相互关系，以最小化手术伤害并确保手术安全。

2. 生理学　理解人体各系统的正常功能，有助于识别病理状态和手术干预的时机。

3. 病理学　掌握疾病的发展过程和病理变化，对于疾病的诊断和治疗至关重要。

4. 药理学　了解药物的作用机制、剂量、不良反应和禁忌证，对于手术前后的用药管理非常重要。

5. 微生物学和感染控制　了解病原体和感染控制原则，以预防手术部位感染和其他医院内感染。

（二）外科学基本技能

1. 无菌技术　掌握无菌操作原则，预防手术感染。

2. 伤口处理　包括清洁、消毒、缝合和包扎，以及伤口愈合的监测和管理。

3. 手术切开与闭合　学会正确的切口设计、层次分离、止血、组织缝合和闭合技巧。

4. 仪器使用　熟悉各类手术器械和设备的使用，如手术刀、镊子、钳子、电刀、吸引器等。

5. 基本手术操作　包括但不限于引流管放置、活检、简单切除、内固定等。

（三）介入基本技能

1. 导丝

1）特性　导丝通常由不锈钢或镍钛合金制成，具有柔韧性和一定的刚性，以便于在血管中推进。

2）操作技巧

（1）选择合适的导丝：根据目标血管的大小、路径复杂性及是否需要支撑力来选择导丝。

（2）推进与旋转：掌握适当的推力和旋转力度，避免损伤血管壁。

（3）导丝跟踪：通过 X 线或超声引导，确保导丝在血管内正确前进。

2. 导管

1）特性　导管有多种类型，如硬导管、软导管、造影导管等，选择需根据手术需求。

2）操作技巧

（1）导管控制：练习使用单手或双手操控导管，使其在血管中精确移动。

（2）导管交换：熟练掌握导管的交换技术，确保手术连续性。

（3）导管定位：在影像引导下，将导管准确置于目标位置。

3. 穿刺技术

（1）Seldinger 技术：最常用的血管穿刺技术，包括皮肤穿刺、导针进入血管、导针退出、导丝插入、导丝引导下置入导管鞘。

（2）解剖定位：熟悉股动脉、股静脉、颈静脉、锁骨下静脉等穿刺部位的解剖结构。

（3）超声引导穿刺：使用超声波实时监控穿刺过程，提高精度和安全性。

4. 并发症识别与处理

（1）出血与血肿：穿刺点局部压迫止血，必要时使用止血剂。

（2）血管损伤：包括血管壁穿孔、假性动脉瘤、夹层等，需立即停止操作，可能需要血管修复或栓塞治疗。

（3）血栓形成：使用抗凝药物，必要时进行溶栓或机械取栓。

（4）感染：严格无菌操作，一旦发生感染，需抗生素治疗，严重时可能需要移除导管或导丝。

（5）神经损伤：小心操作，避免对周围神经造成损伤。

5.药物使用

（1）抗凝与溶栓药物：掌握抗凝药物和溶栓药物的使用，包括剂量、给药途径和监测。

（2）镇静与麻醉：了解镇静药物和局部麻醉药物的应用，确保患者舒适度和手术安全性。

（四）影像学技术

1.X线透视　掌握X线透视的使用，用于实时监控导管和导丝的位置。

2.数字减影血管造影（DSA）　理解DSA原理，熟练操作DSA机器，以获取清晰的血管图像。

3.超声　使用超声进行血管评估和穿刺引导，尤其是在周围血管介入中。

4.计算机断层扫描（CT）与磁共振成像（MRI）引导　虽然较少用于实时引导，但在某些复杂情况下，CT和MRI可以提供额外的解剖信息。

（五）急救与并发症管理

熟悉各种紧急情况的处理，包括出血、感染、血栓、心律失常、心脏压塞等，迅速响应，降低风险。

（六）长期血管通路规划

根据患者个体差异，设计并实施长期血管保护策略，平衡即时需求与长期通路耐受性。

三、软技能与职业素养

1.沟通能力　有效的沟通技巧有助于建立医患信任，为患者及其家属提供详尽的治疗说明，缓解其心理压力。

2.团队协作　与护士、技师、营养师等多学科团队紧密合作，实现综合管理，提升患者整体护理水平。

3.终身学习　医学进步日新月异，持续追踪最新研究成果，参加学术活动，不断丰富自己的知识库和技能集。

4.同理心　理解患者身心双重负担，以同理心提供人文关怀，增强患者治疗的依从性与满意度。

四、成长心得分享

1. 实践中学习　理论与实践相结合，积极参与临床操作，在实际病例中积累经验，每次失败都是成长的阶梯。

2. 反思与总结　每完成1例治疗后，都要进行回顾分析，总结成功经验，反思不足之处，不断优化治疗策略。

3. 师徒传承　珍惜与经验丰富的前辈合作的机会，主动请教，学习其临床智慧与工作态度。

4. 患者为中心　始终将患者放在首位，倾听其需求，尊重其选择，提供个性化治疗方案。

五、结语

成为一名优秀的血液净化通路医师，不仅是技术上的精进，更是医德与人文关怀的体现。在这一成长过程中，持续的学习、不断的实践、深刻的反思以及对患者无微不至的关怀，是通往卓越的必经之路。希望每位踏上此路的医者都能怀揣热忱，勇攀医学高峰，为更多患者带来生命的希望与光明。

（武政华）

第二节　血液透析通路的解剖学基础

对于处理血液透析通路相关问题的医师来说，掌握四肢、胸部的血管解剖学基本知识必不可少。详细了解正常的解剖结构和常见的变异至关重要。

一、定义及惯用词

为使整章术语保持一致，定义以下惯用词：

顺流：与血管内正常血流方向一致，也称前向。

逆流：与血管内正常血流方向相反，也称逆向。

侧支：由于血管主干堵塞后，开放的次级血流通路。侧支的开放提示主干存在病变，尤其是堵塞性病变。

近心端：更靠近中央部的血管被称为近心端或中心端。

远心端：更靠近外周部的血管被称为远心端或外周端。

中心血管：上肢相关血管，位于胸廓内，始于锁骨下；下肢相关血管，位于骨性骨盆内，起始于腹股沟韧带。

外周血管：上肢相关血管，位于胸廓外，始于腋窝；下肢相关血管，位于骨性骨盆外，起始于腹股沟韧带。

二、上肢血管解剖学——动脉

（一）胸部中心动脉（图 1-2-1）

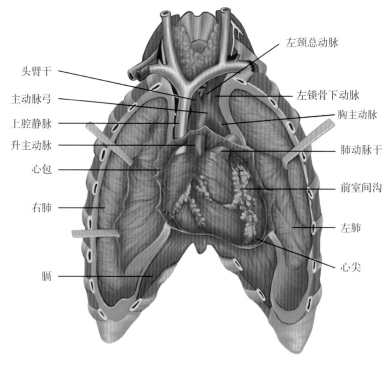

图 1-2-1　胸部中心动脉

1.胸主动脉　胸主动脉是主要的中心动脉。升主动脉起自左心室，为主动脉的起初始部分，随后弓形跨越右肺动脉，靠近中间线沿脊柱左侧向下走行，终止在脊柱前方。主动脉弓发出三条动脉分支：头臂干、左颈总动脉、左锁骨下动脉。

上腔静脉走行与胸主动脉平行，部分位于其右后方。正如下面将要讨论到的，左侧头臂静脉跨越中线时位于主动脉弓分支血管前方，位置略高于主动脉弓。由于左侧头臂静脉毗邻主动脉弓及其分支，随着患者年龄增长，主动脉弓（整个主动脉）及其分支可能略膨胀，最终导致左侧头臂静脉受压。

2.头臂干 头臂干为主动脉弓首个分支,发出最早,头臂干继续发出右颈总动脉和右锁骨下动脉。左侧没有头臂干。左颈总动脉和左锁骨下动脉由主动脉弓直接发出。但是,有两条头臂静脉,稍后讨论。头臂干起源于主动脉弓凸侧,右侧第二肋软骨上缘水平,左侧颈总动脉前方,其斜向上、向右后方走行,于右侧胸锁关节上缘分为右颈总动脉和右锁骨下动脉。头臂干通常没有分支。

3.颈总动脉 颈总动脉是一个成对的结构。左侧和右侧颈总动脉走行相同,起源不同。右侧颈总动脉在颈部起源于头臂干。左侧颈总动脉在胸部起源于主动脉弓。颈总动脉在颈部的走行相似,故对其一起进行描述。颈总动脉自胸锁关节后方,斜向上走行,至甲状软骨上缘水平,此处将进一步分支。颈动脉鞘由颈深筋膜延续而成,其内包绕颈总动脉、颈内静脉和迷走神经,颈内静脉位于颈总动脉外侧,迷走神经位于动、静脉之间及偏后部。打开血管鞘,上述三种结构分别被独立的纤维组织所包绕。大约在第四颈椎水平,颈总动脉进一步发出两条分支,为颈内动脉和颈外动脉。

4.锁骨下动脉 左侧锁骨下动脉直接起自主动脉弓。右侧锁骨下动脉来自相对较短的头臂干,该动脉同时发出右锁骨下动脉与右颈总动脉。

双侧锁骨下动脉发出后,向外侧走行,并穿过前、中斜角肌之间,前斜角肌位于其前方,中斜角肌位于其后方。锁骨下静脉与其走行不同,其走行于前斜角肌前方。锁骨下动脉走行至第一肋骨边缘,延续为腋动脉。

锁骨下动脉凸部略高于锁骨水平,范围因人而异。动脉凸部的后、下方为胸膜,纵隔胸膜与肺尖相邻。动脉的终末部分位于锁骨后方。锁骨下静脉位于锁骨下动脉的前下方。动脉后方为臂丛下干,其位于动脉与中斜角肌之间。动脉终末部分下方为第一肋骨上缘。

(二)上肢外周动脉(图1-2-2)

1.腋动脉 腋动脉起自第一肋骨外侧缘,止于大圆肌下缘。由于其下缘无法通过X线显像,故腋动脉与肱动脉连接处不能通过放射影像精确定位。腋动脉近心端为锁骨下动脉的延续,远心端延续为肱动脉。腋动脉穿过腋窝,其全程有腋静脉伴行,在腋下被臂丛神经包绕。腋动脉远端1/3相对浅表,被皮肤、浅筋膜、深筋膜所覆盖。

2.肱动脉 肱动脉为腋动脉的延续,起点为大圆肌下缘。在上臂腹侧面向下走行,直至肘横纹稍下方。在此处,肱动脉分为桡动脉(外侧)和尺动脉(内侧),两条动脉继续沿前臂向远心端走行。部分人群,尺、桡动脉分叉处较高,出现尺、桡动脉在上臂走行的情况。

肱动脉开始在肱骨内侧走行,向下逐渐走行于肱骨前方。在肘窝处,肱动脉普遍走行于肱骨内外上髁之间。

　　肱动脉与正中神经关系紧密。在上臂，正中神经在肱动脉外侧走行，随后跨越肱动脉上方走行于肱动脉内侧，止于肘关节前方。肱动脉与肱静脉也密切相关，有两条肱静脉与之伴行，分别位于动脉两侧。

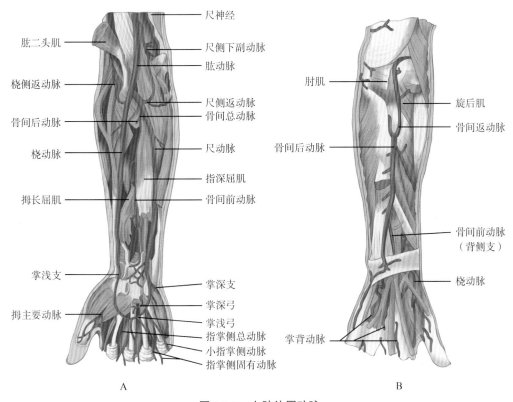

图 1-2-2　上肢外周动脉

　　3. 副肱动脉　副肱动脉是动脉解剖中的变异，当肱动脉用于建立透析通路后，该条动脉在诊断时可引起混淆。副肱动脉起自肘部以上，肱动脉的上 1/3 处，它走行于正中神经前方，并于肘部肱动脉发出尺、桡动脉前，再次汇入肱动脉。

　　据报道，这种肱动脉变异的发生率为 0.52%，即每 200 例患者中发生 1 例。在解剖时，可以通过与正中神经的关系，区分真正的肱动脉。副肱动脉位于正中神经前方。正常的肱动脉被正中神经从前方跨过，即其位于正中神经后方。

　　4. 尺动脉　尺动脉是肱动脉两大终末分支中的一支，它终止于掌动脉弓，掌动脉弓另一侧与桡动脉分支相连。与尺动脉走行相同并与其相互伴行的静脉称为尺静脉，位于尺动脉两侧。尺动脉是肱动脉两大终末分支之一，一般起于肘横纹稍下方，向斜下走行，在肘部与腕部之间走行于前臂尺侧，随后沿尺骨边缘至腕部。

在腕部，尺动脉在豌豆骨桡侧经腕横韧带达手掌，并在越过此骨后发出两条分支。这两条分支与对侧桡动脉相连接，共同构成掌浅弓与掌深弓。

5. 桡动脉　桡动脉（图 1-2-3）起源于肘部肱动脉分支，走行于前臂掌侧。桡动脉走行于前臂桡侧，直至桡骨茎突，随后向腕部后外侧绕行，进入鼻烟窝。桡动脉进入手部后，与尺动脉掌深支相连，共同构成掌深弓。与桡动脉走行相同并与其相互伴随的静脉称为桡静脉，位于桡动脉两侧。

桡动脉掌浅支：桡动脉掌浅支起自桡动脉，绕腕部外侧向前走行，穿过或越过其营养的大鱼际肌，与尺动脉终支相连，构成掌浅弓。

桡动脉掌浅支变异程度：通常很小，止于拇指肌肉，但有时桡动脉延续处变异较大，掌浅支起源于桡动脉处，略有不同。这对于处理桡动脉通路相关的窃血尤为重要，因其要闭塞桡动脉远端。如果闭塞其远端血管，有可能导致大鱼际肌缺血。

6. 掌弓动脉　两支掌弓动脉（掌浅弓和掌深弓）均与尺、桡动脉远端相互联系。

掌浅弓：掌浅弓主要由尺动脉终支与桡动脉掌浅支构成（图 1-2-3A）。然而，在一些人中，桡动脉掌浅支可能纤细或缺如。掌浅弓比掌深弓更位于肢体远端。如果拇指完全展开，掌浅弓大约位于由拇指末端边缘延续的横穿手掌的水平线上。三条指掌侧总动脉起源于掌动脉弓，并分别沿第二、第三和第四蚓状肌下行。近掌指关节的水平，每条指掌侧总动脉分出两条指掌侧固有动脉。

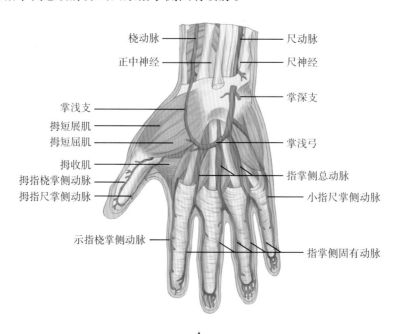

A

图 1-2-3　手部动脉及组织结构

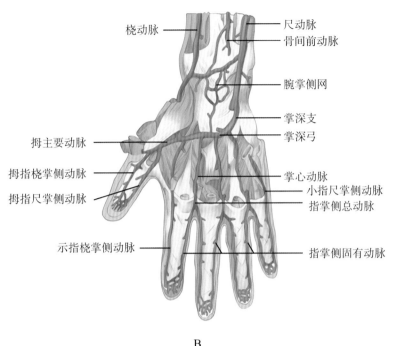

桡动脉

尺动脉
骨间前动脉

腕掌侧网

掌深支
掌深弓

拇主要动脉

拇指桡掌侧动脉

拇指尺掌侧动脉

掌心动脉
小指尺掌侧动脉
指掌侧总动脉

示指桡掌侧动脉

指掌侧固有动脉

B

图 1-2-3　（续）

　　掌深弓：掌深弓（图 1-2-3B）是一个在掌侧的动脉网。通常情况下，它主要由桡动脉终支与尺动脉掌深支构成。

　　掌深弓位于掌骨上方。掌浅弓比掌深弓更位于肢体远端，掌深弓距离掌浅弓有约一手指的宽度，再远端为掌骨头。自掌深弓发出掌心动脉。

　　掌弓动脉变异：掌浅弓变异被简单分为完整或不完整两大类。如果动脉弓的完整性存在，称为完整。如果动脉弓的完整性不存在，称为不完整。不完整的掌浅弓约占15%。掌深弓基本无变异。

三、上肢血管解剖学——静脉

（一）上肢外周静脉

　　上肢有两组外周静脉系统：浅静脉和深静脉。对于血液透析通路来说，浅静脉是极其重要的。浅静脉位于皮下组织与深筋膜间，无动脉相伴行。深静脉与动脉相伴行，走行结构与动脉相同，命名也与伴行动脉相同。浅静脉与深静脉存在交通支。一旦远端肢体血管发生闭塞，这些交通支可为侧支血管的建立创造机会。

　　1. 深静脉　深静脉常成对出现，紧贴伴行动脉，并位于其两侧走行。由于静脉瓣只允许血液在静脉中顺向流动，故动脉搏动实际也帮助静脉回流。这些成对的静脉有许多交通支横跨动脉上方相互联系。

2.上肢浅静脉（图 1-2-4）

手臂浅静脉起自两处不规则静脉丛，一处在手掌（掌侧静脉丛），另一处在手背上（手背静脉网）。这些静脉通过不同角度上行，并汇入前臂最主要的三条浅静脉——贵要静脉、头静脉和前臂正中静脉。

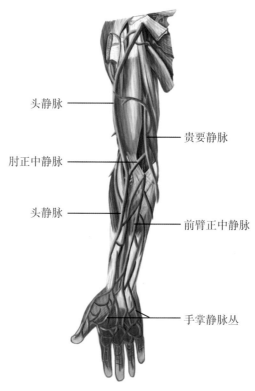

图 1-2-4　上肢浅静脉

贵要静脉：贵要静脉起自手背内侧（尺侧），与手背静脉网相连。自手背静脉网绕行至前臂尺侧或内侧。它通常位于皮下脂肪层，上肢肌肉浅面，走行于前臂后内侧或前臂内侧。因此，贵要静脉一般通过皮肤可见。前臂浅表静脉个体差异很大，因人而异。在前臂，通常有一些未命名的且位置不固定的浅表静脉与贵要静脉相交通（附属静脉）。主干静脉被命名为贵要静脉，其余静脉被称为附属静脉。

贵要静脉绕行至前臂内侧，在近肘部时走行至掌侧，在肘前越过肱骨内上髁进入上臂。在上臂，贵要静脉走行于肱二头肌内侧沟旁。向上延伸约内侧沟的 1/3，穿过肱深筋膜。在上臂的近端 1/3、近腋窝处，贵要静脉汇入肱静脉形成腋静脉。在上臂走行过程中，贵要静脉与肱静脉有多个交通支。

肱静脉：肱静脉解剖存在变异。约 1/3 的情况下，贵要静脉在前臂中部或中下 1/3 处汇入肱静脉。在这些病例中，肱静脉成对出现，并在上臂上 1/3 共同形成腋静脉。在其他情况下，贵要静脉汇入处只有一条肱静脉。该静脉向近心端延续为腋静脉。

头静脉：头静脉始于手背桡侧，其绕行至前臂桡侧缘上行。其于腕上走行一小段距离后，一般位于前臂腹侧面走行。同贵要静脉一样，如果出现多条静脉，主干被命名为头静脉。剩余的静脉被称为附属静脉。虽然存在较多变异，但其中一条相对恒定位置的静脉被命名为副头静脉。头静脉穿过肘部腹侧面，与肘正中静脉相连，随后肘正中静脉与贵要静脉相交通。头静脉在肘上于肱二头肌外侧沟旁上行。

在上臂，头静脉经三角肌胸大肌间沟，在锁骨下向深部走行，汇入腋静脉，随后移行为锁骨下静脉。这个区域称为头静脉弓。

头静脉弓：头静脉弓是一个解剖学区域，在血液透析通路建立后容易出现问题。一些遇到的复杂情况与该区域的解剖学相关。该静脉的近心端部分近终末处，呈鹅颈样弯曲，并穿越锁胸筋膜。该筋膜较坚韧，位于胸小肌与锁骨下血管之间。它位于腋血管、神经上方。头静脉、胸肩峰动脉和静脉、胸外侧神经均穿过此筋膜。由于有功能的血液透析通路会增加血流量使该静脉扩张，但锁胸筋膜的厚度及其他重要伴行结构的尺寸，可能会使头静脉弓穿过该筋膜时出现问题。

前臂正中静脉：前臂正中静脉引流手掌侧静脉丛血液。它沿前臂前面尺侧上行，止于贵要静脉或肘正中静脉。在少部分人群中，前臂正中静脉于发出两条分支，在肘下一条汇入贵要静脉，另一条汇入头静脉。由于其没有头静脉和贵要静脉那样看上去明显，故经常被静脉穿刺者忽视。所以它能成为血液透析通路的一条良好的备选血管。与其他的浅静脉一样，前臂正中静脉也有穿支血管与深静脉相交通。此外，前臂正中静脉越过桡动脉近心端，这些解剖结构的关系使一个简单的步骤即可建立内瘘，即通过静脉深穿支与邻近的桡动脉相吻合。

腋静脉：腋静脉是由贵要静脉、肱静脉汇合而成。解剖学上，它起始于大圆肌下缘。然而，此标记不能被影像学识别，这使在 X 线下定义腋静脉范围显得不够严谨。它伴随腋动脉穿过腋窝，走行在动脉内侧、稍前面。在第一肋外缘，移行为锁骨下静脉。这一处也是在头静脉弓汇入处。

（二）胸部中心静脉（图 1-2-5）

这些静脉位于胸廓内，为锁骨下静脉、头臂静脉和上腔静脉。严格意义上讲，颈内静脉和颈外静脉不属于中心静脉。但是这些区域在分级中并不重要，故广义上认为其也属于中心静脉。

1. 锁骨下静脉　锁骨下静脉是腋静脉直接延续而成，走行于第一肋骨外侧缘至前斜角肌内侧缘。从这里，它与颈内静脉汇合形成头臂静脉。当行静脉造影检查时，识别锁骨下静脉的标志是头静脉弓汇入处（远心端）及颈内静脉与其相汇处（近心端）。锁骨下静脉与锁骨下动脉相伴行，在动脉进入前斜角肌处分离。锁骨下静脉于前斜角肌前方通过。锁骨下静脉在锁骨后方走行，位于锁骨下动脉前下方。

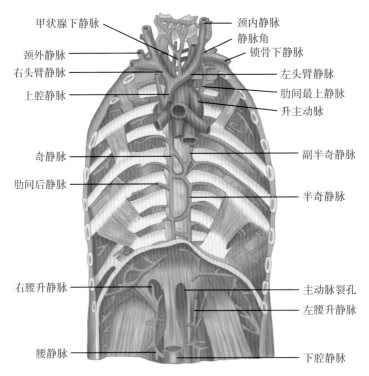

图 1-2-5　胸部中心静脉

颈外静脉约在锁骨中点处汇入锁骨下静脉。此处位于前斜角肌前面或外侧。胸导管引流入左锁骨下静脉，位置靠近其与左颈内静脉相汇处。细小的右淋巴导管引流淋巴液汇入右侧颈内静脉与右侧锁骨下静脉相交汇处。

2. 颈外静脉　颈外静脉收集颅骨外与颜面深部的大部分血液。其始于腮腺处、下颌角水平，在颈部沿胸锁乳突肌后缘下行，呈线样走行至锁骨中点。

颈外静脉沿途中斜行跨越胸锁乳突肌，最终穿深筋膜在锁骨下静脉远端或前斜角肌前方汇入锁骨下静脉。该静脉被颈阔肌、浅筋膜、皮肤所覆盖。

与颈部的其他静脉不同，颈外静脉的大小差异很大，有时可相差两倍。颈外静脉存在两组静脉瓣，下部的静脉瓣位于其汇入锁骨下静脉的入口处，上部的静脉瓣大多数情况下约位于锁骨上 4 cm 处。两组静脉瓣间的血管经常处于扩张状态，被称为窦。

上述瓣膜不能防止血液或造影剂自下向上反流。

3. 颈内静脉　颈内静脉起始于颅底部颈静脉孔的后室，其起源处略有膨胀，此膨胀被称为颈内静脉上球。颈内静脉在颈部两侧垂直向下走行，位于颈内动脉、颈总动脉外侧，位置较浅。但是颈内静脉与颈动脉的位置关系仍存在变异。在颈根部，其与锁骨下静脉在胸锁关节稍外侧汇合，形成头臂静脉，略高于其汇合处是第二处扩张，称为颈内静脉下球。迷走神经沿颈内静脉后方下行，与颈动脉一起，共同被颈动脉鞘所包绕。

在颈根部，右颈内静脉与右颈总动脉略有距离，并越过锁骨下动脉的第一段，而左侧颈内静脉通常与颈总动脉重叠。左侧颈内静脉通常比右侧更细，每侧静脉都有一组静脉瓣，其位于颈内静脉汇入头臂静脉处上方 2.5 cm 处。

4. 头臂静脉　头臂静脉是两条粗大的血管，位于颈根部两侧，由同侧的颈内静脉及锁骨下静脉汇合而成。除上述特点外，其位置关系不尽相同。

右头臂静脉：右侧头臂静脉较短，约长 2.5 cm，始于胸锁关节后方，几乎垂直向下走行。右侧颈内静脉、右头臂静脉、上腔静脉、右心房几乎位于同一直线上。

右头臂静脉与左头臂静脉在第一肋软骨下胸骨右缘处汇合，形成上腔静脉。它位于头臂干的右前方。头臂静脉右侧是胸膜，纵隔胸膜与肺尖相邻。如果向外侧刺破该静脉，将导致出血进入胸膜腔。

左头臂静脉：左头臂静脉约为 6 cm 长。其始于胸锁关节后方，斜向下走行，于第一肋软骨下胸骨右缘处后方，与右头臂静脉汇合形成上腔静脉。其后方是三条大动脉，起自主动脉弓的头臂干、左颈总动脉和左锁骨下动脉，以及迷走神经和膈神经。

如果沿左颈内静脉、左头臂静脉、经上腔静脉直到右心房画一条线，会形成三个弧形弯，两个弧形弯位于垂直面上，在常规放射影像上很容易看到。第三个弧形弯影像上不易看到，它处于水平面上，在左头臂静脉穿过中线时出现。

左头臂静脉接收左上肋间静脉，这些静脉接受左侧上部肋间静脉的血液。当发生中心静脉闭塞时，左上肋间静脉将作为侧支开放，此时将代偿增粗。

5. 上腔静脉　上腔静脉接受人体上半身血液回流，长度约 7 cm，由左、右头臂静脉汇合而成。其起于第一肋软骨下近胸骨旁，在第一、第二肋间隙后方垂直向下走行，止于右心房上部。上腔静脉下半部分位于心包内，在其穿入心包前，有奇静脉汇入。

上腔静脉与右心房的结合部位对于透析通路非常重要，透析导管常被要求放置在该结合部位或其稍下方。遗憾的是，此解剖结构不能在通常透视下定位，需要透过观察心影外缘的复杂结构，估计其位置。或可将其定为心影外缘中上 1/3 处。

四、下肢血管解剖——动脉

（一）腹部与骨盆的中心动脉（图 1-2-6）

1. 腹主动脉　腹主动脉自第 12 胸椎水平通过主动脉裂孔，起始于横膈水平。其沿脊柱前方的腹后壁向下走行，略向前凸，与腰椎曲度一致。于第三腰椎的水平，前凸达最大值。

腹主动脉平行于下腔静脉走行，腔静脉位于其右侧，发出分支后直径较小。腹主动脉分叉处位于第四腰椎水平，分为左、右髂总动脉。

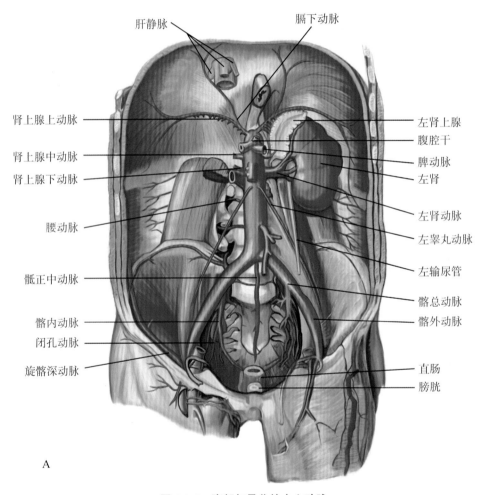

A

图 1-2-6　腹部与骨盆的中心动脉

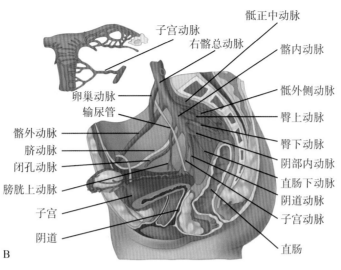

图 1-2-6（续）

2. 髂动脉　髂总动脉是腹主动脉的两大条分支，分叉处位于第四腰椎水平。髂血管及其分支结构在左右成对出现。髂总动脉沿腰大肌内侧下行，于骨盆处骶髂关节前方发出分支，分为髂外动脉和髂内动脉（也被称为腹下动脉）。髂外动脉继续沿骨盆边缘向下肢走行，终止于股动脉。

（二）下肢外周动脉

股动脉（图 1-2-7）　股动脉由髂外动脉延续而来，在腹股沟韧带中点的深面入股三角。髂外动脉与股动脉的分界是腹股沟韧带。股动脉经股三角顶点穿缝匠肌下方，进入腘窝，成为腘动脉。

五、下肢血管解剖学——静脉

（一）下肢外周静脉

股静脉　股静脉（图 1-2-8）是腘静脉的延续。其范围自膝上至腹股沟韧带，在股动脉鞘内与股动脉伴行。该静脉在腹股沟韧带下方，位于动脉内侧。股静脉通过腹股沟韧带后，成为髂外静脉。

（二）骨盆中央静脉

1. 髂静脉　髂外静脉起源于腹股沟韧带下缘，并继续沿骨盆边缘走行，于腰骶关节对侧与髂内静脉（也被称为腹下静脉）共同汇合成髂总静脉。左、右髂总静脉于第五腰椎上缘水平汇合并形成下腔静脉。

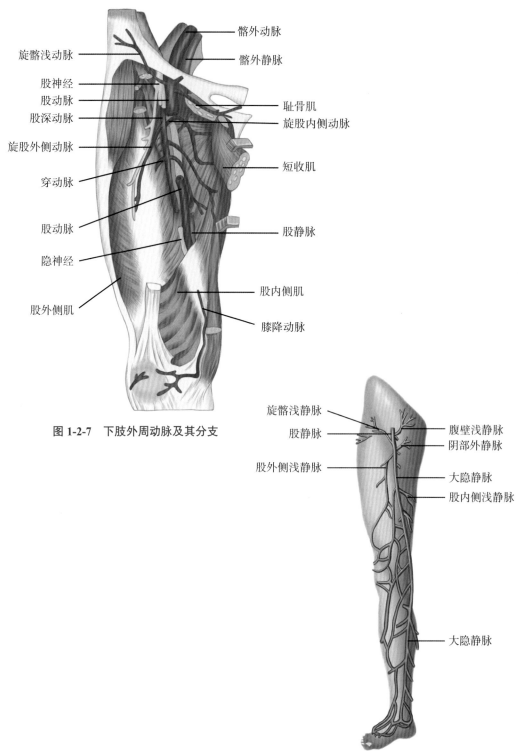

旋髂浅动脉

股神经

股动脉

股深动脉

旋股外侧动脉

穿动脉

股动脉

隐神经

股外侧肌

髂外动脉

髂外静脉

耻骨肌

旋股内侧动脉

短收肌

股静脉

股内侧肌

膝降动脉

图 1-2-7 下肢外周动脉及其分支

旋髂浅静脉

股静脉

股外侧浅静脉

腹壁浅静脉

阴部外静脉

大隐静脉

股内侧浅静脉

大隐静脉

图 1-2-8 肝门静脉系与上、下腔静脉系之间的交通

2. 下腔静脉（图 1-2-9） 下腔静脉由左、右髂总静脉共同汇合而成，并将血液引流回右心房。其位于腹膜后沿脊柱右侧走行，在心脏背侧右下方进入右心房。虽然它不是引流的主要途径，但其与奇静脉系统相交通。

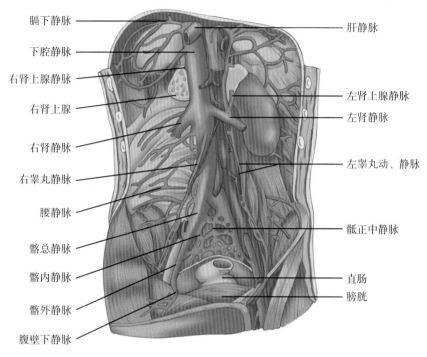

膈下静脉 —— 肝静脉
下腔静脉 ——
右肾上腺静脉 —— 左肾上腺静脉
右肾上腺 —— 左肾静脉
右肾静脉 ——
右睾丸静脉 —— 左睾丸动、静脉
腰静脉 ——
髂总静脉 —— 骶正中静脉
髂内静脉 —— 直肠
髂外静脉 —— 膀胱
腹壁下静脉 ——

图 1-2-9 下腔静脉及其属支

参考文献

［1］Arif, Asif, Anil, 等. 介入肾脏病学[M]. 北京: 科学出版社, 2016.
［2］张朝佑. 人体解剖学. 上册[M]. 北京: 人民卫生出版社, 1998.
［3］卡尔. 人体解剖学及彩色图谱[M]. 济南: 山东科学技术出版社, 2000.
［4］陈可忠. 人体解剖学名词[M]. 北京: 科学出版社, 1992.
［5］刘树伟. 人体断层解剖学[M]. 北京: 高等教育出版社, 2006.

（赵鹏飞　周天宇）

第三节　自体动静脉内瘘建立技巧与注意事项

终末期肾病患者需要进行肾脏替代治疗，包括肾脏移植、腹膜透析和血液透析，其中血液透析仍然是肾脏替代治疗的主要方式。良好的血管通路是进行血液透析的基础，目前临床上永久性血管通路包括自体动静脉内瘘（autogenous arteriovenous fistula，AVF）和移植物动静脉内瘘（arteriovenous graft，AVG）。血管通路的血栓和感染限制了 AVG 的使用，据报道 AVF 的一年通畅率约 56% ~ 79%，而 AVG 通畅率仅为 26%，相比 AVG，AVF 具有高通畅率和低并发症的优势，因此，长期血液透析血管通路首选 AVF，其建立需要有适合的动脉和静脉解剖结构，且在使用前应有足够长的时间以使 AVF 成熟，然而成熟失败仍是目前面临的主要问题，本章节主要总结 AVF 的评估及手术技巧。

一、概述

（一）AVF 基本要求

AVF 的目标是建立血流充足和反复穿刺的血管通路，以进行充分的血液透析。成熟 AVF 必须具备以下基本要求：①位置合适：前臂的 AVF 一般位于前面，上臂的 AVF 则在前面或外侧面；②便于穿刺：瘘体段需要有一段 ≥ 10 cm 或两段 ≥ 4 cm 相对平直的血管通路，必须能够被反复可靠穿刺；③位置表浅：应距离皮肤表面 ≤ 6 mm；④合适管径：一般用于穿刺的血管直径应 ≥ 5 mm；⑤流量充足：血流量需要满足透析的需求，一般自然血流量至少 500 mL/min。

除了上述要求，AVF 同时要保证有良好的流出道，即流出道静脉和中心静脉，尤其对于既往有中心静脉置管病史患者，注意评估中心静脉病变情况。

此外，随着临床上超声应用的普及，使得许多困难血管的穿刺成为可能，因此，对 AVF 的要求不应限于上述指标，而应根据具体情况灵活掌握。

（二）AVF 基本原则

对于需要长期血液透析的患者，应优先在非惯用侧上肢远端建立 AVF，如果远端血管不适合建立动静脉瘘，则应利用更近端的血管。如果近端血管仍然不适合或自体血管不再可用，考虑建立 AVG。如果需要在建立 AVF 或 AVG 之前开始血液透析治疗，可以使用中心静脉导管（central vein catheter，CVC）作为临时血管通路，但是，由于脓毒血症风险增加、死亡率升高以及中心静脉狭窄或血栓形成的发生，这都会影响同侧上肢未来的 AVF 手术，因此应尽量减少使用 CVC。

（三）AVF 主要类型

1.根据内瘘的建立方式分类

将内瘘分为简单直接型、静脉转位型或静脉移位型。

2. 根据血管解剖位置分类

根据所涉及的具体动脉和静脉来确定 AVF 的类型，主要分为以下几种基本类型：①桡动脉 – 头静脉 AVF，即腕部的桡动脉和头静脉内瘘；②前臂动脉 – 贵要静脉 AVF，即腕部的桡动脉或尺动脉和贵要静脉内瘘；③肱动脉 – 头静脉 AVF，即上臂的肱动脉和头静脉内瘘；④肱动脉 – 贵要静脉 AVF，即上臂的肱动脉和贵要静脉内瘘；⑤下肢 AVF，即下肢浅动脉和隐静脉或股 / 腘静脉内瘘。

（四）AVF 血管吻合方式

AVF 的血管吻合方式包括静脉 – 动脉端侧吻合、侧侧吻合、端端吻合。

端侧吻合：连接头静脉末端和桡动脉侧边（图 1-3-1），是创建桡动脉 – 头静脉 AVF（RC-AVF）最常用的方式。术中结扎静脉远端，可以降低吻合口远端静脉高压的风险，此外，桡动脉远端的逆行血流可以进入内瘘，其源自尺动脉，通过掌弓进入桡动脉远端。瘘管总血流量中大约 30% 是由逆行血流产生的，在一定程度上增加肢体远端缺血的风险。

侧侧吻合：连接头静脉侧边和桡动脉侧边（图 1-3-2），这种吻合方式使术后内瘘血流量明显增加，沿段静脉甚至可以为血管腔内治疗提供穿刺入路，但这种吻合方式可能导致手部静脉充血。可能原因是吻合口远端静脉瓣膜会因静脉内压力的增加而被破坏，导致血流逆向流向手部。可以选择结扎吻合口远端静脉，从而形成功能性的端侧吻合，但静脉残端局部血流动力学异常可能增加血栓形成风险。

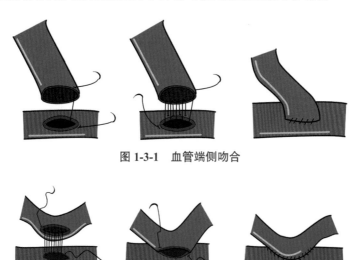

图 1-3-1　血管端侧吻合

图 1-3-2　血管侧侧吻合

端端吻合：连接头静脉末端和桡动脉末端，这种吻合方式发生远端缺血和静脉高压的风险最低，但由于排除了桡动脉远端逆流，术后血流量也最低，目前创建标准桡RC-AVF已很少使用这种吻合方式。

二、术前评估

需进行血液透析以治疗慢性肾病的患者通常患有糖尿病和高血压，除了这些共病，患者可能还患有外周动脉闭塞病或冠状动脉疾病。在进行瘘管创建之前，必须对一般状况和动脉及静脉的解剖描述进行适当评估。术前评估包括体格检查、彩色多普勒超声（USG）和静脉造影。

（一）体格检查

术前血管的客观评估对于建立功能性 AVF 至关重要。

（1）静脉系统：在肘上绑扎止血带后，以评估静脉的存在、静脉的连续性、可扩张性，此外，评估中心静脉是否存在狭窄征象，如肢体水肿、颈肩或胸壁侧支循环开放、中心或外周静脉置管疤痕等。

（2）动脉系统：评估腕部桡动脉和尺动脉的脉搏质量；Allen 试验以排除掌弓的异常。

（二）彩色多普勒超声（CDU）检查

术前超声检查血管评估可提高动静脉瘘的通畅率，建议术前超声进行外周血管评估，包括动静脉直径、血管通畅情况、动脉血流量、动脉硬化程度、静脉可扩张性、静脉深度及侧支血管情况。通常情况下，建立 AVF 的血管直径要求是束臂后动脉内径≥ 1.5 mm、静脉内径≥ 2 mm，但随着手术技术水平的提高，AVF 的建立并不受限于上述管径阈值，应综合血管的内径、可扩张性及流量等，必要时可手术干预促进血管成熟。

（三）血管造影（DSA）

多普勒超声具有非侵入性的优点，但对中心静脉狭窄的评估具有局限性。对于有中心静脉导管置入史的患者，中心静脉系统的评估是必不可少的，DSA 可以直接可视化外周和中心静脉，还可以评估中心静脉狭窄（central vein stenosis，CVS）的通畅性和程度。CVS 是导致动静脉内瘘失功的主要原因之一，中心静脉插管后，大多数患者仍然无症状，但在建立 AVF 后会相继出现症状，可能的原因是血管通路的建立增加了静脉回流，导致血液排出困难而引起的静脉充血。

（四）建立 AVF 时机

血管通路计划较为复杂，提前建立好 AVF，可使得在需要血液透析时 AVF 充分成熟，从而避免使用透析导管，以及降低脓毒血症及死亡风险，然而过早建立 AVF 也会出现相应并发症，甚至部分病人随后长时间内不需要血液透析。

KDOQI 血管通路指南建议，对于预计半年内需要进行血液透析的慢性肾脏病患者，需要对血管通路进行规划和准备。当 eGFR < 30 mL/（min·1.73 m²）时，应当向患者宣教终末期肾病管理以及肾脏替代治疗方式选择，治疗方式包括肾移植、腹膜透析、血液透析以及保守治疗。当患者 eGFR < 15-20 mL/（min·1.73 m²）且同时出现肾功能进行性下降时，应当进行血管通路评估和建立。但不建议单独使用 eGFR 作为起始透析的指征，而应结合临床表现、体格检查及检验检查结果等综合因素来做出判断。

此外，对于需要血液透析的终末期肾病患者，应指导尽可能只在手背上进行静脉穿刺，以减少血管损伤，从而保留静脉用于创建血管通路。因为血管相关手术（如经外周置入 CVC、经桡动脉进行心导管检查）或外周静脉穿刺输液都可能会妨碍患者未来的血液透析通路选择和手术。

三、AVF 的建立

（一）麻醉

建立 AVF 时可选择的麻醉方式包括区域麻醉和局部麻醉。有研究发现，相比局部麻醉，臂丛神经阻滞麻醉可以显著提高 AVF 的一期通畅率，可能的原因是臂丛麻醉可以引起区域交感神经阻滞，进而引起动脉和静脉扩张，从而改善内瘘的通畅率。臂丛麻醉引起的血管扩张在一定程度上使得困难 AVF 的建立成为可能。然而，临床上必须权衡臂丛麻醉的受益与风险，但采用超声引导下臂丛神经阻滞可明显降低相关风险。

（二）手术过程

1. 简单直接型内瘘

此类型内瘘的静脉和动脉均在正常解剖位置，游离静脉后，与邻近动脉进行缝合，以简单直接的方式建立 AVF。常见包括桡动脉 - 头静脉 AVF（鼻烟窝或腕部或前臂）、桡动脉 - 前臂 / 肘正中静脉 AVF、肱动脉 - 头静脉 AVF、胫动脉 - 隐静脉 AVF 等，其中桡动脉 - 头静脉 AVF（radio-cephalic AVF，RC-AVF）是首选的血管通路，本文以腕部 RC-AVF 为例，具体手术过程如下：

（1）患者平卧位，左上肢 90° 外展位，碘伏消毒术区，铺无菌巾，1% 利多卡因局部浸润麻醉。

（2）切口在桡动脉与头静脉之间，平行且靠近桡动脉，长度约 3 cm，依次切开皮肤及皮下组织，在浅筋膜内钝性游离头静脉，用皮条绕过头静脉以辅助牵拉暴露，结扎术区头静脉分支，通常将头静脉游离 2 ~ 3 cm。在搏动明显处深筋膜内钝性游离桡动脉，注意动作轻柔，避免牵拉损伤其伴行的桡静脉，同法皮条辅助牵拉暴露，结扎桡动脉各分支，游离桡动脉 2 ~ 3 cm。

（3）结扎并切断头静脉远端，通过软管向头静脉近端注入肝素盐水，冲洗管腔的同时，可评估静脉的通畅情况，还可以达到预扩张头静脉的效果。血管夹阻断头静脉近心端及桡动脉两端，将头静脉对合处的桡动脉切开约 8 mm，肝素水冲洗管腔，用 7-0Prolene 线端侧吻合头静脉和桡动脉，吻合后相继开放静脉端、桡动脉远端和近端，开放血流检查吻合口无渗漏，触摸内瘘震颤明显，逐层缝合皮下及皮肤。

注意：

①桡动脉与桡神经浅支在前臂中部靠近，而在上下部则彼此分离，因此在前臂中部解剖桡动脉时，注意避免损伤桡神经浅支。

②在前臂上部游离桡动脉时，桡动脉走形较深，常被肱桡肌和肌腱覆盖，应在肌肉间隙游离桡动脉，避免切割肌肉。（图 1-3-3）

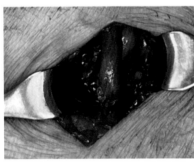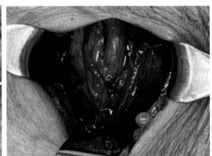

图 1-3-3　前臂桡动脉 – 头静脉内瘘

③内瘘吻合角度 30° 左右为宜，静脉与动脉走形平顺，否则充分松解周围组织，游离头静脉和桡动脉，改善吻合血管角度与血管走形。

④吻合血管时，进针边距< 1 mm，一般血管越细，边距越小，如果动脉壁有明显钙化或粥样硬化，适当增加进针边距，保证全层缝合血管。

⑤注意结扎线距离头静脉约 1 ~ 2 mm，以防止干扰术后头静脉的扩张成熟。

⑥术中避免过度牵拉桡动脉，易导致桡动脉脱离解剖位置后变形成角或动脉痉挛，影响内瘘吻合及血流。

⑦注意静脉分支处多存在静脉瓣，尤其近吻瘘口处的瓣膜，术中应注意修剪瓣膜，

从而改善内瘘一期通畅率。

2. 静脉转位型内瘘

此类型内瘘是分离并结扎静脉远端，并将静脉的近端通过建立隧道的方式移动到方便透析穿刺或造瘘的位置，并与相应的动脉吻合。可通过一期或两期手术来完成。常见包括桡动脉 – 贵要静脉转位 AVF、肱动脉 – 贵要静脉转位 AVF、上臂动脉 – 肱静脉转位 AVF 等。

如果患者头静脉狭窄、闭塞或耗竭，可考虑使用贵要静脉建立 AVF，但因贵要静脉一般位置较深，且常伴行前臂内侧皮神经，因此往往需要通过建立皮下隧道将游离的贵要静脉转位到肱动脉或桡动脉处行端侧吻合，达到血管表浅化的同时，也方便透析穿刺。

一般可采用一期或两期手术来建立肱动脉 - 贵要静脉内瘘。一期手术，即在同一次手术中完成肱动脉 – 贵要静脉吻合以及贵要静脉浅表化。两期手术，即先建立肱动脉 - 贵要静脉吻合，等待 4 ~ 6 周 AVF 成熟后，进行第二次手术使肱动脉 – 贵要静脉内瘘浅表化。一般对于贵要静脉较小的患者，两期手术的成功率更高。

此处以肱动脉 – 贵要静脉转位 AVF 为例（图 1-3-4），简要手术过程如下：

（1）术前超声下评估并标记贵要静脉和肱动脉，设计并标记隧道走形。

（2）臂丛麻醉满意后，患者体位同 RC-AVF。

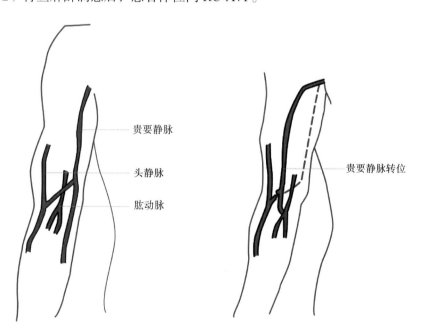

图 1-3-4 肱动脉 - 贵要静脉转位 AVF

（3）沿着已标记贵要静脉走形，间断切开皮肤及皮下组织，顿性游离贵要静脉，用皮条绕过贵要静脉辅助暴露，结扎术区贵要静脉分支，结扎并切断贵要静脉远端，通过软管向贵要静脉近端注入肝素盐水，冲洗并扩张管腔，并评估静脉通畅性及血管渗漏情况。

（4）同法在动脉标记处游离出肱动脉并结扎分支，沿标记线用血管钳建立皮下隧道，并将贵要静脉穿过隧道至肱动脉切口处；血管夹阻断肱动脉两端，切开肱动脉约 4 mm，同法 7-0Prolene 线端侧吻合贵要静脉和肱动脉；开放血流，检查内瘘震颤及渗血情况。

注意：

①肱动脉为流入道，窃血综合征发生率较高，肱动脉切口一般为 4 ~ 6 mm，具体应根据肱动脉和贵要静脉质量综合决定。

②建立隧道时，注意皮下组织厚度 < 6 mm，方便透析穿刺。

③隧道内的贵要静脉避免扭转，转位后贵要静脉应走形平直且靠外，以利于内瘘成熟与穿刺。

3.静脉移位型内瘘

需将静脉从其正常解剖位置移动至其他位置，建立此种内瘘方法类似于置入 AVG，主要的差异是建立内瘘时采用的是患者静脉，而不是人工材料。进行该操作时也需要建立一个皮下通道，以将静脉置于新的位置。最常见的移位静脉包括大隐静脉和股静脉，大隐静脉通常容易获取；但由于获取股静脉可能引起严重并发症且操作的规模较大，因此极少采用该方法来建立 AVF。

四、随访

内瘘的随访评估应在 AVF 术后 4 ~ 6 周内进行，因为大多数患者正在接受中心静脉导管进行透析或等待早期透析，因此应避免延迟评估，早期评估可以识别可逆的血管通路并发症，如血栓形成等，并可以通过腔内技术及时处理，从而减少内瘘成熟失败风险。

内瘘评估的内容主要是内瘘成熟情况，并及时发现相关并发症。内瘘成熟的基本要求如上文所述，成熟不良是指透析时泵控血流量小于 200 mL/min。

内瘘评估的方法：①物理检查：吻合口震颤良好，无异常增强、减弱或消失；瘘体段静脉走行平直、表浅、易穿刺，粗细均匀，有足够可供穿刺的区域，瘘体血管壁弹性良好，可触及震颤，无搏动增强或减弱、消失。②彩色多普勒超声：内瘘血流量＞ 500 mL/min，穿刺段静脉内径≥ 5 mm，距皮深度≤ 6 mm。

成熟内瘘的第一次穿刺可以在手术后一个月进行，如因特殊情况需要在术后 2 周穿刺，建议采用套管针或小号穿刺针进行穿刺，值得注意的是，术后 2 周开始内瘘穿刺会导致瘘管失功的风险升高 2 倍，适当延缓初次穿刺时间将有助于延长内瘘的使用寿命。

参考文献

［1］Domenico S, Filippo B, Placido M, et al. Vascular access for hemodialysis: current perspectives[J]. Int J Nephrol Renovasc Dis, 2014; 7: 281-294.

［2］Lok CE, Huber TS, Lee T, et al; National Kidney Foundation. KDOQI clinical practice guideline for vascular access: 2019 update[J]. Am J Kidney Dis.2020;75(4)(suppl 2):S1-S164.

［3］金其庄,王玉柱,叶朝阳等. 中国血液透析用血管通路专家共识第2版[J]. 中国血液净化, 2019, 18(6): 365-381.

［4］Brief overview of surgical aspect of autologous arterio-venous fistula for dialysis access[J]. Asian Cardiovasc Thorac Ann, 2021, 2184923211029496.

［5］Hemodialysis Adequacy 2006 Work group. Clinical practice guidelines for hemodialysis adequacy update 2006[J]. Am J Kidney Dis, 2006; 48(Suppl 1): S2-S90.

［6］Pisoni RL, Young EW, Mapes DL, et al. Vascular access use and outcomes in the U.S., Europe, and Japan, results from the dialysis, outcome, and practice pattern study[J]. Nephrol News Issues 2003; 17: 38.

［7］McGill RL, Ruthazer R, Meyer KB, et al. Peripherally inserted central catheters and hemodialysis outcomes[J]. Clin J AmSoc Nephrol. 2016;11(8):1434-1440.

［8］Otoya D, Simmonds A, Lavingia K, et al. Central line access for hemodialysis adversely affects ipsilateral arteriovenous graft outcomes[J]. Ann Vasc Surg, 2022;86:236-241.

［9］Czajkowski M, Jacheć W, Polewczyk A, et al. Severity and extent of lead-related venous obstruction in more than 3000 patients undergoing transvenous lead extraction[J]. Vasc Health Risk Manag, 2022;18:629-642.

（武 康）

第四节 人工血管动静脉内瘘的构建及并发症处理

一、人工血管动静脉内瘘的构建

人工血管动静脉内瘘（arteriovenous graft，AVG）主要适用于自身血管条件差（如静脉纤细、短缺、闭塞等）、经多次直接动 - 静脉内瘘吻合术自身血管无法再利用和肥胖患者自体静脉过深无法穿刺的患者。将人工血管间置于动脉和静脉之间，以备穿刺用。绝对禁忌证：①心脏射血分数＜30%；②四肢近心端静脉或中心静脉存在无法纠正的严重狭窄或闭塞；③全身存在感染情况；④移植部位皮肤或软组织存在感染。

（一）移植血管材料选择

除自体血管、同种异体血管、异种血管、生物工程血管外，人工血管是最主要的移植血管材料，具有生物相容性好、长期通畅率高、血流量大、口径和长度可任选、能反复穿刺及使用时间长等优点。

以聚四氟乙烯（PTFE）使用最多，为满足血管穿刺的需要，必须选用标准壁而非薄壁的人工血管，血管直径一般选用 6 mm 大小，可保证足够的血流量。为减少术后心力衰竭及窃血综合征的发生，可采用锥形人工血管，动脉侧直径 4 mm，静脉侧直径 7 mm。在这一基础上，衍生出内涂碳层，内层共价结合肝素，可拉伸，袖状静脉吻合口，内或外支撑环等各款产品，以提高通畅率。这些传统的人工血管理论上需等待至少两周（人工血管与皮下组织纤维愈合）才可穿刺使用。

即穿型人工血管有别于传统人工血管，由于其特殊的管壁构型，穿刺后人工血管管壁针眼可弹性回缩，避免穿刺点出血，所以无需等待人工血管和皮下组织的纤维愈合，术后即可穿刺透析。对于已有中心静脉疾病的患者，其残存的中心静脉资源非常珍贵，如需建立移植物动静脉瘘，建议使用即穿型人工血管，以避免过渡期的中心静脉置管。目前国内有两款：① ACUSEAL，管壁三层结构，中间为硅胶层，内外均为 PTFE 材质，由于无法做到硅胶层与 PTFE 的紧密融合，后期会有夹层的特殊并发症；② FLIXENE™，管壁三层均为 PTFE 材质，但中间层更为致密。

（二）术前评估

在无手术禁忌证的情况下，重点评估流入道动脉及流出道静脉，以确保动脉血流充分，并建立从吻合口至心脏一条通畅的静脉通路，以提高手术成功率。通过动、静脉体检、多普勒超声检查、DSA 或计算机断层血管造影（CTA）、磁共振血管成像（MRA）来评估动脉及静脉。避免在起搏器的同侧建立 AVG。建议流入道动脉及流出道吻合口静脉的直径≥ 3 mm。但动脉不仅需要关注拟吻合部位动脉直径，还需注意肢体远端的动脉状况，需要远端动脉搏动有力，以避免术后窃血。当上肢多次手术或动脉受到损害或动脉内径相对细，肱动脉直径≤ 3 mm；远端桡动脉已闭塞，尺动脉未代偿性扩张，直径≤ 2 mm；桡、尺动脉钙化或粥样硬化；术前毛细血管充盈延缓时，建议动脉吻合口需采用近心端的腋动脉。下肢踝肱指数＞ 0.85 并保证扪及一支搏动有力的足背或胫后动脉。在存在导致中心静脉狭窄的病史时（如血管内器械：血透导管、经外周静脉穿刺的中心静脉导管等的植入，手术损伤、放疗史）需术前评估中心静脉的通畅。

（三）手术部位

人工血管动静脉瘘是将一根人工血管埋于浅表的皮下，两端分别连接通畅的动脉和静脉，以备穿刺。避免将人工血管埋于受压的部位，保证人工血管相对顺直，有两段可以分别绳梯式穿刺的部位，避免扭曲。在此原则下，不受压迫的全身各部位均可建立 AVG，构型只要保证穿刺长度，可采用袢式或直桥式。在同等血管条件的基础上先选非惯用侧上肢前臂，然后依次为惯用侧上肢前臂、非惯用侧上肢上臂、惯用侧上肢上臂、下肢大腿或胸壁，最后选特殊部位。常用的流入道动脉包括肘部肱动脉、腋动脉、锁骨下动脉；肘下粗大的桡或尺动脉、股浅动脉、股总动脉。常用的流出道静脉包括肘正中静脉、头静脉、贵要静脉、肱静脉、腋静脉、股浅静脉、大隐静脉、股总静脉。先建立在远端肢体，以留有足够空间向近端延伸。

（四）手术步骤

1. 麻醉方式 根据流入道动脉、流出道静脉及人工血管位置选用相应麻醉方式。

（1）区域神经阻滞麻醉：上肢、下肢 AVG，腋窝及腹股沟区域可联合局部浸润麻醉。

（2）局部浸润麻醉：需浸润吻合口区域及人工血管皮下隧道区域，需考虑麻醉药物总剂量，可加用肾上腺素减少渗血，并注意预防隧道区域穿刺点感染。

（3）全身麻醉：任意部位 AVG，但一般作为最后选择。

（4）硬膜外麻醉或蛛网膜下腔麻醉：下肢 AVG，但已进入规律血液透析患者，透析时肝素使用增加硬膜外血肿机会，不建议采用。

2. 切口 根据动静脉位置、皮下隧道的位置及形状选择一个或多个切口。

3. 游离血管 分离皮下组织，分别暴露和游离一段长 2 ~ 3 cm 拟吻合的动脉和静脉。结扎并切断妨碍游离或完成吻合的血管分支。游离时，尽量纵向解剖，避免损伤神经及淋巴管。

4. 建立皮下隧道 隧道器辅助，按预想人工血管走行建立皮下隧道，引入人工血管。尽量选肢体外侧，以便穿刺。需考虑人工血管能满足两段绳梯穿刺需求。隧道置于皮下 1 ~ 3 mm。ACUSEAL 不宜过浅，避免局部皮肤缺血坏死。考虑人工血管外径，选用相应隧道器。人工血管走行区域隧道深度一致，近吻合口区域如位置较深，隧道相应由浅入深的移行段。如为袢式 AVG，血管袢勿过窄。人工血管穿过隧道时避免扭曲、成角和受压，标线在上。如需拉伸，拉伸适度。如拉伸过度，增加血清渗出；如拉伸不够，AVG 建立后，人工血管自然拉伸，造成扭曲，不利穿刺。人工血管可以跨越关节。肝素生理盐水冲净移植血管腔内可能来自隧道的脂肪组织碎片及血块。

5. 血管吻合　阻断血管后，根据人工血管走行与预吻合血管相对位置选择血管正面或侧壁切开。动脉端：端侧吻合，吻合口大小 4 ~ 7 mm。静脉端：端侧吻合，吻合口大小 10 ~ 15 mm。静脉直径＞ 4 mm，可酌情选用端端吻合。6-0/7-0 无损伤不可吸收缝线连续外翻缝合（图 1-4-1）。缝合过程中保持无血液积聚在人工血管内形成血栓。人工血管内可以预冲肝素生理盐水，减少开放血流后的空气进入，但避免灌注压力过大。严密止血，针眼渗血可通过明胶海绵等止血材料止血。

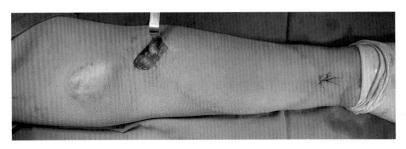

图 1-4-1　前臂即穿型人工血管的建立

6. 开放血流　先开放动脉端，待移植血管腔内空气由静脉吻合口针眼排尽后再开放静脉血流，止血后间断缝合皮下组织和皮肤，以免切口愈合不良，人工血管直接暴露。

7. 弹力绷带加压包扎，减少术后水肿，一般无须放置引流。

（五）其他注意事项

预防感染为 AVG 建立手术的重中之重，术后早期感染必须切除全部人工血管，意味着手术失败。因此，术前评估无感染，术前皮肤清洁，术前预防性使用广谱抗生素，术中严格无菌操作，尽量减少人工血管暴露在空气中的时间。

术中、术后无须抗凝及抗血小板治疗。

二、人工血管动静脉瘘常见并发症的处理

AVG 常见的并发症包括感染、狭窄、血栓形成、血清肿、假性动脉瘤、窃血、心力衰竭及 ACUSEAL 特有的夹层（图 1-4-2）。需要强调的是，在 AVG 的设计及建立时就需要考虑并发症的预防，合理地选择流入道动脉有助于降低窃血、心力衰竭的发生。常见的 AVG 并发症处理如下。

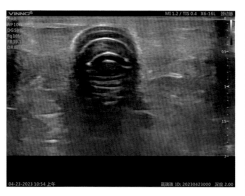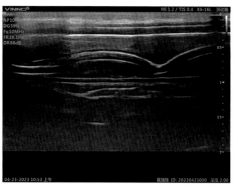

图 1-4-2　超声横断面及纵切面显示的 ACUSEAL 即穿人工血管夹层

（一）感染

感染是 AVG 手术最严重的并发症，可能造成菌血症、人工血管周围脓肿、菌栓、继发性出血以及死亡，是人工血管失功的常见原因。预防感染是第一位，首先需等待其他部位感染控制后才可行 AVG 手术，术前做好手术野皮肤清洁工作，术中严格无菌操作，术前预防性使用抗生素能减低人工血管动静脉内瘘感染率。

术后早期感染，由于人工血管尚未与组织愈合，感染易扩散，必须手术取出，即意味着 AVG 手术失败。手术需切除全部人工血管，动脉吻合口重建，不能有人工血管残留，否则吻合口残留的人工血管感染加重可能导致破裂出血，严重者危及生命。

后期人工血管感染大多数来源于皮肤细菌感染，这主要由于穿刺技术所造成，患者未做好个人清洁卫生，透析穿刺时未严格遵守规范，造成穿刺点局部人工血管感染。由于患者 2 ~ 3 次 / 周的规律透析，一旦局部人工血管感染，透析后极易引起菌血症并播散。因此，需早发现、及时治疗。全身使用抗生素，避开感染区域间置一段人工血管，最后切除感染血管（图 1-4-3）。

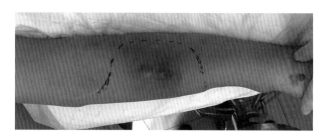

图 1-4-3　人工血管穿刺点感染

沿虚线部位绕开感染区域间置人工血管，重建后再切除感染段人工血管

（二）狭窄及血栓形成

狭窄及血栓形成是 AVG 最常见的并发症。狭窄多发部位为人工血管静脉吻合口、

人工血管穿刺点、中心静脉、人工血管动脉吻合口。在大多数情况下，血栓是继发于静脉吻合口狭窄或穿刺部位狭窄，同时也有 20% 的患者没有明确病因。其他可能的原因包括低血压、高凝和睡眠时人工血管受到压迫及血透后压迫穿刺点止血时用力过度。

1. 去除血栓　人工血管血栓在动脉端存在血栓头，伴或不伴通路的狭窄，其余人工血管内均为继发的红色血栓，过一段时间会自溶。因此无论何种方式去除血栓，必须去除动脉端的血栓头（图 1-4-4）。

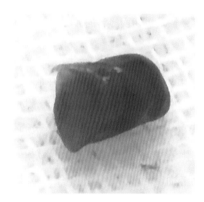

图 1-4-4　人工血管动静脉瘘血栓动脉吻合口侧的血栓头

（1）尿激酶溶栓：可以直接穿刺或人工血管内置入溶栓导管持续注入尿激酶溶栓。

（2）机械溶栓导管：人工血管内置入机械溶栓导管溶栓。可用于不适合药物溶栓有出血倾向的患者。

（3）球囊碎栓：采用 6 ~ 7 mm 球囊扩张导管，抽吸并挤压血栓，开通人工血管。

（4）手术取栓：切开人工血管，Fogarty 导管取出血栓。

2. 纠正狭窄或闭塞病变

（1）介入治疗：球囊扩张狭窄段，对于短期复发、扩张后残余狭窄＞30%、破裂出血可植入覆膜支架。

（2）补片成形术（图 1-4-5）：通常用于短段狭窄病变。可采用自体静脉或人工血管补片。

（3）人工血管转位术：如在人工血管静脉吻合口平面有另一支通畅的上肢回流静脉（贵要静脉、肱静脉、正中静脉、头静脉），可直接切断原人工血管静脉吻合口，将人工血管转位至另一支通畅的回流静脉。

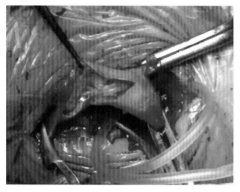
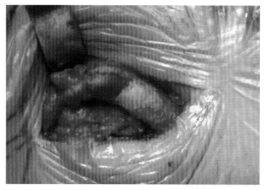

图 1-4-5　人工血管动静脉瘘静脉吻合口狭窄（静脉补片）

（4）移植血管间置术：跨越狭窄或闭塞部位，间置一段移植血管至通畅的血管（图 1-4-6）。

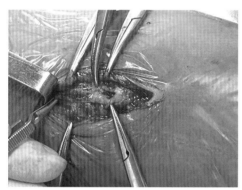
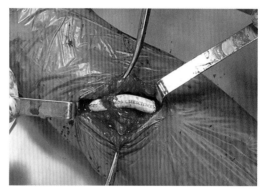

图 1-4-6　跨越人工血管动静脉瘘静脉吻合口闭塞段间置人工血管

（5）腔外覆膜支架置入术：如人工血管静脉吻合口近心端导丝无法通过，可在近心端通畅静脉处做一个小切口，暴露回流静脉，插入导丝，经皮下置入覆膜支架至近心端回流静脉，覆膜支架另一端置入人工血管或与人工血管吻合。

（三）假性动脉瘤

假性动脉瘤分为感染性及非感染性。感染性假性动脉瘤依感染的原则处理。而非感染性假性动脉瘤主要是因为反复穿刺同一段人工血管，人工血管被破坏所造成，因此可以通过穿刺不同部位来避免形成假性动脉瘤。假性动脉瘤一旦形成，如有破裂可能，可置换一段人工血管或局部置放覆膜支架。如果局部皮肤有破损，避免置放覆膜支架，其后期感染率高。

（四）血清肿

血清肿指无菌性血清样液体聚集在人工血管周围，外周由纤维软组织假包膜包裹。血清肿为人工血管动静脉瘘特有的并发症，其发生原因可能与人工血管多孔性结构相关，血清经多孔结构渗出。血清肿可以发生在人工血管全程，较多见于人工血管动脉吻合口。临床表现为术后人工血管周围局部肿块，超声无血流信号，合并感染局部红肿。其发生与人工血管材质相关，避免人工血管内压力过大（如静脉流出道狭窄，术中肝素生理盐水过度加压充盈），过度拉伸人工血管，肝素使用会增加血清渗出，全身营养状况差、低蛋白血症。降低血管内胶体渗透压，增加血清渗出。

保守治疗：纠正可能引起血清肿的因素。

手术治疗：跨越血清肿段间置人工血管，并去除血清肿。间置人工血管采用无孔隙的即穿型人工血管更佳。如合并感染，同感染人工血管的处理。

参考文献

［1］中国医院协会血液净化中心管理分会血液净化通路学组. 中国血液透析用血管通路专家共识（第1版）[J]. 中国血液净化, 2014, 13（8）：549-558.

［2］Akoh JA. Prosthetic arteriovenous grafts for hemodialysis[J]. J Vasc Access, 2009, 10: 137-147.

［3］Silva MB Jr, Hobson RW 2nd, Pappas PJ, et al. A strategy for increasing use of autogenous hemodialysis access procedures: impact of preoperative noninvasive evaluation[J]. J Vasc Surg, 1998, 27: 302-307.

［4］Malovrh M. Non-invasive evaluation of vessels by duplex sonography prior to construction of arteriovenous fistulas for haemodialysis[J]. Nephrol Dial Transplant, 1998, 13: 125-129.

［5］Almonacid PJ, Pallares EC, Rodriguez AQ, et al. Comparative study of use of Diastat versus standard wall PTFE grafts in upper arm hemodialysis access[J]. Ann Vasc Surg, 2000, 14: 659-662.

［6］Tordoir JH, Hofstra L, Leunissen KM, et al. Early experience with stretch polytetrafluoroethylene grafts for haemodialysis access surgery: results of a prospective randomised study[J]. Eur J Vasc Endovasc Surg, 1995, 9: 305-309.

［7］Davidson IJA, Bartsch CC, Bravo K, et al. Stretch expanded polytetrafluoroethylene graft with intrawall radial support system: an advance in vascular access graft design[J]. J Vasc Access, 2004, 5: 93-98.

［8］Chemla ES, Nelson S, Morsy M. Early cannulation grafts in straight axillo-axillary angioaccesses avoid central catheter insertions[J]. Semin Dial, 2011, 24(4): 456-459.

［9］Chiang N, Hulme KR, Haggart PC, et al. Comparison of FLIXENE™ and standard PTFE arteriovenous graft for early haemodialysis[J]. J Vasc Access, 2014, 15(2): 116-122.

［10］Karatepe C, Aitinay L, Yetim TD, et al. A novel electrospun nano-fabric graft allows early cannulation access and reduces exposure to central venous catheters[J]. J Vasc Access, 2013, 14(3): 273-280.

［11］葛玮婧, 鲍雪东, 胡婧伊, 等. 即穿型人工血管动静脉内瘘的初步应用[J]. 中国血液净化, 2019, 18（9）：4.

［12］吴厂, 米兰化, 施娅雪, 等. 即穿型人工血管FLIXENE在血管通路中的临床应用[J]. 中国血液净
化, 2022, 21(8): 612-616.

［13］Scott JD, Cull DL, Kalbaugh CA, et al. The mid-thigh loop arteriovenous graft: patient selection,
technique, and results[J]. Am Surg, 2006, 72: 825-828.

［14］施娅雪, 张纪蔚, 张皓等. 应用人工血管建立血透通路47例随访[J]. 上海第二医科大学学报,
2005, 25(1): 30-32.

［15］Peng CW, Tan SG. Polyurethane grafts: a viable alternative for dialysis arteriovenous access ? [J].
Asian Cardiovasc Thorac Ann, 2003, 11: 314-318.

［16］Polo JR, Ligero JM, Diaz-Cartelle J, et al. Randomized comparison of 6-mm straight grafts versus 6-
to 8-mm tapered grafts for brachialaxillary dialysis access[J]. J Vasc Surg, 2004, 40: 319-324.

［17］Harish A, Allon M. Arteriovenous graft infection: a comparison of thigh and upper extremity
grafts[J]. Clin J Am Soc Nephrol, 2011, 6(7): 1739-1743.

［18］Ryan SV, Calligaro KD, Scharff J, et al. Management of infected prosthetic dialysis arteriovenous
grafts[J]. J Vasc Surg, 2004, 39: 73-78.

［19］Davidson I, Gallieni M, Saxena R, et al. A patient centred decision making dialysis access
algorythm[J]. J Vasc Access, 2007, 8: 59-68.

［20］Schild AF, Simon S, Prieto J, et al. Single-center review of infections associated with 1574
consecutive vascular access procedures[J]. Vasc Endovasc Surg, 2003, 37: 27-31.

［21］Kakkos SK, Haddad GK, Haddad JA, et al. Secondary patency of thrombosed prosthetic vascular
access grafts with aggressive surveillance, monitoring and endovascular management[J]. Eur J
Endovasc Surg, 2008, 36: 356-365.

［22］Valji K, Bookstein JJ, Roberts AC, et al. Pharmacomechanical thrombolysis and angioplasty in the
management of clotted hemodialysis grafts: early and late clinical results[J]. Radiology, 1991, 178:
243-247.

［23］郭相江, 赵意平, 施娅雪, 等. 尿激酶溶栓治疗人工血管动静脉瘘急性血栓形成[J]. 中国血液净
化, 2011, 10(4): 198-200.

［24］陆明晰, 李华, 冯剑, 等. 超声监视下导管溶栓术治疗移植血管动静脉内瘘血栓形成[J]. 中华肾
脏病杂志, 2014, 30(8): 632-633.

［25］Simoni E, Blitz L, Lookstein R. Outcomes of AngioJet® thrombectomy in hemodialysis vascular
access grafts and fistulas: PEARL I Registry[J]. J Vasc Access, 2013, 14(1): 72-76.

［26］赵意平, 施娅雪, 郭相江, 等. 使用高压球囊治疗人工血管动静脉瘘狭窄的初步体会[J]. 中国血
液净化, 2015, 14（1）: 25-28.

［27］Haskal ZJ, Trerotola S, Dolmatch B, et al. Stent graft versus balloon angioplasty for failing dialysis-
access grafts[J]. N Engl J Med, 2010, 362(6): 494-503.

［28］van Hooland S, Malik J. Hemodialysis vascular access ultrasonography: tips, tricks, pitfalls and a
quiz[J].J Vasc Access, 2010, 11(4): 255-262.

（施娅雪）

第五节　透析用中心静脉置管建立技巧与注意事项

血液透析中心静脉导管分为无隧道无涤纶套导管〔非隧道导管（non-tunneled catheter，NTC），或无涤纶套导管（non-cuffed catheter，NCC），或称临时导管〕和带隧道带涤纶套导管（tunneled cuffed catheter，TCC，或称长期导管），临床上必须根据患者病情、医师的水平合理选择导管。

一、总则

（1）当患者需要中心静脉插管时，医师需要认真查看患者的了解病情；有无危重情况；能否平卧；中心静脉导管史，穿刺部位，置管次数和有无感染史，以往手术是否顺利等。

（2）了解患者有无严重出血倾向。

（3）原则上建议采用超声定位或超声引导穿刺插管，也可以在有血管造影条件的手术室或者导管室监视下进行插管。

（4）颈部静脉无隧道无涤纶套导管使用原则上不得超过4周，如果预计需要留置导管4周以上，应当采用带隧道带涤纶套导管；股静脉无隧道无涤纶套导管原则上不超过1周，长期卧床患者可以延长至2～4周。

（5）无隧道无涤纶套导管尽量选择顶端柔软的，右颈内静脉常规选择12～15 cm的导管，左颈内静脉选择15～19 cm的导管，股静脉导管需要选择长度＞19 cm。带隧道带涤纶套导管右侧颈部置管通常选择36～40 cm（导管全长，下同）。左侧选择40～45 cm，股静脉置管应当选择＞45 cm的导管。

（6）儿童患者可能需要基础麻醉或镇静方法；儿童需要长度和直径相匹配的导管。

（7）虽然无隧道无涤纶套导管穿刺通常可在床边施行，但如果病情和条件允许，仍建议中心静脉穿刺在相对独立的手术间实行，建议配置心电监护仪、除颤器和心肺复苏等抢救药物和设备。

二、无隧道无涤纶套导管

（一）适应证

各种原因导致的急性肾损伤患者需要透析4周以内者，慢性肾衰竭急诊透析，维持性血液透析患者的通路失败，腹膜透析患者需要临时行血液透析，自身免疫性疾病的短期血液净化治疗，中毒抢救，顽固性心力衰竭需要单纯超滤，人工肝的血液净化治疗。

（二）置管方法要点

标准置管方法采用改良 Seldinger 技术（图 1-5-1）。

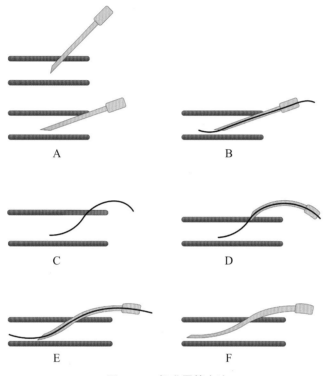

图 1-5-1 标准置管方法

置管选择次序如下：①右颈内静脉；②左颈内静脉；③右股静脉；④左股静脉；⑤锁骨下静脉。

颈部与锁骨下置管后或者第 1 次透析前，建议胸部 X 线片检查确认导管位置，排除并发症。无隧道无涤纶套颈静脉和锁骨下静脉透析导管尖端位置应在上腔静脉（SVC），无隧道无涤纶套股静脉透析导管尖端应在下腔静脉（IVC）。

（三）具体操作流程

术前评估，签署同意书 → 确定穿刺部位 → 准备操作中用物（穿刺导管、无菌消毒器械、麻醉药、超声、封管肝素、注射器等） → 术区无菌化（戴无菌手套、穿刺部位消毒铺巾、超声探头无菌化处置） → 穿刺部位局部麻醉 → 静脉穿刺（超声引导或直接穿刺）→ 穿刺成功后经穿刺针置入导丝 → 拔除穿刺针 → 经导丝扩张皮下隧道（扩张期间压迫穿刺点）→ 经导丝置入透析导管 → 拔除导丝 → 注射器测试导管流量 → 盐水冲洗管腔 → 肝素封管 → 缝合固定导管 → 记录穿刺时间。

（四）穿刺相关急性并发症的预防与处理

做好患者的宣教，正确掌握穿刺方法，一般建议肾脏专科医师操作或有经验的人员穿刺置管。建议常规采用超声定位或引导穿刺置管，有条件的单位可以在 X 线透视引导下置管以减少穿刺相关并发症。特殊患者如特别肥胖、儿童、颈部强直或既往有颈部手术史、多次置管史者，术前必须采用超声检查排除静脉病变并在超声引导下穿刺，必要时可行造影检查了解中心静脉情况。中心静脉置管需要取得患者的密切配合。颈部静脉穿刺建议采用 Trendlenburg 体位，穿刺过程嘱患者平静呼吸。使用扩张管或送入 NCC 时，嘱患者尽量避免咳嗽或屏气数秒，防止空气进入血管内。规范操作可以避免诸如气胸、血胸、血气胸及气管纵隔瘘等并发症的发生。一旦发生气胸或血胸等严重并发症，必须尽早判断积极处理或请相关科室协助处置。

（五）血栓的预防及处理

选择合适材质和长度的导管、合理使用封管液、避免长时间留置 NCC 可以减少血栓的形成。需要提出的是，导管回血后采用生理盐水"弹丸式注射"快速冲洗对减少导管内血栓形成十分重要。导管周围的附壁血栓通常不需全身抗凝治疗，但拔除导管时应警惕血栓脱落造成肺栓塞。

（六）感染的预防及处理

严格无菌操作技术，每次透析时更换局部伤口敷料。非隧道式导管出口感染原则上应拔管并更换置管部位，视情况局部或全身抗感染治疗。如出现导管相关血流感染，应拔除感染导管并进行导管尖端细菌培养，患者血管条件许可时建议更换部位重新置管，全身抗感染治疗。

早期症状较轻的隧道感染可采用碘伏纱布湿敷的办法，治疗过程中需严格监测导管隧道感染情况，留取分泌物培养。采用碘伏湿敷的治疗方法相较于局部使用抗生素，其疗效更为显著。

三、带隧道和涤纶套的透析导管

（一）适应证

（1）拟行 AVF/AVG 成形术或内瘘尚处于成熟期，但因病情需要应起始血液透析且无法等待 4 周以上者。

（2）肾移植前过渡期。

（3）部分预期生命有限的终末期肾病患者，尤其是晚期肿瘤合并终末期肾病者。

（4）各种原因无法建立自体或人工血管移植物动静脉内瘘且无法或不接受腹膜透析或肾移植者。

（5）患有严重的动脉血管病或低血压等致使内瘘血流量不能满足透析处方要求者。

（6）患有严重心力衰竭，建立内瘘可能加重或诱发心力衰竭者。

（二）穿刺部位选择

选择置入隧道式导管的中心静脉顺序依次是右颈内静脉、右颈外静脉、左颈内静脉、左颈外静脉、锁骨下静脉或股静脉。有技术条件且上述血管资源耗竭时，也可选择 DSA 引导下无名静脉或上腔静脉穿刺置管或超声引导下髂外静脉穿刺置管。建议只有确定右侧颈部静脉资源耗竭或右侧置管无法完成时，才使用左侧颈部静脉留置导管。与右侧颈部静脉相比，左侧颈部静脉留置导管更易发生导管功能不良和中心静脉狭窄。与股静脉相比，在锁骨下静脉留置隧道式导管具有更高的通畅率和更低的感染率。如果患者没有机会建立动静脉内瘘，则锁骨下静脉留置隧道式导管优于股静脉。但如果患者可能考虑建立上肢动静脉内瘘，则不建议采用锁骨下静脉置管以减少中心静脉狭窄风险。

（三）置管办法

（1）操作医师需熟练掌握非隧道式导管置管技巧。

（2）由于终末期肾病患者病情重、手术风险高，中心静脉留置隧道式导管应当在无菌操作室或者手术室施行，需要进行心电监护。

（3）颈部留置导管的尖端应在右心房中上部，下腔静脉留置导管的尖端应该在右心房下部或下腔静脉上端。颈部导管置入前可以根据胸部 X 线平片心脏右心房上部与前肋骨或前肋间隙的相对关系预判导管尖端位置，大多数位于第三前肋骨或第三前肋间隙水平。手术时根据术前预判体表定位或者在 DSA 引导下定位。由于导管在体内处于一个动态状态，导管尖端位置在立位和卧位可能有所变动，大多数患者可以变动 2 ~ 3 cm，特殊患者变动可达 7 ~ 10 cm，因此术前应仔细评估尖端位置。尖端位置确定后根据导管的长度确定导管出口位置及导管走行，涤纶套距离出口 2 ~ 3 cm 为宜。导管隧道必须保持较大的弧度以防止导管打折。

（4）注意在进行右侧颈内静脉穿刺时，应确保穿刺点尽量靠近近心端，涤纶环应被妥善放置于锁骨下方。为确保导管不会裸露，穿刺点切口应进行 2 层缝合。涤纶环的位置应确保距离隧道外口至少 2 cm。一旦置管成功，应沿着隧道的走向进行压迫止血。若隧道外口出血严重，可采取缝合止血的措施以确保患者安全。

（四）TCC 的置入方式

（1）顺行置管：穿刺成功后留置引导钢丝，穿刺点旁做 1～2 cm 的切口，隧道建立完成后，将导管经隧道引导至穿刺口，先逐级扩张皮下组织，再用带撕脱鞘的扩张管扩张皮下组织并置入血管内，取出内芯，将导管经撕脱鞘送入血管，同时撕开拉出撕脱鞘。

（2）逆行置管：仅用于可拆卸式 TCC，穿刺成功后，穿刺点切开 1～2 cm 的切口，先采用带撕脱鞘的扩张管将导管送入血管，再根据导管外端的长度建立皮下隧道并确定出口，导管引出皮肤后再连接导管外接头。

（五）导管的拔除

（1）动静脉内瘘成熟使用、肾移植成功、肾功能恢复、导管隧道感染或者难治性血行播散性感染（如感染性心内膜炎等）或者改为腹膜透析等情况，不再需要留置隧道式导管或者无法在原位继续留置隧道式导管时，需要拔除导管。

（2）涤纶套靠近导管皮肤出口的，可以在出口处局部麻醉，出口处皮肤切口，分离涤纶套，拔除导管。

（3）涤纶套距离皮肤出口 2 cm 以上的，在涤纶套表面皮肤确定其位置，再进行局部浸润麻醉，在涤纶套上方的皮肤做约 1 cm 的切口，分离皮下组织，游离出涤纶套，先钳夹涤纶套近心端，在远心端剪断导管，导管外端从皮肤出口拉出，导管体内段从涤纶套分离切口处拉出，并压迫导管进入中心静脉的入口止血。

（六）导管的更换

（1）TCC 如果出现失功、破损或者导管腔内感染及血行播散性感染无法治愈者，需要进行导管更换。

（2）分离涤纶套方法同上述，并在导管进入中心静脉入口处皮肤切开约 2 cm，分离出导管，轻提出导管并钳夹，剪断远心端并将其拉出体外，从近心端送入导丝，拔除近心端残段，再建立新的皮下隧道，送入新的长期导管，或者采用逆行置管法放置新导管。由于导管失功更换新的导管时，新导管的尖端一般需要比原导管深入 1 cm 左右以规避可能形成的纤维蛋白鞘。左侧颈内静脉以及锁骨下静脉留置隧道式导管的更换应当在 DSA 下施行。如果有中心静脉狭窄，则需要球囊扩张后再置管。

（七）并发症的防治及处理

1. 穿刺并发症　与 NCC 相同，为了减少空气栓塞的风险、减少出血，建议使用带止血阀的撕脱鞘。建立皮下隧道时应尽量避免损伤颈外静脉及其分支。皮下隧道进出口处如果发现出血明显，必须认真检查是否存在皮下组织小动脉损伤出血，必要时结扎止血。隧道局部加压有助于止血，必要时可以采用加压绷带或沙袋压迫。

2. 隧道式导管的远期常见并发症　导管功能不良、导管感染以及中心静脉狭窄 / 闭塞。

3. 导管功能不良——纤维蛋白鞘 / 血栓的形成和处理

（1）国外指南认为导管有效血流量＜ 300 mL/min 或者当血泵流速达到 300 mL/min 时动脉压＜ –250 mmHg（1 mmHg=0.133 kPa）和（或）静脉压＞ 250 mmHg，可判断出现导管功能不良。鉴于国内患者体质量普遍低于国外患者，专家组认为中国人群中导管有效血流量＜ 200 mL/min，或者当血泵流速达到 200 mL/min 时动脉压＜ –250 mmHg 和（或）静脉压＞ 250 mmHg，或者导管再循环＞ 10%，或者特别低体质量的患者或儿童患者流量＜体质量 4 倍、无法达到充分性透析，可判断出现为导管功能不良。纤维蛋白鞘和（或）血栓形成是导管功能不良的常见原因，良好的置管技术和理想的导管位置可以减少其发生。采用适宜的封管技术亦有助于减少导管功能不良的发生。

（2）封管：国内多家报道定期采用尿激酶封管可以降低导管的血栓发生率，延长导管使用寿命，所用尿激酶的浓度差别较大（10000 ~ 50000 U/mL），目前尚无统一认识。亦有文献报道，每周 3 次透析者，其中 2 次透析时采用普通肝素封管、1 次采用组织纤溶酶原激活物（tissue type plasminogen activator，t-PA）2 mg/mL 封管，也可以取得良好的预防效果。经常发生导管血栓或流量不佳的高凝患者，可考虑服用血小板抑制剂或抗凝剂，长期服用患者必须定期（1 ~ 3 个月）复查凝血指标。

（3）溶栓（图 1-5-2）：导管功能不良时可以采用尿激酶溶栓或 t-PA 溶栓治疗。溶栓治疗前应注意排除溶栓禁忌证。使用尿激酶溶栓时，建议采用＞ 5000 U/mL 的尿激酶，亦有文献推荐采用 50000 U/mL 的尿激酶溶栓。尿激酶溶栓时可在导管内保持 25 ~ 30 min，或者保留 10 min 后每隔 3 ~ 5 min 推注尿激酶溶液 0.3 mL，或者根据药品或器械厂家的说明书处理。部分血栓可能需要尿激酶持续滴注，可使用 25 万 ~ 50 万 U 的尿激酶持续缓慢滴注 6 ~ 10 h。尿激酶持续滴注时应注意监测凝血功能，当纤维蛋白原＜ 1.5 g/L 应停止滴注。反复出现的导管功能不良建议采用下列处理流程。使用 t-PA 溶栓时，可采用 t-PA 1 ~ 2 mg/mL 根据导管容积封管并保留至下次透析前。

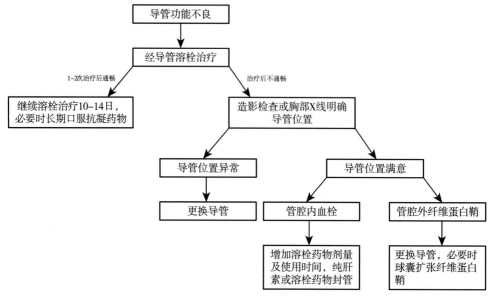

图 1-5-2　溶栓流程

4.失功导管的更换　如果多次溶栓无效或导管易位，可以更换新的隧道式导管。可供选择的处理方法：①通过导丝更换导管，换新导管时，必须重新建立隧道，导管尖端应当比原导管深入约 1 cm；②更换部位穿刺，留置新导管；③介入手术破坏纤维蛋白鞘后留置新导管；请勿直接拔除失功导管，以防出现难以处理的中心静脉狭窄。

5.导管相关性感染的诊断与处理

（1）TCC 感染可见于以下类型：①导管细菌定植；②导管出口感染；③导管隧道感染；④导管相关性菌血症或败血症，即导管相关性血流感染（catheter-related bloodstream infection，CRBSI）；⑤导管相关迁移性感染，包括细菌感染性心内膜炎、化脓性关节炎、骨髓炎等。导管相关性感染是导管拔除的首要原因。一旦发生导管相关性感染，不拔管的救助成功率只有 25% ～ 30%。临床怀疑为导管相关性血流感染时，应立即行导管腔内及外周血病原学检查，并开始通过静脉或导管途径经验性应用抗生素；同时必须使用抗生素溶液封管。不建议未经治疗即拔除感染的隧道式导管，以避免损失透析通路。

（2）预防：①应严格遵守无菌操作原则；②清除鼻腔葡萄球菌等隐匿部位的带菌状态；③避免 TCC 用于非血液净化用途，如采血、输液等；④当没有使用导管适应证时，应及时拔除导管。

6.出口感染　距离导管出口 < 2 cm 的感染定义为导管出口感染。一般无发热等全身症状，可以采用出口局部消毒、使用抗生素软膏或口服抗生素治疗。

7.导管隧道感染　导管皮下隧道内距离出口＞2 cm的感染定义为导管隧道感染。通常是涤纶套以上的向心性感染。导管出口部位的规范护理有助于预防隧道感染。涤纶套以上近心端感染的导管，积极抗感染后72 h仍不能控制者，必须拔管。隧道感染一般不在原位更换导管，除非确认静脉入口部位无感染，此时可以使用相同的静脉入口点，但必须建立新的隧道，同时使用有效抗生素治疗1～2周。隧道感染严重形成脓肿者，必须切开引流。

8. CRBSI　CRBSI通常定义为由于导管腔内或血管内部分感染播散至血液内造成的菌血症或败血症，导管隧道感染严重时也可并发血流感染。CRBSI患者常在血液透析开始后数分钟至30 min左右出现畏寒、寒战、发热等全身症状，发热可高达40 ℃以上。少数患者可以出现延迟发热，即血液透析结束后低热。患者的临床症状与感染的细菌数量和毒力有关。发生CRBSI或高度怀疑CRBSI时，应立即抽取导管动、静脉腔内和外周血标本进行病原学检查。血常规检查有助于全身感染的判断，严重革兰氏阴性细菌感染可以导致白细胞明显减少，甚至粒细胞缺乏，同时立即静脉使用抗生素治疗，初始经验性使用抗生素，后根据病原学结果调整抗感染方案。除全身使用抗生素外，必须同时采用抗生素封管。CRBSI的处理流程见图1-5-3。

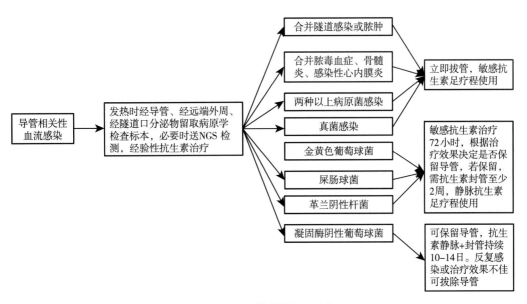

图 1-5-3　导管感染处理流程

（仝煦楠）

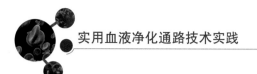

第六节 血管通路的病历书写规范及血液净化通路质量控制与预后监测

一、血管通路的病历书写规范

中国目前已成为全球慢性肾脏病和维持性透析患者最多的国家，统计显示 2022 年底透析人数约为 100 万，且仍处于增长时期，未来一段时间内透析患者数量仍会大幅度增加。血液透析作为目前应用最广泛的肾脏替代治疗模式，需要有效的血管通路作为技术实施的前提，病历书写需进一步规范。

（一）病历的重要性

（1）病历是医疗工作的全面记录，客观地反映疾病诊断、治疗及其转归的全过程。

（2）在医院管理中，病历作为医疗活动信息的主要载体，不仅是医疗、教学、科研的第一手资料，而且也是综合评价医院医疗质量、技术水平、管理水平的依据。

（3）发生医疗事故争议时，病历还是举证的法律书证，是判断责任的重要证据之一。

（二）病历书写的基本要求

病历书写应当客观、真实、准确、及时、完整；病历书写应当表达准确，语句通畅；病历书写应当使用中文和医学术语，通用的外文缩写和无正式中文译文的症状、体征、疾病名称等可以使用外文。

血管通路相关病历书写越来越多，且血管通路病历属专科病历，因此除必须符合总体病历的书写要求外，应根据专科的特殊要求进行询问和检查，并加以重点描述。

（三）入院记录书写中应注意的问题

入院记录包括主诉、现病史、既往史、体格检查、辅助检查、入院诊断。

1. 主诉 主诉为就诊时主要病症或体征及发病时间，一般 ≤ 20 个字，应能反映第一诊断。

2. 现病史 起病的时间与方式，发病因素与诱因，就诊时主要症状或体征的特点，与本病相关或鉴别诊断有关的阴性症状，疾病的演变过程，做过何种检查、到过何地就诊、诊断及处理、有无伴随症状、发病以来的一般情况。

（1）通路功能不良时间，主要症状或体征特点，如震颤强弱、杂音性质是否有变，透析时血流量、静脉压、动脉压等是否有变。

（2）功能不良原因/诱因如内瘘部位受压、低血压、血红蛋白增长过快等。

（3）发病以来的诊断情况，到过何处就诊，诊断及处理，如是否曾予手法按摩、溶栓、抗凝等治疗。

（4）相关辅助检查，如血管彩色多普勒超声等结果。

（5）有无伴随症状，如因血流下降导致透析不充分出现的皮肤瘙痒、恶心、纳差等症状。

3. **既往史** 应重点询问与通路相关的既往史，包括全身疾病和局部损伤。

（1）全身疾病病史：如高血压、糖尿病、外周血管疾病、冠心病等。

（2）血管局部损伤病史：上肢血管置管或穿刺、起搏器置入，可引起局部血管内膜损伤、增生，甚至血管狭窄或造成中心静脉回流受阻。

（3）内瘘建立或重建有无其他通路禁忌证，如心功能情况。

（4）腹部手术史：分析患者是否可行腹膜透析置管术等。

（5）个人史：吸烟、饮酒等危险因素。

4. **体格检查** 应注意有序、完整、规范，强调专科情况书写，包括桡动脉、肱动脉搏动，双上肢血压，Allen 试验，内瘘及相关情况描述，举臂试验和搏动增强试验，导管相关的检查情况等。

1）内瘘及导管视诊描述内容

（1）内瘘瘘体段及流出段血管粗细、走行，是否存在较多侧支，是否存在血管的局部扩张、瘤样扩张或者局部血管迂曲、塌陷，是否存在局部皮肤红肿、破溃、硬结等感染表现。

（2）内瘘侧的甲床、手指、掌背部颜色，有无苍白、肿胀、静脉曲张等表现，判断血运是否良好。

（3）有无内瘘侧肢体肿胀等，注意肩项、胸壁、颜面部是否存在浅表血管扩张，有无颜面部肿胀。

（4）导管外口有无红肿或分泌物，隧道皮肤有无红肿、破溃分泌物等。

2）内瘘及导管触诊描述内容

（1）血管张力是否正常，是否存在局部搏动增强，有无局部血管塌陷、变细，动脉吻合口及瘘体段是否存在震颤及有无震颤减弱或局部增强。

（2）有无皮温增高或上肢的肿胀。

（3）双手的皮温、握力、活动度是否相同。

（4）导管隧道表明皮温有无增高，挤压隧道外口有无脓液或分泌物排出等。

3）内瘘听诊描述内容

（1）正常的内瘘杂音是收缩期与舒张期并存的双期、低调、持续的杂音，杂音强度以吻合口最强，向近心端逐渐减弱。

（2）杂音特点：包括杂音音调、分期和连续性。

搏动增强试验：是用手指完全压闭内瘘静脉段及吻合口近端，观察压闭处远端搏动是否增强。正常表现为远心端搏动明显增强，提示供血动脉血流量充足，动脉及吻合口无明显狭窄。

举臂试验：指患者取卧位，举起内瘘侧上肢，与身体呈90°，观察瘘体及流出段血管塌陷情况。正常表现为随着内瘘侧上肢的抬高，内瘘瘘体及流出段血管塌陷，反映内瘘瘘体、流出段以及中心静脉段回流通畅。

5. 诊断　规范的诊断包括部位＋诊断。

（1）左前臂自体动静脉内瘘即刻失败。

（2）左前臂自体动静脉内瘘早期成熟不良／晚期成熟不良。

（3）左前臂自体动静脉内瘘完全血栓堵塞。

（4）左前臂自体动静脉内瘘狭窄。

（5）左前臂自体动静脉内瘘晚期血栓形成。

（6）左前臂自体动静脉内瘘废弃。

（7）右侧颈内静脉带 Cuff 导管隧道感染。

（四）术前小结

术前小结内容包括简要病情、术前诊断、手术指拟实施手术名称和方式、拟麻醉方式、注意事项。

规范的手术名称书写一般应包括以下项目，部位＋入路＋术式＋目的＋器械（手法）；

①如经肱动脉左前臂自体动静脉内瘘狭窄球囊扩张血管成形术：

部位——左前臂；

入路——肱动脉；

术式或目的——血管成形术；

器械——球囊。

②右侧颈内静脉带隧道带涤纶环双腔导管置入术：

部位——右侧；

入路——颈内静脉；

术式或目的——带 Cuff 建立隧道导管置入术。

（五）血管通路手术 / 操作记录

手术 / 操作记录是血管通路建立的原始资料，应准确、详尽地记录手术过程，阐明血管解剖关系及毗邻，为日后并发症的处理提供可靠依据。由术者或第一助手 24 h 内完成书写，详细描述术中出现情况及处理措施，注意避免左右侧的书写错误，对于较复杂的手术建议描绘手术示意图。规范的手术名称，术中血管的评估，具体的手术方式：吻合部位、吻合口大小、吻合方式、缝合方式、血管缝线型号；人工血管类型及长度；球囊的型号及扩张前后血管的内径；支架的类型；必要时附手术示意图。中心静脉置管记录应标明置管部位、导管类型、导管长度等。

（六）术后病程记录

术后首次病程记录内容包括手术时间、术中诊断、麻醉方式、手术方式、手术简要经过、术后处理措施、术后应当特别注意观察的事项。术后病程记录通常术后连续记录 3 d，内容包括术后吻合口杂音、震颤情况及动态变化，手术切口愈合情况，并发症出现情况，如患者术侧肢端是否出现发亮、疼痛、肿胀等；围手术期对患者的宣教如抬高术肢、避免内瘘侧肢体受压等。

（七）出院记录

出院记录是患者住院诊疗经过的小结，便于以后复诊或外院就诊时参考。在此重点探讨出院医嘱书写。除常规内科如出院带药名称、数量、剂量、用法等，还需写明专科医嘱，突出对于血管通路知识的宣教，对于复杂动静脉内瘘建议描绘示意图标明动脉、静脉穿刺部位。

（八）相关名称及缩写

（1）自体动静脉内瘘（arteriovenous fistula，AVF）。

（2）移植物动静脉内瘘（arteriovenous graft，AVG）。

（3）中心静脉导管（central venous catheter，CVC）。

（4）带隧道和涤纶套的透析导管（tunnel-cuffed catheter，TCC），可简称为隧道式导管或长期透析导管，但建议后者仅用于口头交流且不引起其他误解时使用。

（5）无隧道和涤纶套的透析导管（non-cuffed catheter，NCC），可简称为非隧道式导管或临时透析导管，但建议后者仅用于口头交流且不引起其他误解时使用。

（6）经外周静脉穿刺的中心静脉导管（peripherally inserted central venous catheter，PICC）。

（7）即穿型人工血管（self-sealing graft）。

（8）经皮腔内血管成形术（percutaneous transluminal angioplasty，PTA）。

（9）数字减影血管造影（digital substraction angiography，DSA）。

（10）计算机断层扫描血管造影（computed tomography angiography，CTA）。

（11）磁共振血管成像（magnetic resonance angiography，MRA）。

（12）彩色多普勒超声检查（color-Doppler ultrasonography，CDS）。

二、血液净化通路质量控制与预后监测

（1）质量控制：其目的并非当事件发生后才进行补救，而是对可能出现的问题进行预估并尽可能避免。避免不良事件及其引发的医疗纠纷是风险管理的基本目标，但更重要的是提高医疗质量，更好地帮助患者（表 1-6-1）。

表 1-6-1　血液透析通路操作质量度量表

质量度量指标	推荐阈值	注释
通路建立操作		
初级通路通畅率		暂无推荐
次级（累计）通路通畅率	AVG 50% 3	暂无推荐，但可能与 AVG 类似
	AVF	
初级通路失败率	AVG ＜ 10%	
		AVF ＜ 30%
内瘘成熟率	80%	
初级内瘘成熟率		暂无推荐
次级内瘘成熟率		暂无推荐
现有通路手术操作		
手术成功率		暂无推荐
临床成功率		
干预后初级通畅率	AVG 血栓清除术 ＞ 85%	
	PTA 并血栓清除术 6 个月为 40%	
	无血栓形成的通路 PTA6 个月为 50%	
干预后累计通畅率		暂无推荐

（2）质控管理的思路：建立完善的联动体；建立完善的培训体系；制订不同级别的质控管理和指标。

（3）通路岗位设置与职责：建议有条件的血液透析中心成立通路监测小组，其成员应包括肾科医师、透析护士、血管通路医师、影像学医师、透析通路协调员。

（4）通路建立场地设施：标准化手术室、影像学设备、监护与抢救设备、相关科室支持。

（5）规范化管理：规范化的名称、规范化的诊断、规范化的记录、规范化的随访。

规范化的随访

（1）物理检查：建议每次透析时均进行检查，包括视诊、触诊、听诊，如内瘘杂音及震颤强弱与性质、有无感染、肢体水肿情况、有无瘤样扩张或动脉瘤、有无胸壁静脉曲张、拔针后压迫时间是否延长等，以及搏动增强实验、举臂实验等。

（2）彩色多普勒超声检查：建议每月 1 次。

（3）通路血流量监测：建议每月监测 1 次。

（4）非尿素稀释法测定再循环：建议每 3 个月 1 次。

（5）直接或间接的静态静脉压检测：建议每 3 个月 1 次。

（6）有条件的单位建议监测双上肢指肱指数、指端动脉压及外周血氧饱和度以提高通路相关性缺血综合征早期诊断率，监测频率建议每 3 个月 1 次。

参考文献

［1］北京围手术期医学研究会肾脏病与血液净化分会专家共识工作组, 张东亮, 杨涛, 等. 新建自体动静脉内瘘围手术期管理专家共识[J]. 中国血液净化, 2023, 22(12): 881-890.

［2］王玉柱, 张丽红. 动静脉内瘘功能不良患者住院病历书写要点[J]. 中华肾病研究电子杂志, 2014, 3(3): 147-149.

［3］金其庄, 王玉柱, 叶朝阳, 等. 中国血液透析用血管通路专家共识(第2版)[J]. 中国血液净化, 2019, 18(6): 365-381.

［4］Airf, Asif, Anil, 著. 介入肾脏病学[M]. 刘炳岩, 崔洁, 吴世新, 译. 北京: 科学出版社, 2016.

（赵鹏飞　张宇丹）

第七节　血管通路常见并发症及处理

一、动静脉内瘘常见并发症及处理

动静脉内瘘（arteriovenous access，AVA）包括自体动静脉内瘘（arteriovenous fistula，AVF）和移植物动静脉内瘘（arteriovenous graft，AVG），是目前首选的永久性血管通路。常见并发症包括狭窄、血栓形成、动脉瘤、高输出量心力衰竭、透析通路相关性肢端缺血综合征、感染、血清肿等。以下分别介绍：

（一）狭窄

狭窄是动静脉内瘘最常见的并发症。目前认为，内瘘建立术中血管损伤、术后血管壁剪应力（wall shear stress，WSS）及反复穿刺的内皮细胞损伤、尿毒症毒素刺激等可引起氧化反应、炎症应激等级联反应，进而诱发血管平滑肌细胞迁移、增殖，最终导致静脉内膜增生（venous neointimal hyperplasia，VNH）形成狭窄，该病变为致密纤维性病变，与动脉粥样硬化病变所致狭窄不同。整个血液透析血管通路起自左心室经流出动脉流入吻合口，再经回流静脉（或移植物）至中心静脉，最终返回右心房，在这个循环路径中任何位置都可以发生狭窄。AVF 最常见部位是近吻合口段狭窄（juxta anastomotis stenosis，JAS），AVG 最常见部位是移植物 – 静脉吻合口狭窄，肱动脉 – 贵要静脉内瘘的摆动段及肱动脉 – 头静脉内瘘的头静脉弓处也常出现狭窄。

对于通路的定期监测有助于发现狭窄，当出现以下临床表现，需考虑动静脉内瘘狭窄（表 1-7-1）。

表 1-7-1　动静脉内瘘狭窄的临床表现

方法	临床表现
物理检查	同侧的肢体水肿
	搏动改变：指在狭窄区域内搏动减弱或增强
	震颤异常：微弱和（或）不连续 / 在狭窄处只有收缩期震颤
	杂音异常：狭窄处有收缩期的高调音
	手臂抬高时瘘体不能塌陷（流出道狭窄），未见搏动增强（流入道狭窄）
	手臂抬高时静脉段过度塌陷
透析	新出现的穿刺困难
	抽吸出血栓

续表

方法	临床表现
	无法达到透析处方流量
	连续 3 次拔针后止血时间较既往延长
	在透析处方不改变透析时间的情况下，Kt/V 不明原因的下降（> 0.2u）

物理检查是常用的检测手段之一，它无须特殊设备仪器且简单易行，有研究显示，通过物理检查可以很好地了解动静脉内瘘功能，其诊断 AVF 流入道和流出道狭窄与血管造影具有很高的一致性，诊断 AVG 吻合口、流入道、移植物内狭窄两者同样具有较高一致性。

物理检查怀疑动静脉内瘘存在血流异常的狭窄时应及时进一步影像学评估。超声是优选的检查之一，具备无创、价廉、容易获取等优点。超声可以扫描从外周流入动脉、吻合口至外周静脉 / 移植物的通路情况，了解狭窄位置、内径、病因及病变性质如内膜增生、静脉瓣增厚等。此外，超声还可通过血流动力学指标的定量测定进一步评估狭窄程度，如测量收缩期峰值流速、血流量、阻力指数等。受空气和骨骼限制，超声难以检测中心静脉病变。由于探头宽度或发射波束角度的限制，可导致成像视野受限，因此超声的整体评估差，不如数字减影血管造影（digital subtraction angiography，DSA）直观、高效、明确。

DSA 属于有创性检查，但可以显示整个血管通路包括中心动脉及中心静脉情况，是目前血管病变诊断的金标准。因需要用造影剂，有潜在的肾毒性，对于有残肾功能患者应仔细评估风险与获益后使用。在特定的病例中，二氧化碳可作为一种非肾毒性造影剂用于血管造影进行诊断。

CTA 可以利用后处理技术图像重建呈现整体影像，空间分辨率高，具备侵入性小、造影剂需要量低等优势，在动静脉内瘘检查中已应用 10 余年。研究显示，CT 评估 AVG 和 AVF 功能不良的敏感度及特异度分别 90% ~ 99%，93% ~ 98%，与 DSA 相当。缺点是仅用于病变评估，无法同步进行干预。

磁共振成像（magnetic resonance imaging，MRI）也可用于动静脉内瘘狭窄病变的评估，但相对而言价格高，限制其应用，同时需警惕钆引起的肾源性系统纤维化。

狭窄可能引起动静脉内瘘成熟不良或功能障碍，导致血液透析充分性下降、血栓形成，甚至通路废弃。理论上对于狭窄干预应有助于改善通路预后，但 2019 版 DOQI 指南经过严格证据筛选认为，对于不伴有临床症状的狭窄不建议进行预防性血管成形术。我国专家共识建议，当出现如下情况时狭窄需要给予处理：局部狭窄率>

附近正常血管管径的 50% 并伴以下情况，内瘘自然血流量 < 500 mL/min；不能满足透析处方所需血流量；透析静脉压升高；穿刺困难；透析充分性下降以及内瘘出现异常体征等。

具体处理措施包括腔内治疗和外科手术。腔内治疗因微创、可重复、最大限度地保护血管资源，近年来在很大程度上已取代外科手术，成为一线治疗，常见的腔内治疗有经皮腔内血管成形术（percutaneous transluminal angioplasty，PTA）及支架置入术。

PTA 是一种安全有效的技术，可以即刻开通血流，改善患者动静脉内瘘功能，保护血管资源，但治疗过程伴随新生内膜和部分中膜撕裂，创伤修复的级联反应可加剧静脉内膜增生的速度，导致 PTA 后出现更严重的再狭窄。研究显示，传统球囊（如高压球囊）在初次干预部位或之前干预过的内瘘其他部位，6 个月时再狭窄的发生率高达 60%。为解决这些问题，近年出现一些特殊球囊如切割球囊、药物涂层球囊、刻痕球囊等。

研究显示对于病变长度 > 2 cm 者，切割球囊作为一线治疗可提高其干预后初级通畅。此外，多项研究显示药物涂层球囊在 AVF 狭窄的治疗中显示出良好的应用前景，对于采用传统球囊 PTA 治疗达到技术成功但快速出现再狭窄的患者，应用药涂球囊可能有更多获益。

PTA 可在放射介入或超声引导下进行，具体选择需结合病变性质、部位及各通路中心的治疗经验。

支架置入术，如前所述，PTA 治疗本身可刺激内膜过度增生导致短期内出现再狭窄，为解决该问题，支架开始应用于血液透析血管通路狭窄的治疗，覆膜支架（stent graft，SG）因同时具备机械支撑力、生物性屏障及防止内膜增生，近年在血管通路领域应用逐渐广泛。目前在血液透析血管通路中放置 SG 适应证如下：AVG 静脉吻合口复发性狭窄 / 静脉吻合口血栓，AVA 回流静脉支架内再狭窄，AVA PTA 治疗过程中血管破裂，特定的动静脉内瘘动脉瘤或假性动脉瘤。对于其他部位狭窄，SG 是否作为一线治疗应用尚待进一步研究。

外科手术治疗内瘘狭窄，疗效确切，但相对而言创伤大，当为长段狭窄时不利于血管资源保护，具体术式包括近端重建、补片血管成形术（图 1-7-1）移植物间插（图 1-7-2 ~ 图 1-7-4）等。随着腔内治疗技术及器械进步，目前外科手术更多应用于腔内治疗失败、腔内治疗不可行、外科手术优势更明显的情况。如在肱动脉 - 头静脉内瘘的头静脉弓及肱动脉 - 贵要静脉内瘘的摆动段出现狭窄，采用手术治疗效果更好，但相对而言创伤较大且这些部位也可以实施腔内治疗，因此外科手术通常作为腔内治疗的备选。

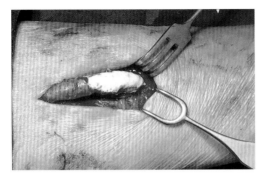

图 1-7-1　狭窄部位补片

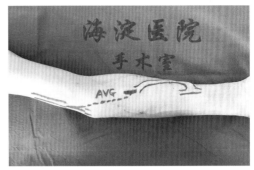

图 1-7-2　AVF 术后穿刺区狭窄

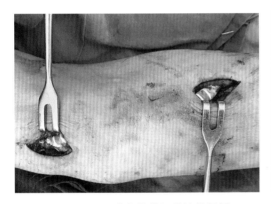

图 1-7-3　狭窄段进行移植物间插

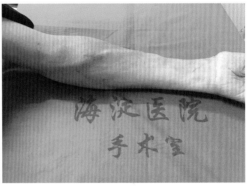

图 1-7-4　移植物间插治疗穿刺段狭窄术后

关于内瘘狭窄的治疗方式选择要综合内瘘狭窄部位、性质、患者经济状况及术者经验个体化选择腔内治疗或者外科手术治疗：如流入道动脉（锁骨下动脉、肱动脉、桡动脉或尺动脉）狭窄在老年人、糖尿病及高血压患者中更多见，推荐采用腔内治疗。对于吻合口区域（吻合口附近 5 cm）可以综合患者病变情况、经济情况、通路中心技术优势等选择外科手术或腔内治疗。如果外科手术缩短 AVF 穿刺长度，且患者预期寿命长、经济情况尚可则优先选择 PTA。AVF 回流静脉和 AVG 静脉吻合口处的静脉狭窄通常采用 PTA。对于头静脉弓狭窄治疗，小样本量研究显示外科手术修复的通畅性优于腔内治疗，具体方式包括补片、将头静脉重建于其他特定的静脉，如贵要静脉、腋静脉等，后者缺点在于手术创伤较大且可能影响未来贵要静脉通路的建立。头静脉弓的腔内治疗，SG 效果优于单纯 PTA、裸支架，当 PTA 效果不理想、静脉破裂、早期再狭窄（＜ 3 个月）时，应考虑 SG。头静脉弓 SG 的主要缺点是可能导致腋静脉或锁骨下静脉阻塞，从而影响在同侧肢体进一步建立内瘘。

（二）血清肿

人工血管血清肿指无菌性血清样液体聚集在人造血管周围，液体外周由无分泌性纤维软组织假包膜包裹。临床相对少见，但易复发，处理棘手，好发于吻合部位。文献报道人工血管血清肿的发生率在 0.5% ~ 4.2%，上臂 AVG 的发生率高于前臂 AVG。推测其发生原因及机制可能与人工血管多孔性结构、手术医师操作、患者本身体质等因素有关。

目前常用移植物材料为膨化聚四氟乙烯，电镜下呈现由结节和纤维组成的多孔结构。在正常情况下，当移植物被植入皮下后，组织受损机体自身发生修复，周围成纤维细胞集聚、分裂增生，连同新生毛细血管一起长入孔洞，同时成纤维细胞可分泌基质、胶原，4 ~ 6 周后人工血管周围被纤维组织包裹；若人工血管受损、多孔结构破坏将影响周围组织长入，导致出汗现象进而发生血清肿。医师术中如果应用生理盐水加压冲洗、肝素盐水浸泡人工血管、酒精或碘伏污染人工血管、粗暴操作、移植物打折扭曲等均可导致移植物受损从而出现血清肿；患者贫血、营养不良导致血浆胶体渗透压降低促进出汗现象发生；肥胖患者局部解剖关系，手术吻合口位置较深，难按压，很难保证压迫效果，这些也是血清肿形成原因。另外，成纤维细胞抑制因子可抑制周围组织长入人工血管孔洞，促进血清肿发生。

血清肿诊断相对容易：好发于吻合口部位、生长相对缓慢、无搏动性包块（图 1-7-5），术中探及与血清成分接近的透亮液体被纤维性假包膜包裹（图 1-7-6、图 1-7-7），且液体培养阴性。超声可以证实 AVG 周围有血清肿或液体。临床需要与脓肿、假性动脉瘤等相鉴别。

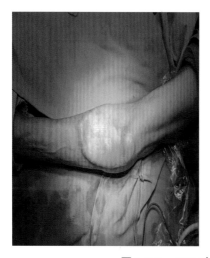
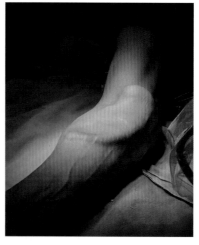

图 1-7-5　AVG 动脉吻合口血清肿

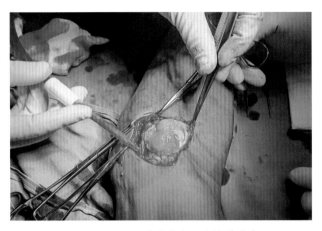

图 1-7-6　AVG 动脉吻合口血清肿术中

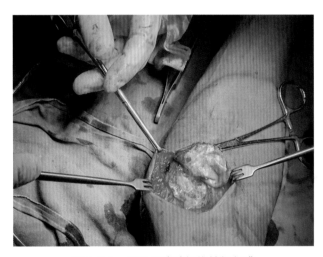

图 1-7-7　AVF 血清肿纤维性假包膜

　　小的血清肿可以不予处理。较大的血清肿可能继发感染、皮肤坏死、人工血管血栓形成、穿刺区域丧失等并发症。

　　临床治疗方法包括穿刺放液或加血清肿清除，但该方法因未处理受损段人工血管血清肿容易复发。处理受损段人工血管方法包括生物蛋白胶或医用胶局部涂抹、在受损段人工血管内放置 SG、跨越血清肿段人工血管搭桥。文献报道清除血清肿联合人工血管替换的血清肿治愈率为 92%，单独清除血清肿其治愈率为 72%，后者感染率较高（12%）。上述预防及治疗措施的有效性目前尚无统一认识。

　　（三）血栓形成

　　血栓形成是动静脉内瘘的主要并发症，AVG 血栓形成概率高于 AVF，每个 AVG 平均每年发生 0.5 ~ 2 次血栓事件；每个 AVF 平均每年发生 0.1 ~ 0.5 次血栓事件。

血栓也是动静脉内瘘功能丧失的主要原因，导致 65% ~ 85% 的动静脉内瘘永久废弃。血栓也与患者早期和晚期全因死亡率增加相关，尤其与早期全因死亡率的相关性更显著。

血栓形成可以分为早期血栓形成和晚期血栓形成。

1. 早期血栓形成　指动静脉内瘘建立后 1 个月内形成血栓，是早期最常见的并发症之一，文献报道发病率在 12% 左右。早期血栓形成多与手术技术相关，如血管选择不当（包括血管过细、严重动脉硬化等）、血管内膜损伤及内膜对合不良、吻合血管扭曲、血肿形成、皮肤缝合及术后包扎过紧等。其他因素如低血压、高凝状态、使用止血药物等也可导致早期血栓形成。晚期血栓形成，是内瘘建立 1 个月以后发生的血栓，多继发于狭窄病变，亦可见于动静脉内瘘使用不当，如反复定点穿刺、拔针后压迫力度过大、时间过长、低血压状态等。近几年流入道动脉病变引起血栓形成开始受到关注。

血栓形成诊断相对容易，内瘘震颤和杂音消失或原来充盈的静脉塌陷都提示内瘘血栓形成。AVF 血栓局部可能出现红肿、热痛等无菌性炎症表现。AVG 血栓通常不会出现红肿、热痛等炎症表现，一旦出现应警惕感染可能。

多普勒超声检查：血栓部位管腔内呈现低至中等回声，彩色血流信号消失。血管造影时无造影剂通过，或血管明显狭窄、充盈缺损。

早期血栓形成应首先查找原因，对于可纠正的手术技术因素采取相应对策如开放取栓、清除血肿、重新吻合为佳；术后 7 d 以内不建议溶栓，否则易出现伤口渗血或血肿；对于能除外手术技术因素且伤口已愈合、AVG 与周围组织融合良好者可尝试采用腔内溶栓或取栓治疗。

2. 晚期动静脉内瘘血栓形成　应尽快治疗，尤其是 AVF，以防止血栓机化和静脉内皮损伤。治疗目标包括清除血管腔内血栓及纠正血栓形成的病因（如狭窄等），恢复通路功能。具体方法包括手法按摩、药物溶栓、外科手术、腔内治疗或几种方式结合的杂交技术。

1）AVF 晚期血栓形成　与 AVG 相比，早期血栓处理对于 AVF 更为关键，因为血栓形成伴随的内皮损伤和静脉炎可能妨碍 AVF 进一步使用，而且时间延长血栓机化现象在自体血管中更为明显。血栓形成时间、部位及通路类型是影响血栓治疗效果的重要因素。具体方法如下：

（1）手法按摩：是临床上较常用的血栓治疗方法。适应证为新鲜血栓，建议血栓形成时间小于 24 h，最好小于 6 h。为避免动脉栓塞及肺栓塞，对于距离吻合口较近血栓、以肱动脉为流入道内瘘血栓、体量较大血栓不建议应用该方法。此外，管壁重度钙化部位、下游重度狭窄部位的血栓手法按摩成功率低，不建议应用。

超声明确血栓位置后，精准按摩有助于提高成功率并降低并发症发生风险。需要注意的是，由于无法完全避免肢体远端动脉栓塞发生，建议掌握栓塞处理技术的前提下开展手法按摩，否则出现症状性远端动脉栓塞有可能致残。

再次强调手法按摩成功后需要完善影像学检查，了解是否存在解剖学狭窄并予以纠正。

（2）药物溶栓（溶栓 – 等待技术）：是较早用于血栓治疗的方法，但早期的方法耗时长、成功率低、出血和肺栓塞并发症发生率高，后改进为经典的溶栓 – 等待技术，并开始与其他腔内技术联合应用。目前，常用溶栓药物包括尿激酶、组织型纤溶酶原激活剂（t-PA）、阿替普酶等。文献报道、阿替普酶溶栓效果及安全性均优于尿激酶，且适应证相对广：阿替普酶可应用于血栓形成 < 3 d 患者。

在我国，以尿激酶溶栓应用更为广泛，适应证：血栓形成时间 < 48 h；无明显瘤样扩张。禁忌证：近期活动性出血；外科手术史；尿激酶过敏等。需要注意的是，国产尿激酶需要有新鲜血液补充纤溶酶原才能发挥溶栓作用。尿激酶给药方式多样，包括间断弹丸式注射、脉冲喷洒注射、持续微量泵入等。在我中心采用持续尿激酶微量泵入，具体操作如下：超声实时引导下套管针穿刺近吻合口回流静脉并穿过血栓头，25 万 U 尿激酶溶于 50 mL 生理盐水中，微量泵 10 mL/h 泵入 5 h、同期给予低分子量肝素抗凝，每 30 min 物理检查结合超声检查评估治疗效果。

该方法常见并发症为穿刺点出血、局部疼痛。除用于溶栓治疗的穿刺点外，由于少数护士未常规进行物理检查便进行内瘘穿刺透析，穿刺后发现内瘘血栓，在溶栓治疗开始后用于穿刺透析的穿刺点也可能出血。

在应用药物溶栓过程中可以联合手法按摩提高尿激酶与血栓的接触面积从而提高溶栓效率。但按摩前应行超声检查明确血栓位置，避免远端动脉栓塞及将尿激酶按摩入体循环造成血栓局部尿激酶浓度下降影响溶栓效果，必要时可采取措施封堵血流后进行上述操作。

（3）球囊导管辅助除栓（balloon assisted declotting，BAD）：BAD 是目前应用较多的方法。可用于辅助腔内除栓的球囊导管包括球囊取栓导管（Fogarty 球囊）及球囊扩张导管（PTA 球囊），两者性能不同，除栓原理也不同。Fogarty 球囊为顺应性球囊，可用于血栓的拖拉，其适应证为新鲜血栓、体量较小血栓，拖拉后血栓可随血流进入肺循环。对于体量较大的血栓，Fogarty 球囊仅作为改变血栓位置的工具，如可将血栓自动脉拖至回流静脉，再应用其他方法进行处理；通常选用型号为 4 F 或 5.5 F 的 Fogarty 球囊。PTA 球囊为半顺应性或非顺应性球囊，主要用于挤压碎栓及纠正并存解剖学狭窄，其适应证为无明显瘤样扩张（管腔内径 < 8 mm）者。明显瘤样扩张、瘤内径过大者，PTA 挤压无法充分挤碎瘤壁血栓，若选择更大型号球囊可能使邻近血管面临破裂风险。PTA 球囊直径选择：以血栓部位非狭窄血管的内径为参考，应小于参考血管内径 1 ~ 2 mm，以降低因血栓占据一定体积导致挤压碎栓时血栓段血管破裂风险；长度选择 8 ~ 10 cm 长球囊，以提高碎栓效率并避免操作过程中血栓"逃逸现象"。该方法可与溶栓联合应用。

BAD 除栓的另一个方式为封堵血流，封堵后采用其他除栓方式（溶栓、按摩、挤压等）处理血栓以进一步增加操作安全性，同时可以继续应用封堵的球囊进行拖拉或挤压碎栓。封堵部位可以为血栓的上游区域(包括吻合口及吻合动脉)、下游区域(回流静脉)、上游区域联合下游区域等。该方法中球囊依据整体治疗(包括狭窄存在与否、内径大小等)进行选择，可以为 Fogarty 球囊或 PTA 球囊，也可两者均选。此外，该方法中应用其他方式处理血栓过程中入路导管鞘可以酌情开放进行减容。

（4）小切口辅助除栓：该方法近年开始应用于 AVF 血栓治疗。适应证：存在较大瘤样扩张伴或不伴陈旧血栓者。具体操作：经皮置入 11 F 导管鞘或用手术刀自皮肤至血管腔做长约 1 cm 的切口，该切口作为腔内治疗的一部分，随时进行血栓清除，清除间期可应用血管阻断钳临时夹闭。该方法中血栓清除可以使用 milk 技术或以器械钳夹，新鲜或陈旧血栓可通过该切口清除。若同时合并解剖学狭窄，可经该切口或另建立入路进行后续 PTA 治疗。血栓清除结束以普理灵（prolene）线全层缝合切口即可，术后 14 d 左右拆除缝线。该方法应用于 AVF 血栓治疗有望拓宽腔内治疗对于血栓体量的限制。

机械除栓因为费用高，在我国绝大多数中心尚未开展，因此不在本文讨论范畴。

（5）开放手术：相对腔内手术而言，开放手术适用于绝大多数内瘘，尤其适用于以下内瘘：心肺功能差、存在心脏由右向左分流等需将血栓取出；合并较大瘤样扩张病变（血栓体量 > 100 mL）；合并假性动脉瘤；出现血栓静脉炎表现；预判合并狭窄腔内治疗远期通畅性差，如瓣膜、迂曲、钙化、外压等导致的狭窄。对于合并较大瘤样扩张、假性动脉瘤内瘘，进行开放手术取栓既可降低肺栓塞风险又能同期进行瘤重塑、假性动脉瘤修补。部分瓣膜病变腔内治疗效果欠佳应采用开放手术。

开放手术无绝对禁忌证，但以下情况为相对禁忌证：伴长段狭窄病变、伴弥漫性钙化病变、血栓时间 > 30 d。

开放手术操作核心技术为手术切口的选择，切口选择原则：根据病变特点（包括狭窄、瘤样扩张、钙化等）确定切口部位（图1-7-8）。如果选择纠正病变段，建议在病变处进行切口，如对于合并瘤样扩张确定纠正瘤样扩张段者，可在瘤样扩张段进行手术切口，取出血栓后进行瘤壁重塑。如果舍弃病变段可以选择病变近端重建或平行于病变建立旁路，如对于标准内瘘（Brescia-Cimino内瘘）血栓合并近吻合口狭窄，既往反复PTA病史，可选择狭窄病变近端切口取出血栓，近端重新建立内瘘。少数病例可能出现2处以上病变，需根据切口选择原则综合考虑。

再次强调，腔内除栓结束后需要同期处理合并的解剖学狭窄，该狭窄不仅限于回流静脉，还包括头静脉弓、中心静脉狭窄。一方面，头静脉弓及中心静脉本身可能存在狭窄；另一方面，除栓过程中血栓脱落可导致医源性狭窄。有研究显示，头静脉弓狭窄是影响除栓治疗干预后通畅的独立危险因素。除栓结束之后详细的物理检查及必要的造影检查有助于发现并存的中心动脉、流入动脉、头静脉弓、中心静脉狭窄。

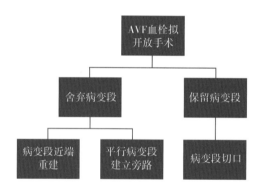

图 1-7-8　AVF 血栓开放手术流程

2）AVG 晚期血栓形成　与 AVF 血栓治疗不同，AVG 血栓治疗时机相对宽松，但也应尽量不影响下一次血液透析。有报道 AVG 血栓后 30 d 内均有机会开通，但早期处理与较好的长期预后相关。相对陈旧的血栓（＞5 d）通常固定在血管壁上，增加手术治疗的难度。

AVF 血栓处理方法同样适用于 AVG，腔内可为多种方式联合如脉冲药物机械溶栓 +PTA、机械除栓 +PTA 等，外科手术多为切口取栓 + 狭窄修复（补片或移植血管搭桥）。

（1）腔内治疗：AVG 血栓腔内治疗较 AVF 容易流程化的原因包括①人工血管内瘘术式相对单一；②人工血管壁厚，质硬易触诊，易穿刺建立治疗入路；③人工血管内径恒定，长度 42 cm 的移植血管中血栓体量仅约 3.2 mL；④多数 AVG 狭窄出现在静脉吻合口及穿刺区部位。目前，在 AVG 血栓治疗中腔内治疗居于主导地位。

绝对禁忌证：AVG 感染或高度可疑感染；心脏结构存在右向左分流；心肺功能差；新建立内瘘（7 d 内）；AVG 血栓蔓延至中心静脉；术前超声提示 AVG 回流静脉完全闭塞且管腔结构消失；AVG 回流静脉存在较大瘤样扩张且合并血栓。相对禁忌证同 AVF。需要注意的是，与 AVF 血栓机化时可以出现红肿、热痛表现不同，AVG 移植血管内通常不伴随血栓机化，因此一旦局部出现红肿、热痛表现时应高度怀疑感染。同样，由于 AVG 移植血管通常不伴随血栓机化，理论上其腔内治疗没有严格的时限界定。有报道 AVG 血栓后 8 年通过腔内技术成功开通，本中心开通的最长 AVG 血栓时间为 18 个月。尽管如此，为不影响患者下一次血液透析治疗及避免过渡通路中心静脉导管及其相关并发症，原则上 AVG 血栓形成也应尽早予以处理。此外，在小样本量长时间血栓的 AVG 再开通报道中，入组病例内瘘龄均较短（3 周～6 个月），因此对于已经历反复穿刺的、较长时间血栓的 AVG，当需要开通时，腔内治疗的经验尚需进一步探索。

腔内治疗方式如下：

①手法按摩：AVG 一旦血栓形成常全程受累，而且人工血管壁一般比较僵硬，尤其是带支撑环以及即穿型人工血管，手法按摩效果不佳。另外，大多数 AVG 以肱动脉或更近心端动脉作为流入道，鉴于这种情况下手法按摩时一旦血栓脱落远端动脉栓塞广泛，后果更严重，不推荐该方法应用于 AVG 血栓治疗。

②药物溶栓：

适应证：血栓时间＜7 d。具体方法同 AVF，文献报道该方法平均溶栓时间为 11 h，尿激酶剂量为 82 万 U，成功率为 70%，溶栓成功与否与溶栓时机、尿激酶用量、内瘘龄无明显相关性，但与 AVG 流出道状态有关，溶栓失败均见于流出道闭塞者。因此不建议流出道闭塞患者采用此方法。另外，尚有脉冲导管溶栓报道。由于 AVG 血栓形成多数是全程受累，溶栓效果总体不佳。

③血栓抽吸：适应证与禁忌证遵循 AVG 血栓腔内治疗总原则。

最早报道的腔内血栓抽吸工具为 7 F～8 F 的 Brite-Tipt 导管（Cordis，Miami，FL，USA），该导管尖端柔软、弯曲，可直接接触血栓进行抽吸，快速有效。但引入该导管需要 7 F～8 F 导管鞘建立入路，对于 AVG 损伤相对较大。因此陆续有学者改进抽吸工具，如日本学者使用血栓抽吸导管 Thrombuster Ⅱ（KANEKA Cor，Osaka，Japan），该导管为端孔设计，具有一定的抗打折、抗扭曲能力，表面亲水涂层增强推送能力，且仅需 6 F 导管鞘即可，进一步减少对 AVG 的损伤。但该导管设计初衷用于较细的冠状动脉，而冠状动脉血栓之后通常血栓量小，因临床症状突出患者就诊及时，血栓新鲜，与 AVG 血栓形成存在一定的差别，因此 Thrombuster Ⅱ用于 AVG 血栓抽吸时单纯负压吸引容易出现鞘管堵塞情况，影响抽吸速度。另有学者采用 Desilets-Hoffman 鞘（COOK，Bloomington，IN，USA）作为抽吸工具，该鞘具备可拆卸内芯，将内芯拆卸即可用于负压抽吸血栓，鞘尖端具备放射标记，在操作过程中可以实时监测血栓抽吸部位。

采用导管鞘作为抽吸工具，技术要点如下：采用交叉鞘方法，尽量靠近动、静脉吻合口人工血管处置入导管鞘并连接 10 mL 注射器，一侧注入肝素生理盐水，同时另一侧抽吸，反复多次，抽吸出 AVG 内部分血栓。然后分别先后应用 PTA 球囊处理静脉吻合口及回流静脉，Fogarty 球囊拖拉动脉吻合口血栓头。该方法的优点在于：导管鞘是腔内治疗入路建立必不可少的器材，从而避免额外的抽吸器材花费。6 F 导管鞘管腔大而圆，鞘壁坚韧，在靠近动静脉吻合口同时置入导管鞘，双鞘分别推注及抽吸，同时进行，与单个血栓抽吸工具单纯依靠负压抽吸相比，抽吸过程更加顺畅。

④改良药物机械溶栓：是对于传统的脉冲药物机械溶栓（pulsed-spray pharmacomechanical thrombolysis，PMT）技术的改良。PMT 技术由 Roberts 在 1989 年首次报道，为放射介入技术，采用交叉鞘作为入路，将尿激酶通过两根多侧孔导管高压脉冲方式注入血栓内，首剂 25 万 U，再持续给药。高压脉冲注射一方面对血栓有机械作用，另一方面可使尿激酶与血栓充分接触，更好地发挥溶栓作用，此后采用球囊扩张挤压残余血栓并扩张狭窄部位，由于血栓头成分主要为血小板，溶栓效果欠佳，因此仍需应用 Fogarty 球囊将其拉回 AVG 内恢复血流，该方法成功率为 73% ~ 95%，很快广泛应用于临床。其主要缺点是操作耗时较长，且溶栓药物剂量为 25 万 ~ 100 万 U，仍较大。

改良的 PMT 技术适应证与禁忌证遵循 AVG 血栓腔内治疗总原则。

技术要点：采用超声介入，必要时结合放射介入，首先于近静脉吻合口处置入导管鞘，经导管鞘置入 Fogarty 球囊，将动脉血栓头向人工血管腔内拖拉约 5 cm，经 Fogarty 球囊边注射尿激酶肝素溶液边回撤使尿激酶均匀进入人工血管血栓内进行溶栓直至导管鞘入口处，随后应用 PTA 球囊对自动脉吻合口至鞘入口处血栓进行挤压碎栓；在已清除血栓的静脉侧人工血管处置入另一个导管鞘并经该导管鞘进行静脉侧血栓的碎栓及伴随狭窄的处理。

该方法先开通动脉侧血流即刻有新鲜血液补充纤溶酶原促使尿激酶溶栓加速，进而 PTA 球囊挤压碎栓的机械作用同时增加血栓与尿激酶接触面，两者共同作用缩短血流恢复时间，也可有效缩短总的操作时间、减少尿激酶用量。因为手术全程超声可以随时确认人工血管内血栓性状，可待血栓相对溶解后再充分开通血栓下游病变，从而避免除栓过程中大的栓子脱落引起症状性肺栓塞。先将动脉血栓头向人工血管腔内拖拉 5 cm 也为随后 PTA 球囊挤压碎栓留出足够的安全距离，避免动脉栓塞。该技术手术时间平均 67 min，血流开通时间 17 min，尿激酶用量 28 万 U；技术成功率为97.94%，临床成功率为 97.26%，总并发症发生率为 6.85%，未出现症状肺栓塞及动脉栓塞。干预后 30、90、180 d 原发通畅率分别为 91.55%、70.42%、42.95%。

同样强调，任何方式的腔内除栓结束需要处理合并的解剖学狭窄。有报道，中心动脉狭窄有可能是 AVG 血栓甚至反复血栓的原因。除栓结束之后详细的物理检查及必要的造影检查有助于发现并存的中心动脉、流入动脉、头静脉弓、中心静脉狭窄。

（2）开放手术：

适应证：腔内治疗存在禁忌（如心肺功能差、内瘘存在巨大瘤样扩张导致血栓体量过大、心脏存在右向左分流等需要将血栓取出的情况）；确定开放手术疗效明显优于腔内；腔内治疗失败等。

开放手术无绝对禁忌证，但伴长段狭窄病变时为相对禁忌证。

开放手术操作核心技术为手术切口的选择，建议于病变部位行手术切口，取出血栓，并对该病变进行修补，修补方式包括补片或跨越狭窄闭塞段间置人工血管；补片可以为自体血管或人工血管。

（3）杂交技术：经典的杂交技术为小切口杂交。

以祥型 AVG 为例，具体操作如下：于祥底做约 2 cm 切口，分离皮下组织，充分暴露人工血管，横向切开人工血管，应用 Fogarty 球囊及陈旧性取栓导管取出血栓，再行 PTA 处理并存狭窄。

该方法综合开放与腔内两种技术的部分优势，据报道技术成功率为 91.2%，6 个月累积通畅率为 82.2%。开展 AVG 血栓治疗初期可采用该方法，结果显示该方法与血栓抽吸相比，技术成功率及 6 个月原发通畅率、累积通畅率均类似（分别为 92.31%vs. 89.23%，$P=0.55$；48.33% vs. 55.17%，$P=0.51$；83.33% vs. 84.49%，$P=0.79$），但手术时间较长 [（109.05±19.20）min vs.（74±14.21）min，$P < 0.05$）]。随着腔内取栓技术的不断完善，再加上开放手术导致的 AVG 感染问题，目前 AVG 血栓开放手术有逐渐减少趋势。

3）腔内除栓与开放手术取栓效果对比

对于既往研究的再分析显示，在 2009 年前后腔内技术对于动静脉内瘘血栓的治疗效果存在明显差异，可能与近年来腔内技术进步及新耗材应用有关，两者不仅使合并狭窄治疗更充分，也延长狭窄干预后的通畅时间，从而改善腔内血栓治疗的预后。因腔内技术微创、可重复、可以更好地保留血管资源，其在血栓处理发挥越来越重要的作用。此外，有研究显示 AVF 腔内除栓后原发通畅率高于 AVG。

目前荟萃分析并未进行亚组分析，且各中心对于技术掌握娴熟程度不一，因此腔内还是开放手术且腔内具体方式的选择应该遵循个体化原则。手术成败与术者的手术技能及思路密切相关，与开放手术相比，腔内治疗成败与治疗思路关系更为密切，因此腔内治疗思路一旦形成容易达到同质化操作。

3. 血栓的预防　对于血栓的预防应作为血管通路日常维护的一部分。①药物预防：目前抗血小板药物、人 I 型弹力蛋白酶、鱼油、华法林等尚无证据显示其在短期内对改善 AVF 或 AVG 的通畅有益。②自我护理：拔针后压迫时间不宜过长，力量适中，以能触及自体静脉吻合口、近心端人工血管震颤为宜。牢记内瘘手臂不能抽血、输液，避免内瘘手臂受压，不穿过紧的衣服。养成每日自我检测内瘘的习惯，杂音或震颤减弱或消失时及时就医。③远红外线：有研究显示远红外线照射可通过激活血红素加氧酶 -1 抑制炎症反应从而改善 AVF 的通畅率，但需客观可靠的多中心随机对照试验进一步证实。④通路监测：动静脉内瘘监测包括物理检查和使用特殊的设备进行检查，对于伴有血流异常狭窄的干预可能有助于避免急性血栓形成，将急诊手术变成择期手术，延长血管通路的累积通畅率。

（四）动脉瘤（真性动脉瘤 / 假性动脉瘤）

文献报道动脉瘤发病率为 5% ~ 60%，包括真性动脉瘤、假性动脉瘤。动静脉内瘘建立后，血流动力学发生改变，动静脉内瘘管径、血流速和血流量均增加，这些生理变化促进动静脉内瘘成熟，但如果流出道静脉持续扩张，这些变化将成为病理性改变，形成真性动脉瘤。真性动脉瘤实质为全层血管壁的局限性扩张，其瘤壁为动脉化的静脉血管壁，而假性动脉瘤是因内瘘血管壁存在缺损，血流通过血管壁缺损在血管周围形成血肿，与内瘘血管相通，其瘤壁是血肿机化后形成的纤维壁。

目前，动脉瘤尚无统一定义，一般认为将血管内径超过邻近血管内径 3 倍且绝对值 > 20 mm 定义为动脉瘤。

真性动脉瘤可以发生于流入道动脉、吻合口、穿刺部位、非穿刺部位的静脉流出道甚至血管全程。近端动静脉内瘘动脉瘤发生率高于远端动静脉内瘘，吻合静脉为头静脉者出现动脉瘤的比例高于贵要静脉者。假性动脉瘤更多见于 AVG。据报道，在聚四氟乙烯材质的人造血管中，假性动脉瘤的发生率为 2% ~ 50%。与 AVF 相比，

AVG 不会扩张，假性动脉瘤通常出现在穿刺区和吻合口处。吻合口处的假性动脉瘤常因吻合口出血或感染在术后早期即发生，穿刺区的假性动脉瘤通常与透析穿刺或干预性操作穿刺 AVF 或 AVG 有关。

AVF 真性动脉瘤（图 1-7-9）常由狭窄引起或伴随狭窄，狭窄可以在瘤近端也可以在瘤远端。有血流动力学意义的狭窄可导致腔内压力升高，使远端静脉搏动增强、瘤样扩张，而近端静脉震颤减弱或消失。不伴狭窄的真性动脉瘤可能与区域穿刺、高血压控制欠佳、激素使用等相关。大多数动脉瘤是无症状的，较大的动脉瘤可能出现并发症和（或）引起动静脉内瘘功能障碍，如导致穿刺部位受限，并发附壁血栓、无菌性血栓性静脉炎，继发细菌感染导致局部蜂窝织炎等。快速增大的动脉瘤可能导致皮肤变薄、坏死，引起危及生命的自发性破裂出血。此外，动脉瘤可能引起高输出量心力衰竭及疼痛。

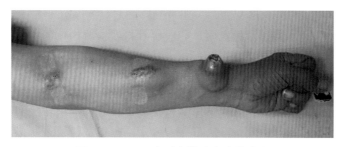

图 1-7-9　AVF 术后真性动脉瘤伴破溃

动静脉内瘘动脉瘤可以通过物理检查及超声进行诊断。超声无创、价廉、易获取，可以了解是否存在瘤内血栓及流入道 / 流出道狭窄，并定量测量动脉瘤的皮肤厚度、直径及通路血流量等。内瘘造影为有创性检查，仅用于超声无法确定病变或应用受限情况（如评估中心静脉）或需要对病变进行干预时。计算机断层扫描（computed tomography，CT）虽然对合并的狭窄诊断具有较高的敏感性、特异性和准确性，但患者要受电离辐射且相对耗时。磁共振成像（magnetic resonance imaging，MRI）可以提供较多的相关软组织信息，但目前对于动脉瘤诊断经验有限。

由于动脉瘤会出现并发症并影响内瘘功能，因此有必要对动脉瘤进行规律监测，尤其快速增大、合并疼痛、血栓形成、影响美观等情况，患者应加强监测（见表 1-7-2）。

无症状的动脉瘤不需要干预。动脉瘤大小与是否出现并发症无关，因此不作为干预指征。对于无症状的动脉瘤，最佳的处理方法是加强管理，避免在瘤样扩张部位穿刺（尤其是皮肤菲薄或有感染倾向的部位），并优化无瘤样扩张段的穿刺技术，恰当的穿刺技术有助于预防动脉瘤的形成。在个别情况下，当没有更合适的穿刺部位时，可选择动脉瘤（基部）有足够健康皮肤和皮下组织的一侧（避免动脉瘤顶部）进行穿刺。

表 1-7-2 不需要/需要紧急干预的动脉瘤的物理检查

物理检查	不紧急：密切监测	紧急：急切关注
大小	不增大	增大
局部皮肤	柔软，可移动	薄，透亮，褪色
皮肤完整性	完整，无破溃	破溃，结痂
举臂试验	阴性	阳性
穿刺点出血	不常见	常见，伴出血时间延长

当动脉瘤出现症状时需要干预，动脉瘤被覆皮肤变薄、破溃、出血等并发症是急诊手术指征。其他干预指征包括动脉瘤相关的动静脉内瘘血流障碍、血栓或穿刺部位受限、高输出量充血性心力衰竭、短期内瘤体快速增大等。

动脉瘤的具体干预措施应个体化：对于存在诱发因素者应处理诱发因素（如流入道动脉高流量或流出道静脉狭窄），当通过外科手术修复瘘体至合适的内径并保留穿刺区域时，PTA 应该作为第二选择，外科手术为首选治疗方法，通常将动脉瘤瘤壁切除并进行修复、狭窄段补片，研究显示术后 1 年的通畅率为 52% ~ 100%。其他手术包括结扎动脉瘤、移植物间插和搭桥。位于吻合口部位的动脉瘤合并静脉狭窄者可以切除瘤样扩张并进行狭窄部位近端修补。AVG 假性动脉瘤可通过手术切除、移植物间插或搭桥手术治疗。大多数情况下，合并感染者需要完全切除移植物。近年来，SG 被应用于动静脉内瘘动脉瘤治疗，为患者提供新的选择，有报道可以作为活动性出血或破溃患者的应急措施，且不影响后续最终治疗。当使用 SG 治疗动静脉内瘘动脉瘤时，应当尽量避免在支架上进行穿刺。使用 SG 的潜在缺点包括流入/流出段内径不匹配、可能置入感染区域（如合并破溃/出血时紧急放置）、损失潜在的穿刺区域、SG 与动脉瘤贴合欠佳等。

此外，对有出血风险的动脉瘤患者及陪护人员进行宣教至关重要，宣教内容应包括具体的紧急措施，如应立即呼救并按压流入道血管、将肢体抬高至心脏水平以上等。

（五）感染

血管通路感染是血液透析患者的主要感染类型，占引起 ESRD 患者住院的所有感染的 28%，而感染性疾病是 ESRD 患者第二大死亡原因，致死率仅次于心血管疾病。尿毒症状态、糖尿病、多种并发症、中心静脉置管、动静脉内瘘反复穿刺是感染的危险因素。AVF 感染的发生率较 CVC、AVG 低，中位发生率为 0.11/1000 d，血培养阳性率为 0.08/1000 d，近年来随着扣眼穿刺的应用，AVF 感染发生有所增加。文献报道 AVG 感染（图 1-7-10）发生率为 1.6% ~ 35%，血培养阳性率为 0.31/1000 d。

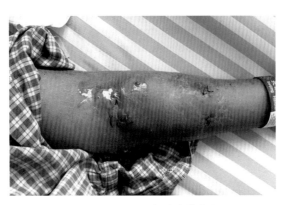

图 1-7-10　AVG 术后感染全程

动静脉内瘘感染可能是包括真菌在内的多重致病菌感染。皮肤微生物金黄色葡萄球菌和表皮葡萄球菌占上肢动静脉内瘘感染的 70% ~ 90%，革兰氏阴性菌在下肢动静脉内瘘的发生率较高。

动静脉内瘘感染的临床表现与受累范围有关，临床表现上可从局部疼痛、发热到严重的败血症，甚至死亡；受累范围上可从轻微、局限的蜂窝织炎到广泛的移植物受累。

动静脉内瘘急性感染（手术后 30 d 内）可表现为局部皮肤温度升高、红肿、疼痛、伤口渗液、溢脓或脓肿，也可以表现为吻合口出血，当累及肱动脉时可引起危及生命的大出血。移植物隧道感染通常临床症状较重，脓液包围在移植血管周围，沿移植血管全程均可出现红肿、热痛等炎症表现，可伴全身症状包括体温升高、寒战、心率增快等。AVG 慢性感染常出现在穿刺部位，表现为窦道、炎性肉芽肿及人工血管外露，患者通常无全身症状，透析通路仍有功能并可维持透析。

多数动静脉内瘘感染可依据物理检查和常规实验室检查做出诊断。但应警惕对于某些隐匿性感染，缺乏局部严重表现，发热是唯一症状。影像学检查有助于隐匿性感染的诊断，并辅助确定感染的范围，具体包括多普勒超声、CT、PET 及核医学扫描（如铟扫描）。

多普勒超声可明确动静脉内瘘的通畅性、血管壁的完整性、是否存在动脉瘤 / 假性动脉瘤及血管周围有无液体（图 1-7-11），以此辅助判断感染的受累范围，超声的缺点是无法明确动静脉内瘘周围液体的类型（如血肿、血清肿和脓肿），需要结合临床。其他影像学检查包括 CT、PET、铟扫描和镓扫描，放射性标记的白细胞扫描具有较高的敏感度（95% ~ 100%）和特异度（90% ~ 93%）。血栓形成或弃用的动静脉内瘘也可能存在感染，临床上可能无明显感染症状 PET 和核医学扫描有助于发现该类隐性感染。

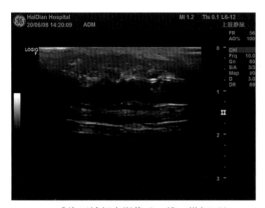

AVG 感染区域超声影像（二维，纵切面）

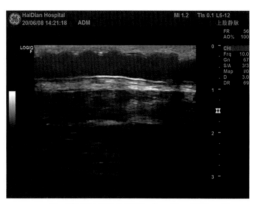

AVG 非感染区域超声影像（二维，纵切面）

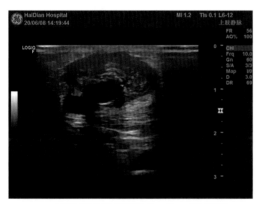

AVG 感染区域超声影像（二维，横切面）

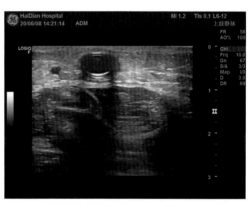

AVG 非感染区域超声影像（二维，横切面）

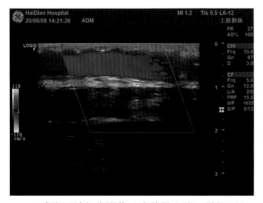

AVG 感染区域超声影像（多普勒血流，纵切面）

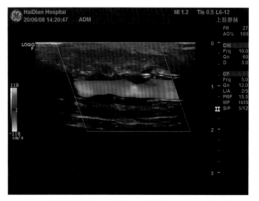

AVG 非感染区域超声影像（多普勒血流，纵切面）

图 1-7-11 AVG 感染区域与非感染区域超声影像表现

微生物培养可明确感染菌株，当怀疑动静脉内瘘感染时，应尽快进行血培养，同时在开始使用抗生素之前获取受累动静脉内瘘（伤口、软组织、隧道或引流液）培养标本。在进行相关手术或内瘘切除时也应积极留取标本进行送检。抗生素治疗方案需要根据培养结果进行相应调整。

另外，AVF 及 AVG 感染均可导致危及生命的出血，一经诊断需及时治疗，以防止不良后果的发生。治疗策略应考虑患者的整体生命计划及未来通路的选择，治疗方案包括保守治疗、手术治疗及联合治疗（图 1-7-12）。

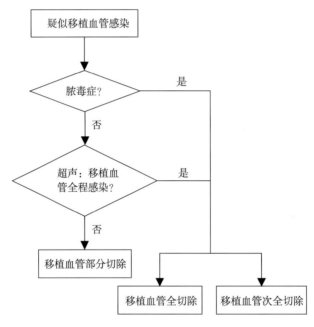

图 1-7-12　AVG 感染处理原则

1. 保守治疗

最初抗生素选择应为同时覆盖革兰氏阳性和革兰氏阴性菌的广谱抗生素（如万古霉素、哌拉西林/他唑巴坦），并依据培养结果调整抗生素，此时可咨询感染科专家选择最适宜的抗生素治疗方案。疗程取决于通路类型、患者的情况和感染程度。如AVF 穿刺部位的感染，尤其是在无菌技术不足的扣眼穿刺中，抗生素治疗疗程应足 6周；累及动脉和静脉的广泛动静脉内瘘感染应延长静脉抗生素时间，疗程同感染性心内膜炎患者的治疗（≥ 6 周）。此外，透析时应避免使用感染的动静脉内瘘，在感染治愈或无法挽救需要建立新的动静脉内瘘之前，可以置入 CVC 作为透析通路。

对于局限性动静脉内瘘感染（如扣眼穿刺的 AVF 扣眼感染），单独使用抗生素可能有效。但对于 AVG，一旦移植物受累，单独用抗生素治疗感染很难被清除，需要手术移除受累段移植物。

2. 手术治疗

动静脉内瘘感染的手术治疗需遵循个体化原则。手术方案的选择依据周围组织受累情况、内瘘类型（AVF 或 AVG）、感染部位（吻合口或非吻合口）、感染的范围（局限性或弥漫性）、是否出现全身症状、是否合并出血及未来透析通路的选择情况，其中未来透析通路的选择是重要依据。

AVF 吻合口的感染相对少见，通常需要立即手术切除感染组织。

AVG 感染手术方式包括局部切开引流加清创换药、移植血管全切除（total graft excision，TGE）和移植血管次全切除（subtotal graft excision，SGE）、移植血管部分切除（partial graft excision，PGE）和肱动脉结扎（图 1-7-13）。

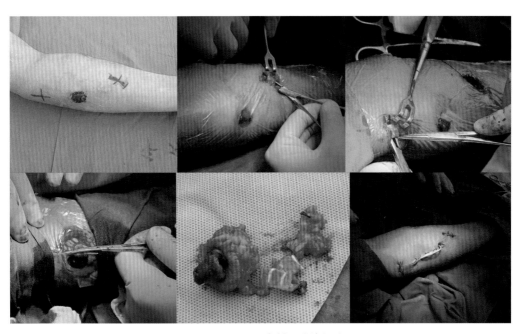

图 1-7-13 AVG 穿刺区感染切除

TGE 是根除感染的最有效方法，适用于 AVG 感染合并全身脓毒症（发热、白细胞升高或低血压）、移植血管全程感染、感染累及吻合口以及吻合口出血的患者，需要建立临时透析通路过渡。早期 AVG 急性感染（术后 30 d 之内），由于膨体聚四氟乙烯材料微孔尚无成纤维细胞长入，一旦细菌种植则难以清除，且常累及吻合口，应考虑 TGE。手术需切除全段移植血管，修补肱动脉及自体静脉。由于肱动脉组织脆弱，且受感染影响，难以进行直接缝合，或勉强缝合引起狭窄，因此肱动脉多需使用自体补片修补，如缺损超过周径的 1/3，则建议切除受累段动脉至健康管壁，自体静脉间置重建肱动脉。受累静脉结扎。大部分患者需要开放创面，皮下隧道放置引流二期愈合。该方法疗效确切，感染率低，但手术难度大，存在出血、缺血或神经损伤等并发症风险，并有可能丧失下一步建立永久通路的部位。随着血管内支架在 AVG 中的广泛应用，全切除术会变得更加复杂、困难。

SGE 指切除移植物，在自体动脉侧仅留下一个小残端以便闭合。这种方法适用于大部分移植血管感染但未累及动脉吻合口的情况，可避免广泛的动脉切除和神经损伤风险。该方法治疗 AVG 感染时感染复发率较 TGE 高。

PGE 指只切除一小部分受感染的移植物，并将新的移植物置入邻近的无菌组织中，以维持原内瘘的通畅，多适用于穿刺部位感染患者。可避免中心静脉导管过度。该方法基于在某些晚期感染（术后 1 个月以上）中，由于 AVG 与自身组织愈合良好，感染可能相对局限。但移植物节段受累范围通常较难判断，超声检查移植血管周围积液消失可能对辅助判断有一定的帮助，但精确性欠佳。因此部分切除出现残留移植物感染复发，文献报道复发率达 29%。

肱动脉结扎适用于难以控制的吻合口出血，可能导致手缺血，应在发出肱深动脉远端结扎。一项纳入 5 项研究共 125 例患者的系统性回顾分析发现，肱动脉结扎术后动静脉内瘘感染得到控制无复发，并且上肢缺血发生率低（仅有 1 项研究报道 3 例上肢缺血患者）。

此外，对于感染金黄色葡萄球菌的移植物，建议 TGE，而表皮葡萄球菌的毒力较小，可以 SGE 或 PGE。

对于动静脉内瘘感染，预防至关重要，包括避免中心静脉导管应用、最大化使用 AVF、尽量避免建立下肢内瘘、在高危患者尽量使用自体动静脉内瘘或者生物合成移植物内瘘、建立动静脉内瘘围术期应严格遵循无菌术、预防性应用抗生素、最优化穿刺技术、常规密切监测，发现感染迹象尽早干预。与绳梯穿刺相比，扣眼穿刺具有更高的感染风险，应避免使用。而且扣眼穿刺致病菌可能为革兰氏阳性或毒性强的致病菌（如金黄色葡萄球菌），可能导致严重的迁移性感染，如心内膜炎、化脓性关节炎、脊髓脓肿等。如果发现转移性并发症，必须快速治疗，联合感染科专家进行诊治，以防严重或灾难性后果发生。

（六）透析通路相关性肢端缺血综合征

动静脉内瘘引起的肢体缺血，被称为透析通路相关性肢端缺血综合征（hemodialysis access induced distal ischemia，HAIDI）。在肱动脉作为流入道时其发生率为 5% ~ 10%，而桡动脉作为流入道内时发生率 < 1%。该并发症可以发生在动静脉内瘘建立后不久，也可以发生在内瘘建立数年后随着通路流量增加或流入动脉病变进展而出现。

HAIDI 的病因包括流入动脉狭窄、内瘘高流量和远端动脉或旁系动脉代偿不充分。HAIDI 的危险因素包括女性、年龄 > 60 岁、糖尿病、外周血管疾病、流出静脉内径较大、同侧多次手术史、肱动脉远端干预史、既往通路缺血史等。

HAIDI 临床表现可以为轻微缺血症状，如内瘘侧肢体手指发凉、苍白、麻木、疼痛（图 1-7-14），也可以为严重的缺血症状，如肢端溃疡、坏疽，甚至需要截肢等。依据临床缺血程度 HAIDI 分为 4 级。Ⅰ级：手部苍白、发绀和（或）发凉，但无疼痛感觉；Ⅱ级：运动和（或）透析时上述症状加重伴疼痛；Ⅲ级：静息痛；Ⅳ级：肢体出现溃疡、坏死、坏疽等组织缺失表现。

临床需要与腕管综合征、静脉高压和缺血性单神经病变等相鉴别。

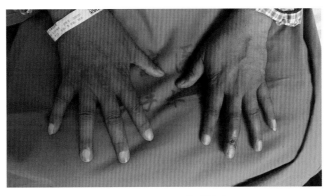

图 1-7-14　AVG 术后缺血

动静脉内瘘术后应密切监测患者是否出现动静脉内瘘相关缺血的症状和体征。常规临床检查包括脉搏、锁骨上杂音听诊、双上肢血压测量、压闭内瘘前后末梢循环情况。压闭内瘘前后超声扫描手指及远端动脉血供、光电容积描记法（photoplethysmography，PPG）监测等有助于辅助诊断 HAIDI。PPG 中，基础指压（basal digital pressure，BDP）及指肱指数（digital to contralateral brachial index，DBI）诊断 HAIDI 的准确性高于压闭内瘘后指压变化（change in digital pressure with access compression，CDP）。诊断 HAIDI 各指标的临界值为 BDP < 94 mmHg（灵敏度 66.7%，特异度 93.6%）、DBI < 0.6（灵敏度 80%，特异度 83%）、CDP > 65 mmHg（灵敏度 53.3%，特异度 91.5%）。DSA 或 CTA 检查可以为后续治疗提供重要的解剖学信息。

HAIDI 临床症状进程目前尚不明确，但如果不治疗中度至重度的 HAIDI 症状很少减轻。因此，当缺血症状和体征轻度至中度时，需要密切监测缺血进展，观察有无恶化；当缺血症状和体征中度至重度时，需要尽快治疗。

HAIDI 治疗依据临床表现、病因采取不同措施。治疗目标是纠正血流动力学变化和逆转可能出现的症状。

当缺血症状较轻时（临床分级为Ⅰ级或Ⅱ级较轻者），如运动、血液透析时疼痛，应明确缺血的原因并给予保守治疗，旨在减少肢体远端缺血的同时维持动静脉瘘的功能，保守措施包括局部保暖、功能锻炼、改善血液循环的药物等。

缺血症状严重、临床分级Ⅱ级较重、Ⅲ级及Ⅳ级者需手术治疗。当出现缺血诱发溃疡不愈合和肢端坏死面临截肢风险时应立即手术干预，动静脉瘘结扎可能是最合适的选择。其他择期手术依据病因不同选择不同手术方式。

流入动脉狭窄应通过 PTA 治疗；透析通路高流量诱发的缺血需限流，可采用 banding、折叠缩窄、MILLER 等方法减少流出道直径或外科修复术来缩窄吻合口直径或者内瘘静脉与吻合口远心端动脉旁路术（revision using distal inflow，RUDI）等。术中应监测内瘘血流量以确保足够的透析泵控血流量，或使用多普勒超声监测外周动脉灌注的增加。对于桡动脉 – 头静脉自体内瘘高流量伴缺血者，存在窃血现象者，可结扎桡动脉远端。对于流量正常的内瘘通常存在外周动脉疾病导致灌注不足，改善远端动脉灌注有助于缓解缺血，具体手术方式包括远端动脉血管重构加间断结扎术（distal revascularisation interval ligation，DRIL）、流入动脉近端化（Proximalisation of artery inflow，PAI）等术式。

有不同研究对比上述手术方式，DRIL 是治疗血管通路性缺血的有效方法，具有良好的远期疗效。在纳入 22 项研究的 meta 分析中，共计 459 例患者接受 DRIL，平均缺血时间为 196 d，多表现为Ⅲ / Ⅳ级缺血症状（52%）。在平均随访 22.2 个月时，总成功率为 81%（95% CI：80.9% ~ 82.5%）。RUDI 优于 DRIL，因为其将吻合口重新定位到更远端的动脉（如从肱动脉到桡动脉近端），允许尺动脉血流顺向并且保持动脉的连续性，该术式可降低 50% 的通路血流量。

HAIDI 是动静脉内瘘建立后严重的并发症之一，通路医师应了解其发生危险因素、临床表现、干预指征及干预措施，以便及时诊断并给予治疗，降低其发病率及致残率。如术前应对高危患者流入动脉进行影像评估，存在狭窄者需要进行纠正或者选择无病变的对侧肢体建立内瘘、避免肱动脉远端相关手术、避免流出道瘤样扩张等措施有助于降低 HAIDI 的发病率。

（七）高输出量心力衰竭

动静脉内瘘是在高压、高阻力的动脉系统与低压、低阻力、高容量的静脉系统间建立非生理性通道，即产生动静脉短路，其高流量、低阻力的血流环境可影响心血管系统原有的血流状态，诱导心室发生适应性重构，而关闭内瘘可逆转心室重构。

临床上大多数透析患者能耐受动静脉内瘘所致血流动力学负荷，已经存在心脏疾病（如慢性心力衰竭、左心室肥厚、冠状动脉疾病）及高血流量内瘘的患者容易出现高输出量心力衰竭。传统观点认为随着内瘘血流量（Qa）的增加，心排血量（CO）逐渐增加，但两者并非简单的线性关系，在 950 ~ 2200 mL/min 的患者平均 CO 值与 Qa < 950 mL/min 患者相比无差别，但当 Qa > 2200 mL/min 时随 Qa 增加，CO 明显增加。Qa ≥ 2 L/min 与高输出量心力衰竭的发生相关，敏感度为 89%，特异度为100%。有学者提出用 Qa 与 CO 比值（Qa/CO）评估内瘘相关的心血管风险。中国医院协会血液透析血管通路专家组根据我国临床实践定义 Qa ≥ 1500 mL/min 和（或）Qa/CO ≥ 20% 为高流量内瘘。

高输出量心力衰竭的患者整体预后较差，与正常对照组相比，高输出量心力衰竭患者的 5 年死亡风险明显增加（HR=3.4，95% CI：1.6 ~ 7.6），内瘘相关的高输出量心力衰竭患者 5 年生存率 < 20%。早期干预具有心力衰竭风险的动静脉内瘘患者，避免内瘘相关的症状性高输出量心力衰竭的发生，具有重要的临床意义。对于应用动静脉内瘘维持性血液透析患者，若 Qa 过高伴反复发作心力衰竭症状者，可以采用如下两种方法判断患者能否从关闭内瘘或减轻 Qa 中受益：①压闭内瘘 1 min 后患者是否有心率减慢、左心室舒张末内径减小；②压闭动静脉内瘘 2 min 后，三尖瓣环形平面收缩偏移是否变化。

需要手术干预的高血流量动静脉内瘘相关的心力衰竭发生率为 2.6% ~ 3.7%，手术方法包括保留内瘘限流或结扎，可以分步进行。对于严重心力衰竭患者，结扎内瘘需格外小心。Pascual 等报道 1 例伴有严重心力衰竭的肾移植患者在手术结扎 AVF 后猝死，考虑是由于内瘘关闭后外周阻力立刻增加所致。

减少内瘘流量方法包括缩窄内瘘流出道（环阻法、折叠缩窄法和间插一段较细的移植物血管）和建立旁路等，其中以应用环阻法缩窄内瘘流出道多见，但环阻程度难以把握，目前没有量化指标，缩窄过小症状缓解不明显，过大则易导致 Qa 不足，甚至血栓形成，影响内瘘通畅。MILLER 术式采用血管内球囊作为环阻法的导引，是缺血综合征的有效治疗方法，也适用于高输出量心力衰竭的治疗。术中超声可以作为指导环阻程度的工具。此外，RUDI、近端桡动脉结扎（proximal radial artery ligation，

PRAL）、通过移植血管将吻合口移向远心端以减少流入道血流等也可治疗高流量内瘘引起的高输出量心力衰竭。

对于有潜在心力衰竭风险的 ESRD 患者需仔细评估动静脉建立后心力衰竭的风险及导管相关并发症的风险确定通路方案。术前超声心动图检查有助于识别高风险患者。此外，能预测动静脉内瘘建立后的 Qa 或评估其血流动力学对心脏影响的模型，有助于帮助患者选择最佳的血管通路。西班牙指南建议当 Qa > 2000 mL/min 或 Qa/CO > 30% 时，降低动静脉 Qa 可以降低高输出量心力衰竭的风险。2018 ESVS 指南建议对 Qa > 1500 mL/min 的患者进行定期监测，监测指标包括 Qa、超声心动图和心力衰竭的临床体征。中国医院协会血液净化中心分会血管通路专家共识建议对于 Qa ≥ 1500 mL/min 和（或）Qa/CO ≥ 20% 但暂无心脏负荷过大症状的患者常规每 3 个月 1 次检查胸部 X 线片、心脏多普勒超声评估左心室参数（如左心室收缩与舒张末内径、左心室体积和射血分数），如果患者心胸比例、左心室容积、CO 进行性增加，应采取干预措施。

二、血液透析导管相关并发症

导管功能并发症包括功能不良、血栓形成、感染、破损或脱出等。

（一）功能不良

导管功能不良的判断标准如下：导管有效血流量 < 200 mL/min，或者当血泵流速达到 200 mL/min 时动脉压 < −250 mmHg 和（或）静脉压 > 250 mmHg，或者再循环 > 10%，或者特别低体质量的患者或儿童患者流量低于体质量的 4 倍、无法达到充分透析。

功能不良是导管最常见的并发症之一，常见原因是血栓形成与技术 / 机械性并发症。在放射引导下置管、术后尽快完善胸部 X 线片检查明确导管走行及尖端位置、选择合适材质和长度的导管、合理使用封管液、生理盐水"弹丸式注射"冲刷内腔有助于预防导管功能不良。

当临床上出现功能不良时可先给予床旁的保守处理，包括调整患者体位（采用 Trendelenburg 体位）、利用生理盐水快速冲洗导管腔解除潜在的血栓、一些特殊设计的导管尖端可以允许反接动静脉接头以完成透析。导管功能不良且无法通过床旁保守处理解决者，可以尝试药物溶栓治疗，当存在机械并发症如导管异位、导管扭转、缝合线固定位置不当等或顽固性血栓时需要放射介入下进行导管调整或更换（详见"血栓形成"部分）。

（二）血栓形成

导管相关血栓包括导管腔内血栓、纤维鞘、中心静脉血栓、心房血栓。

1.血栓的预防

规律抗凝剂封管是防止导管血栓形成的关键。对于凝血状态正常的患者，可纯肝素三步封管法：首先用 5 mL 注射器将导管内原有的封管液抽出，然后用 10 mL 注射器分别向导管动静脉管腔内弹丸式注入生理盐水 3 ~ 5 mL 冲净管腔内血液，最后用 5 mL 或 3 mL 注射器根据导管动静脉管腔容量注入纯肝素，关闭导管夹。对于以 TCC 为永久性透析通路的患者尤其是高凝患者，可配合全身使用抗凝药，必要时采用定期尿激酶封管或尿激酶输注。定期尿激酶封管一般为每 2 周 1 次，使用尿激酶生理盐水溶液 5 ~ 10 kU/mL 根据管腔容量封管。定期尿激酶输注一般每 4 周 1 次，具体方法是将 150 ~ 200 kU 尿激酶溶于 50 mL 生理盐水中，各 25 mL 分别经导管动、静脉端用微量泵持续以 5 mL/h 速度泵入，持续 5 h。对于低凝状态的患者，可采用较低浓度肝素盐水（10 ~ 15 mg/mL）或者 4% 枸橼酸钠溶液封管。

2.血栓的治疗

当出现导管血栓形成表现时，可依次采用下列措施处理。

（1）药物治疗：用注射器推入生理盐水及抽吸均受阻表明导管完全堵塞；若可推入但无法抽吸，则为部分堵塞或纤维鞘形成。腔内注射溶栓药物仍是目前最有效且安全的治疗方法：部分堵塞时抽出原有的封管液，向管腔内注射 3 ~ 5 mL 生理盐水冲净管腔内血液，然后用尿激酶生理盐水溶液（5 ~ 10 kU/mL）按管腔容量封管，并每隔 10 min 注入生理盐水 0.3 mL 共 2 次，使尿激酶充分到达导管远端，共保留 30 min 后抽吸导管，必要时重复以上步骤 2 ~ 3 次；若完全堵塞，应用上述方法时，不要用力向导管内推注生理盐水，以免将血栓推入血管内，直接用已抽吸尿激酶溶液的注射器垂直方向用力抽吸，然后放松针芯，使尿激酶溶液自然流入导管腔内。尿激酶持续输注效果优于单纯尿激酶封管，具体方法同上述预防措施，可连续泵入 3 d，若泵入后导管能维持正常透析 2 周，则定期泵入尿激酶维持导管功能，无法维持 2 周时需要更换导管。

（2）更换导管：当药物治疗效果欠佳时应考虑更换导管。常用的导管更换方法包括原位更换导管、异位穿刺更换导管、经原纤维鞘破孔更换导管等，上述操作均建议在放射引导下进行。

原位更换导管是最常应用的方式，对于 TCC 导管，具体方法如下：在隧道顶端游离出原导管，固定近心端，剪断导管，经原导管置入导丝，拔除原导管，沿导丝置入 11F 导管鞘，经导管鞘造影明确纤维鞘及中心静脉病变情况。如果病变不严重，预计导管能顺利置入，则将导管鞘更换为撕脱壳直接置入新导管，此时新导管也在原纤维鞘中，需要新导管尖端功能段超越原纤维鞘，即新导管尖端要比原导管更深。如果原导管位置已经较深，造影发现纤维鞘形成较长且较完整，则需要球囊充分扩张撕裂原纤维鞘，再置入新导管。

异位穿刺更换导管是指重新穿刺原导管静脉或其他静脉，与新导管置入步骤类似，但如果是异位穿刺原导管所在静脉，因为存在旧导管，其血管穿刺、导管置入的技术要求比较高，有时需要球囊扩张干预，该方法目的在于避开原纤维鞘的包裹，以期获得较好的导管通畅率。

经原纤维鞘破孔更换导管是另外一种很好地避开原纤维鞘包裹的方法，具体操作如下：隧道顶部游离原导管，固定近心端，剪断导管，经原导管置入导丝，拔除原导管，沿导丝置入 11F 导管鞘，经导管鞘造影了解纤维鞘破损情况，导丝导管配合进入纤维鞘破孔或薄弱处，将导管鞘更换为撕脱壳置入新导管。笔者通过比较纤维鞘破孔导管更换和原位导管更换的安全性和有效性，发现该方法可行，且不会显著增加手术相关并发症，并且术后有足够的透析血流量。

在更换导管过程中，患者可能因为纤维鞘钙化、严重中心静脉狭窄等导致新导管置入困难，此时需要进行球囊扩张血管成形，才能置入新的 TCC。从安全性的角度来说，对于中心静脉狭窄病变，应避免球囊型号过大造成血管撕裂，引起严重后果。尤其对于腔房交界处的病变，因为其相对薄弱的解剖结构有可能出现血管撕裂导致的心脏压塞。所以，在能达到顺利置入撕脱鞘和导管这一目的的前提下，血管成形所选球囊直径越小越好。一般依据血管狭窄程度球囊直径可以选择 8 ~ 12 mm。导管更换过程中也可能发现中心静脉内较多或较大血栓，血栓近心端常存在不同程度狭窄，此时尤其注意无须充分扩张，导管能置入即可，避免大量血栓脱落出现症状性肺栓塞。

TCC 相关心房血栓与其他几种血栓不同，临床中多为偶然发现，目前报道个案居多，经食道超声或者造影可以明确诊断，处理需要个体化。理论上，手术治疗效果最确切，但由于血液透析患者的特殊性，手术风险较高，预后欠佳。目前常采用的方法是 DSA 下轻柔拔管或原位换管，并在术前充分告知手术风险以及制订好应急预案，术后给予抗凝治疗，通常使用维生素 K 拮抗剂（如华法林），目标国际标准化比值（INR）为 2.0 ~ 3.0，持续 6 个月或直到血栓消除。

（三）导管感染

感染是导致终末期肾病（ESRD）患者死亡的第二大原因，发生率为（1.6 ~ 5.5）/

1000 导管日，其发生与导管类型、置管部位和置管时间有关。NTC 感染发生率高于 TCC，股静脉感染率最高，颈内静脉较低。导管留置时间越长，感染发生率越高。

TCC 导管感染包括导管腔内细菌定植、出口感染、隧道感染、导管相关性血源感染。NTC 导管不涉及隧道感染（图 1-7-15、图 1-7-16）。

导管腔内细菌定植大都无临床症状，只在导管血培养时发现细菌，但菌落数不会特别多，日后可能发展为导管血行性感染，须密切关注。

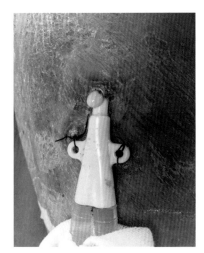
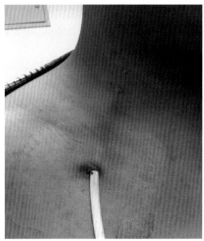

图 1-7-15　股静脉、右颈内静脉 TCC 出口感染

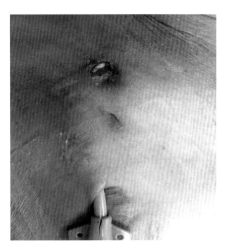

图 1-7-16　右颈内静脉 TCC 皮下隧道感染伴导管外露、破损

NTC 导管出口感染原则上应拔管并更换置管部位，视情况局部或全身抗感染治疗。如出现 CRBI，应拔除感染导管并进行导管尖端细菌培养，患者血管条件许可时建议更换部位重新置管，全身抗感染治疗，经验性治疗初始使用万古霉素（10 ~

20 mg/kg，最大剂量 2 g），对于股静脉 NCC 者易出现的革兰氏阴性菌血症，可给予万古霉素和第三代头孢菌素、喹诺酮或氨基糖苷类药物治疗，等待细菌学鉴定及药物敏感试验结果指导后续治疗方案。抗感染疗程建议 1 ~ 2 周。

TCC 出口感染与局部卫生差有关，表现为导管出口局部红、肿、分泌物增多等，通常无全身症状。治疗可应用碘伏或安尔碘每日局部换药。

TCC 皮下隧道感染可由出口感染延伸或隧道表皮破损导致细菌侵入皮下隧道。临床可有隧道红肿隆起，挤压隧道可出现导管口溢脓或脓血，沿隧道有压痛。治疗：加强局部换药，导管口溢脓挤出脓液并用敏感抗生素盐水冲洗；无效时应更换隧道，严重者需要拔除导管。

TCC 相关性血源感染主要与透析连接管路时不规范操作有关，典型临床表现为透析开始 1 ~ 2 h 后发热、寒战，持续 5 ~ 12 h，多于当日消退，下次透析时又开始发热及寒战等。临床带透析导管患者出现感染症状，外周血培养和经导管血培养阳性，并除外其他感染，即考虑导管相关性血源感染；若外周静脉血培养及经导管尖端培养为同一种菌则可确诊。临床上怀疑导管相关性血源感染者应立即检查血常规，做经导管及外周静脉血病原学检查，开始抗感染治疗。因导管内生物膜的存在，正常浓度的抗生素很难杀死生物膜的细菌，因此怀疑为导管相关血源性感染时采取抗生素封管和全身性抗生素联合治疗。TCC 导管相关性血源感染以凝固酶阴性葡萄球菌多见，其次为革兰氏阴性杆菌、金黄色葡萄球菌、假单胞菌、肠球菌、念珠菌；所以经验性抗生素选择须兼顾革兰氏阳性和革兰氏阴性菌，一旦培养结果明确致病菌，应立即选用特异性抗生素抗感染治疗。对疗效较好，病原菌为凝固酶阴性的葡萄球菌，疗程可为 1 周；对金黄葡萄球菌或革兰氏阴性杆菌引起的感染，疗程应为 10 ~ 14 d；抗生素封管溶液（表 1-7-3）间期一般为 24 ~ 48 h。经治疗 1 周不出现发热，临床症状稳定，可以保留导管，治疗完成后 1 周需复查血培养；若经抗感染治疗 1 周无效或为耐甲氧西林金黄色葡萄球菌、真菌感染者建议更换导管。出现脓毒症的患者需要立即拔除导管并随后更换。

导管相关性血源性感染可并发转移性脓肿以及感染性心内膜炎，其中耐甲氧西林金黄色葡萄球菌尤其易出现血源性并发症。若经抗感染治疗菌血症或真菌血症仍存在，尤其导管已拔除后感染仍存在，则应考虑存在导管相关性转移性脓肿以及导管相关性心内膜炎，需立即拔除导管，抗炎疗程应延续到 4 ~ 6 周。

导管感染预防的重要性远大于治疗，具体措施如下：置管操作过程中严格遵循无菌原则，每次透析时检查导管出口和皮下埋置穿刺点皮肤有无感染，由有经验的医务人员检查确认无感染后再连接导管；每次透析需更换敷料，使用透气纱布和透明的胶带；使用无菌操作技术包括工作人员和患者戴口罩，导管的每次接卸和包扎时护士要戴手套、对患者进行宣教注意导管局部卫生等。

表 1-7-3　常用抗生素封管液

抗生素名称	抗生素浓度	抗生素用量	肝素浓度	肝素用量	生理盐水
万古霉素	5 mg/mL	1 mL	1000 U/mL	1 mL	0
头孢他啶	10 mg/mL	1 mL	1000 U/mL	1 mL	0
头孢唑林	10 mg/mL	1 mL	1000 U/mL	1 mL	0
庆大霉素	4 mg/mL	0.5 mL	10000 U/mL	0.5 mL	1 mL
万古霉素 / 头孢他啶	万古霉素 5 mg/mL 头孢他啶 10 mg/mL	万古霉素 1 mL 头孢他啶 0.5 mL	1000 U/mL	0.5 mL	0

（四）导管破损或脱出

导管的破损常见于导管材质的损耗、含乙醇消毒液的腐蚀、导管接头的不适当操作、锐器的误伤、磨损等；导管脱出常见于术后固定缝线不良、体外段受急 / 慢性外力牵拉、皮下隧道感染、涤纶套埋置过浅等。

一旦发现导管破损或脱出，首先根据患者的生命规划进行血管通路的再评估。有其他通路或其他肾脏替代模式的情况下，无须继续使用导管者可直接拔除导管；仍需继续透析且暂无其他通路时，合并感染性因素时建议设置感染的皮下隧道，根据药敏或经验性抗感染治疗并重新穿刺置管；无感染性因素时，可经导丝原位更换导管，建议在放射下进行经导丝原位更换导管术。

参考文献

［1］LOK CE, HUBER TS, LEE T, et al. KDOQI Vascular Access Guideline Work Group. KDOQI clinical practice guideline for vascular access: 2019 update[J]. Am J Kidney Dis, 2020, 75(4)(suppl 2): S1-S164.

［2］徐元恺, 赵艺欣, 张文云, 等. 自体动静脉内瘘触诊与血流量的对应关系分析[J]. 中国血液净化, 2016, 15(11): 624-627.

［3］李洪, 徐明芝, 白亚飞, 等. 改良CO_2输送与全自动注射系统在血液透析动静脉通路造影的运用研究[J]. 中国血液净化, 2021, 20(5): 347-350.

［4］HEYE S, MALEUX G, CLAES K, et al. Stenosis detection in native hemodialysis fistulas with MDCT angiography[J]. Am J Roentgenol, 2009, 192(4): 1079-1084.

［5］YE C, MAO Z, RONG S, et al. Multislice computed tomographic angiography in evaluating dysfunction of the vascular access in hemodialysis patients[J]. Nephron Clin Pract, 2006, 104(2): c94-

100.

［6］Expert Panel on MR Safety, KANAL E, BARKOVICH AJ, et al. ACR guidance document on MR safe practices: 2013[J]. J Magn Reson Imaging, 2013, 37(3): 501-530.

［7］BODE AS, PLANKEN RN, MERKX MA, et al. Feasibility of non-contrast-enhanced magnetic resonance angiography for imaging upper extremity vasculature prior to vascular access creation[J]. Eur J Vasc Endovasc Surg, 2012, 43(1): 88-94.

［8］中国医院协会血液净化中心分会血管通路工作组. 中国血液透析用血管通路专家共识(第2版)[J]. 中国血液净化, 2019, 18(6): 365-381.

［9］郁正亚. 药物涂层球囊在血透通路维护中应用价值的再思考[J]. 中华血管外科杂志, 2019, 4(4): 202-205.

［10］WOODS JD, TURENNE MN, STRAWDERMAN RL, et al. Vascular access survival among incident hemodialysis patients in the United States[J]. Am J Kidney Dis, 1997, 30(1): 50-57.

［11］詹申, 赵彬, 张丽红, 等. 切割球囊治疗血管通路相关性狭窄的疗效分析[J]. 中国血液净化, 2022, 21(8): 603-607.

［12］ZHAO Y, WANG P, WANG Y, et al. Drug-coated balloon angioplasty for dysfunctional arteriovenous hemodialysis fistulae: a randomized controlled trial [J]. Clin J Am Soc Nephrol, 2024, 19(3): 336-344.

［13］LOOKSTEIN R A, HARUGUCHI H, OURIEL K, et al. Drug-coated balloons for dysfunctional dialysis arteriovenous fistulas [J]. N Engr J Med, 2020, 383(8): 733-742.

［14］YIN Y, SHI Y, CUI T, et al. Efficacy and safety of paclitaxel-coated balloon angioplasty for dysfunctional arteriovenous fistulas: a multicenter randomized controlled trial[J]. Am J Kidney Dis, 2021, 78(1): 19-27.e1.

［15］张丽红, 王玉柱. 超声引导PTA在动静脉内瘘狭窄中的应用[J]. 中国血液净化, 2016, 15(6): 321-323.

［16］詹申, 张丽红, 王玉柱. 超声引导动静脉内瘘经皮血管成形术(二)——导丝概述及导丝通过病变技巧[J]. 临床肾脏病杂志, 2020, 20(7): 527-531.

［17］王玉柱. 血液净化通路[M]. 北京: 人民军医出版社, 2008.

［18］FORSYTHE RO, CHEMLA ES. Surgical options in the problematic arteriovenous haemodialysis access[J]. Cardiovasc Intervent Radiol, 2015, 38(6): 1405-1415.

［19］SCHMIDLI J, WIDMER MR, BASIL C, et al. Editor's choice-vascular access: 2018 clinical practice guidelines of the european society for vascular surgery (ESVS)[J]. Eur J Vasc Endovasc Surg, 2018, 55(6): 757-818.

［20］WANG S, ALMEHMI A, ASIF A. Surgical management of cephalic arch occlusive lesions: are there predictors for outcomes?[J]. Semin Dial, 2013, 26(4): E33-E41.

［21］CHEN JC, KAMAL DM, JASTRZEBSKI J, et al. Venovenostomy for outflow venous obstruction in patients with upper extremity autogenous hemodialysis arteriovenous access[J]. Ann Vasc Surg, 2005, 19(5): 629-635.

［22］KIAN K, ASIF A. Cephalic arch stenosis[J]. Semin Dial, 2008, 21(1): 78-82.

［23］KIAN K, UNGER SW, MISHLER R, et al. Role of surgical intervention for cephalic arch stenosis in the "fistula first" era[J]. Semin Dial, 2008, 21(1): 93-96.

［24］BLUMENBERG RM, GLEFAND ML, DALE WA. Perigraft seromas complicating arterial grafts[J]. Surgery, 1985, 97(2): 194-204.

［25］SIDAWY AN, SPERGERL LM, BESARAB A, et al. The society for vascular surgery: clinical practice guidelines for the surgical placement and maintenance of arteriovenous hemodialysis access[J]. J Vasc Surg, 2008, 48: S2-S25.

［26］张丽红, 詹申, 邢炜, 等. 前臂人工血管内瘘术后血清肿诊治一例[J]. 中华肾脏病杂志, 2014, 30(5): 399.

［27］DAURIA DM, DYK P, GARVIN P. Incidence and management of seroma after arteriovenous graft placement[J]. J Am Coll Surg, 2006, 203(4): 506-511.

［28］QUENCER KB, FRIEDMAN T. Declotting the Thrombosed Access[J]. Tech Vasc Interv Radiol, 2017, 20(1): 38-47.

［29］SOPHIE G, NICOLAS G, LUC F, et al. Arteriovenous fistula thrombosis is associated with increased all-cause and cardiovascular mortality in haemodialysis patients from the AURORA trial[J]. Clin Kidney J, 2020, 13(1): 116-122.

［30］IYEM H. Early follow-up results of arteriovenous fistulae created for hemodialysis[J]. Vasc Health Risk Manag, 2011, 7: 321-325.

［31］PUSKAR D, PASINI J, SAVIC I, et al. Survival of primary arteriovenous fistula in 463 patients on chronic hemodialysis[J]. Croat Med J, 2002, 43(3): 306-311.

［32］AIHARA S, YAMADA S, IWASA K, et al. Repeated arteriovenous graft thrombosis associated with subclavian artery stenosis in a patient undergoing hemodialysis[J]. J Vasc Access, 2019, 20(6): 790-792.

［33］王玉柱, 张丽红, 詹申. 动静脉内瘘血栓治疗临床实践建议[J]. 中国血液净化, 2022, 21(8): 545-549, 568.

［34］郭相江, 赵意平, 施娅雪, 等. 尿激酶溶栓治疗人工血管动静脉内瘘急性血栓形成[J]. 中国血液净化, 2011, 10(4): 198-200.

［35］TURMEL-RODRIGUES L, PENGLOAN J, RODRIGUE H, et al. Treatment of failed native arteriovenous fistulae for hemodialysis by interventional radiology[J]. Kidney Int, 2000, 57(3): 1124-1140.

［36］WAKABAYASHI M, HANADA S, NAKANO H, et al. Ultrasound-guided endovascular treatment for vascular access malfunction: results in 4896 cases[J]. J Vasc Access, 2013, 14(3): 225-230.

［37］GOO DE, KIM YJ, PARK ST, et al. Thromboaspiration of arteriovenous hemodialysis graft thrombosis using Desilets-Hoffman sheath: single-center experience[J]. J Vasc Access, 2014, 15(5): 401-408.

［38］ZHANG LH, ZHAN S, WANG YZ. Comparison between endovascular versus hybrid thrombectomy for arteriovenous graft under complete ultrasound guidance[J]. Int Angiol, 2020, 39(6): 532-541.

［39］张丽红, 詹申, 肖光辉, 等. 改良药物机械除栓在维持性血液透析患者人工血管内瘘血栓治疗中的应用[J]. 临床肾脏病杂志, 2021, 21(2): 89-94.

［40］AIHARA S, YAMADA S, IWASA K, et al. Repeated arteriovenous graft thrombosis associated with subclavian artery stenosis in a patient undergoing hemodialysis[J]. J Vasc Access, 2019, 20(6): 790-792.

［41］GO C, KULKARNI R, WAGNER JK, et al. Comparable patency of open and hybrid treatment of venous anastomotic lesions in thrombosed haemodialysis grafts[J]. Eur J Vasc Endovasc Surg, 2020, 60(6): 897-903.

［42］詹申, 张丽红, 杨涛, 等. 超声技术辅助人造血管动静脉内瘘血栓的腔内治疗[J]. 中国血液净化, 2018, 17(4): 272-276.

［43］TANNER NC, DA SILVA. AF medical adjuvant treatment to improve the patency of arteriovenous fistulae and grafts: a systematic review and meta-analysis[J]. Eur J Vasc Endovasc Surg, 2016, 52(2): 243-252.

［44］COLEMAN CI, TUTTLE LA, TEEVAN C, et al. Antiplatelet agents for the prevention of arteriovenous fistula and graft thrombosis: a meta analysis[J]. Int J Clin Pract, 2010, 64(9): 1239-1244.

［45］王玉柱, 肖光辉. 血液净化通路一体化管理手册[M]. 北京: 北京航空航天大学出版社, 2018.

［46］BASHAR K, HEALY D, BROWNE LD, et al. Role of far infra-red therapy in dialysis arterio-venous fistula maturation and survival: systematic review and meta- analysis[J]. PLoS One, 2014, 9(8): e104931.

［47］BALAZ P, BJORCK M. True aneurysm in autologous hemodialysis: definitions, classification and indications for treatment[J]. J Vasc Access, 2015, 16(6): 446-453.

［48］INSTON N, MISTRY H, GILBERT J, et al. Aneurysms in vascular access: state of the art and future developments[J]. J Vasc Access, 2017, 18(6): 464-472.

［49］LAZARIDES MK, GEORGIADIS GS, ARGYRIOU C. Aneurysm formation and infection in AV prosthesis[J]. J Vasc Access, 2014, 15 Suppl 7: S120-S124.

［50］DELORME JM, GUIDOIN R, CANIZALES S, et al. Vascular access for hemodialysis: pathologic features of surgically excised ePTFE grafts[J]. Ann Vasc Surg, 1992, 6: 517-524.

［51］JOSE MD, MARSHALL MR, READ G, et al. Fatal dialysis vascular access hemorrhage[J]. Am J Kidney Dis, 2017, 70(4): 570-575.

［52］张丽红, 詹申, 王玉柱. 自体动静脉内瘘真性动脉瘤诊治体会[J]. 中国血液净化, 2015, 14(1): 37-40.

［53］张丽红, 詹申, 王玉柱. 覆膜支架治疗前臂人工血管内瘘吻合口假性动脉瘤一例[J]. 中华肾脏病杂志, 2014, 30(6): 479-480.

［54］KUMBAR L, YEE J. Current concepts in hemodialysis vascular access infections[J]. Adv Chronic Kidney Dis, 2019, 26(1): 16-22.

［55］RYAN SV, CALLIGARO KD, DOUGHERTY MJ. Management of hemodialysis access infections[J]. Semin Vasc Surg, 2004, 17(1): 40-44.

［56］AL-JAISHI AA, LIU AR, LOK CE, et al. Complications of the arteriovenous fistula: a systematic review[J]. J Am Soc Nephrol, 2017, 28(6): 1839-1850.

［57］ZHANG J, BURR RA, SHETH HS, et al. Organism-specific bacteremia by hemodialysis access[J]. Clin Nephrol, 2016, 86(9): 141-146.

［58］MUIR CA, KOTWAL SS, HAWLEY CM, et al. Buttonhole cannulation and clinical outcomes in a home hemodialysis cohort and systematic review[J]. Clin J Am Soc Nephrol, 2014, 9(1): 110-119.

［59］MACRAE JM, AHMED SB, ATKAR R, et al. A randomized trial comparing buttonhole with rope ladder needling in conventional hemodialysis patients[J]. Clin J Am Soc Nephrol, 2012, 7(10): 1632-1638.

［60］CHRISTENSEN LD, SKADBORG MB, MORTENSEN AH, et al. Bacteriology of the buttonhole cannulation tract in hemodialysis patients: a prospective cohort study[J]. Am J Kidney Dis, 2018, 72(2): 234-242.

［61］ANDERSON JE, CHANG AS, ANSTADT MP. Polytetrafluoroethylene hemoaccess site infections[J]. Asaio j, 2000, 46(6): S18-S21.

［62］BACHLEDA P, KALINOVA L, UTIKAL P, et al. Infected prosthetic dialysis arteriovenous grafts: a single dialysis center study[J]. Surg Infect (Larchmt), 2012, 13(6): 366-370.

［63］LAFRANCE JP, RAHME E, LELORIER J, et al. Vascular access-related infections: definitions, incidence rates, and risk factors[J]. Am J Kidney Dis, 2008, 52(5): 982-993.

［64］HARISH A, ALLON M. Arteriovenous graft infection: a comparison of thigh and upper extremity grafts[J]. Clin J Am Soc Nephrol, 2011, 6(7): 1739-1743.

［65］PADBERG JR FT, CALLIGARO KD, SIDAWY AN. Complications of arteriovenous hemodialysis access: recognition and management[J]. J Vasc Surg, 2008, 48(5 Suppl): S55-S80.

［66］LEGOUT L, D'ELIA PV, SARRAZ-BOURNET B, et al. Diagnosis and management of prosthetic vascular graft infections[J]. Med Mal Infect, 2012, 42(3): 102-109.

［67］NASSAR GM, AYUS JC. Infectious complications of the hemodialysis access[J]. Kidney Int, 2001, 60(1): 1-13.

［68］SGROI MD, KIRKPATRICK VE, RESNICK KA, et al. Less than total excision of infected prosthetic PTFE graft Does not increase the risk of reinfection[J]. Vasc Endovascular Surg, 2015, 49(1-2): 12-15.

［69］LEE KS, CHOONG AM, NG JJ. A systematic review of brachial artery ligation as a safe and feasible option in the management of arteriovenous dialysis access infection[J]. J Vasc Surg, 2021, 74(1): 327-333.e2.

［70］CHEMLA E, RAYNAUD A, CARRERES T, et al. Preoperative assessment of the efficacy of distal radial artery ligation in treatment of steal syndrome complicating access for hemodialysis[J]. Ann Vasc Surg, 1999, 13(6): 618-621.

［71］MALIK J, TUKA V, KASALOVA Z, et al. Understanding the dialysis access steal syndrome. A review of the etiologies, diagnosis, prevention and treatment strategies[J]. J Vasc Access, 2008, 9(3): 155-166.

［72］Clinical practice guidelines for vascular access[J]. Am J Kidney Dis, 2006, 48: S176-S247.

［73］MILES AM. Vascular steal syndrome and ischaemic monomelic neuropathy: two variants of upper limb ischaemia after haemodialysis vascular access surgery[J]. Nephrol Dial Transplant, 1999, 14(2): 297-300.

［74］王玉柱. 透析通路相关性缺血综合征[J]. 临床肾脏病杂志, 2012, 12(7): 295-296.

［75］赖艳红, 胡普平, 杨涛, 等. 光电容积描记法在血液透析通路相关肢端缺血征诊断的应用[J]. 肾脏病与透析肾移植杂志, 2018, 27(3): 220-224, 228.

［76］张丽红, 詹申, 杨涛, 等. 结扎桡动脉远心端治疗透析通路相关缺血综合征[J]. 临床肾脏病杂志, 2015, 15(10): 589-593.

［77］AL SHAKARCHI J, STOLBA J, HOUSTON JG, et al. Surgical techniques for haemodialysis access-induced distal ischaemia[J]. J Vasc Access, 2016, 17(1): 40-46.

［78］KORDZADEH A, PARSA AD. A systematic review of distal revascularization and interval ligation for the treatment of vascular access-induced ischemia[J]. J Vasc Surg, 2019, 70(4): 1364-1373.

［79］MACRAE JM, DIPCHAND C, OLIVER M. Arteriovenous access: infection, neuropathy, and other complications[J]. Can J Kidney Health Dis, 2016, 3: 2054358116669127.

［80］LONDON GM. Left ventricular alterations and end-stage renal disease[J]. Nephrol Dial Transplant, 2002, 17(suppl1): 29-36.

［81］REDDY YN, MELENOVSKY V, REDFIELD MM, et al. High-output heart failure: a 15-year experience[J]. J Am Coll Cardiol, 2016, 68(5): 473-482.

［82］CHEMLA ES, MORSY M, ANDERSON L, et al. Inflow reduction by distalization of anastomosis treats efficiently high-inflow high-cardiac output vascular access for hemodialysis[J]. Semin Dial, 2007, 20(1): 68-72.

［83］National Kidney Foundation. Clinical practice guideline 4: detection of access dysfunction. In: K/DOQI clinical practice guidelines for vascular access[J]. Am J Kidney Dis, 2006, 48(suppl 1): S269-S270.

［84］PASCUAL J, MARTINS J, BOUARICH H, et al. Sudden death after arteriovenous fistula ligation in a renal transplant patient[J]. Ann Vasc Surg, 2008, 22(1): 134-135.

［85］张丽红, 杨涛, 王玉柱. 自体动静脉内瘘致高输出量心力衰竭1例[J]. 中国血液净化, 2011, 10(4): 231-232.

［86］WAN Z, MBOYA VN, LAI Q, et al. Resolution of high-output cardiac failure secondary to high flow radiocephalic fistula by precision banding under ultrasound guidance: a case report[J]. J Vasc Access, 2021, 22(6): 1008-1012.

［87］BASILE C, LOMONTE C. The complex relationship among arteriovenous access, heart, and circulation[J]. Semin Dial, 2018, 31(1): 15-20.

［88］IBEAS J, ROCA-TEY R, VALLESPIN J, et al. Spanish clinical guidelines on vascular access for haemodialysis[J]. Nefrologia, 2017, 37suppl: 1-191.

（张丽红）

第八节　问题内瘘的快速检查

一、概述

动静脉内瘘是维持性血液透析患者优选的血管通路，也是各大指南推荐的血管通路类型。即使动静脉内瘘是所有血管通路中并发症发生相对较少的类型，动静脉内瘘各类狭窄性病变仍时有发生，并贯穿于内瘘建立 – 使用 – 维护的全过程中。动静脉内瘘的日常监测有助于发现早期病变，及时干预有指征的病变可避免动静脉内瘘闭塞等灾难性并发症的发生，防止内瘘被迫废弃。

物理检查是临床公认最便捷的动静脉内瘘功能监测手段，也是 KDOQI 指南唯一推荐的日常内瘘功能监测手段。动静脉内瘘物理检查的概念早在 1998 年即由 Beathard 提出，近 20 年来，内瘘物理检查的理论不断完善，已形成一套较为完整的内瘘评估体系。物理检查简单易学，视、触、听是每个医学生必须掌握的临床基础技能，经过系统培训的初学者即可掌握内瘘物理检查的技巧，所实施物理检查的质量不亚于高年资肾内科医师。临床不仅可以运用物理检查的方法发现内瘘的各种异常征象，更可以运用物理检查的理念进行动静脉内瘘的评估和长期监测。物理检查的应用贯穿于动静脉内瘘从术前评估到并发症处理的全过程，其理论基础根植于内瘘的血流动力学和血管重构原理之中。深入了解动静脉内瘘物理检查的原则和内容有助于更好地将其运用于临床实践。

二、物理检查的目标和评估原则

临床上动静脉内瘘物理检查的作用集中于以下 3 个方面：①术前检查，明确患者血管条件，判断是否适合建立内瘘，决定手术部位和术式。②成熟判断，明确患者的内瘘是否可以穿刺使用，是否符合临床应用的标准。③并发症筛查，用于早期发现内瘘相关狭窄、血栓、动脉瘤形成、感染等并发症，为早期并发症诊断和处理提供基础资料。

但不论出于何种目的，用于何种用途，物理检查都应遵循以下原则：①全面评估的原则，物理检查应涵盖自体动静脉内瘘的全部，包括动脉系统、吻合口及静脉系统，尤其不能忽略中心供血动脉（主要指锁骨下动脉、腋动脉、肱动脉）及作为最终回路的中心静脉（腋静脉、锁骨下静脉、头臂静脉及上腔静脉）的评估，甚至应当把心脏功能的评估纳入到物理检查范畴内；②对比比较的原则，自体动静脉瘘是一个病理性的结构，并没有一个统一的"生理性"的标准，狭窄和血管瘤样扩张等并发症的判断依赖于和自身"正常"内瘘血管的比较，选择较准确的参照物血管有助于更准确地判断并发症，术前检查中也需要通过相互对比选择血管条件更优的一侧肢体进行手术；③连续监测的原则，自体动静脉内瘘的物理检查需要自身对照，在动脉瘤样扩张、假性动脉瘤等并发症中连续性观察的意义更为突出，可直接决定上述并发症的处理原则和处理方案；④重视病史的原则，详细了解患者的通路史，尤其是外周及中心静脉穿刺及留置导管史，包括深静脉输液导管，血液透析导管以及外周静脉留置病史，内瘘建立后的穿刺策略等有助于更深入地理解物理检查的结果，分析病因并制订相应的诊疗计划。

三、物理检查的内容

自体动静脉内瘘物理检查的内容分为视诊、触诊和听诊三大部分，以及举臂抬高试验、搏动增强试验、阻断试验三个辅助性诊断试验。

视诊是内瘘物理检查的第一步，是对内瘘整体情况的印象。仔细的视诊可以收集到内瘘血管走行部位及相邻解剖结构的很多信息。内瘘的部分并发症单纯通过视诊即可发现并诊断，视诊也为进一步的触诊和听诊提供基础的信息。视诊应关注内瘘血管的外径宽度、可穿刺区域的长度、侧支开放情况以及血管走行区域皮肤软组织性状的改变。根据全面评估的原则，视诊的范围不应局限于内瘘手术直接涉及的肢体，应包括同侧的肩、颈、胸、面部和乳房，根据对比比较的原则，上述视诊区域应与对侧躯体的相应区域进行比较。内瘘相关的皮肤性状改变多见于感染、血管瘤样扩张，假性动脉瘤形成及血液透析通路相关的远端缺血综合征（HAIDI）。浅表感染多与穿刺相关，可见皮肤散在斑点红疹，小灶状分布于穿刺点位置（图1-8-1）；深部感染多表现为经典的蜂窝织炎样，皮肤红肿，皮温升高，触痛甚至皮肤化脓（图1-8-2）。瘤样扩张或假性动脉瘤瘤体表面的皮肤需关注是否存在皮肤变薄，色素脱失，溃疡甚至自发性出血的倾向（图1-8-3），如有上述征象，应考虑尽早手术干预。HAIDI 早期可表现为内瘘远端肢体的缺血征象，皮肤苍白或发绀，重度缺血患者则有缺血性溃疡等征象出现（图1-8-4）。沿内瘘血管走行分布的肢体水肿多与回流静脉狭窄，尤其是中心静脉狭窄相关，水肿部位的分布有助于中心静脉狭窄位置的判断，如单纯锁骨下静脉狭窄可引起肩部及患肢肿胀（图1-8-5），而颈胸部及颜面罕见受累；头臂静脉狭窄或闭塞则有单侧肢体回流障碍征象，患侧颈、肩、胸及颜面部均可有水肿（图1-8-6）；上腔静脉狭窄或闭塞则可能有整个颜面部及颈胸部的肿胀出现，浅表静脉网的开放与水肿具有相同的临床意义。对于有中心静脉置管史或有起搏器或除颤器植入的患者，应重点关注颈胸部皮肤的性状，尽早对中心静脉是否存在狭窄做出判断。

触诊紧随视诊实施，是内瘘物理检查过程的主体，是明确诊断的关键步骤。触诊首先要体察内瘘血管的管腔和走行，尤其是皮下脂肪较为丰富，视诊无法明确血管走行的患者，足够宽大的管腔是穿刺成功的保障。触诊内瘘管腔同样需要覆盖内瘘全程，需要仔细体察血管的质地、管壁的厚度和弹性，正常的内瘘血管应具有一定的弹性，质地均一，管腔逐渐增粗。内瘘狭窄的病理基础是内膜增生和纤维化，变细、僵硬而

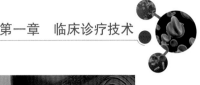

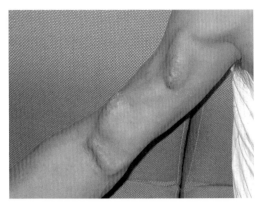

图 1-8-1　浅表感染可见皮肤散在斑点红疹，小
　　　　　灶状分布于穿刺点位置

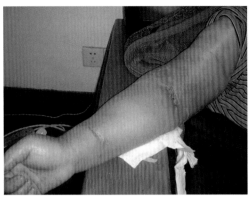

图 1-8-2　深部感染可见经典的蜂窝织炎样，皮
　　　　　肤红肿，皮温升高，触痛，甚至皮肤
　　　　　化脓

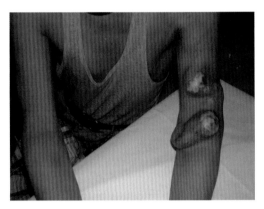

图 1-8-3　瘤样扩张瘤体表面的皮肤可见色素脱
　　　　　失、溃疡，甚至自发性出血

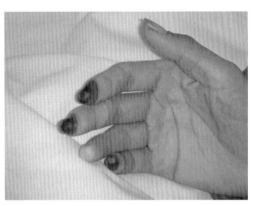

图 1-8-4　HAIDI 重度缺血患者

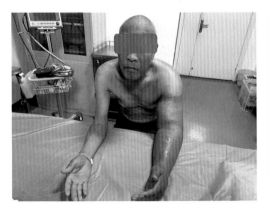

图 1-8-5　单纯锁骨下静脉狭窄

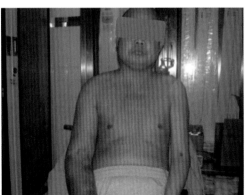

图 1-8-6　头臂静脉狭窄或闭塞

没有弹性的血管区域往往是狭窄存在的部位。束臂加压后触诊是内瘘触诊过程中常用的手段，除术后未满2周的动静脉内瘘以外，所有的内瘘触诊都应包括束臂加压的过程，且需与束臂前的触诊感觉进行比较，束臂可以明确内瘘血管的弹性和扩张度，对预测内瘘成熟及发现内瘘狭窄具有重要的意义。触诊的核心是对震颤和搏动的评估。震颤指沿内瘘血管走行可清晰触及的震动（嗡嗡感），震颤的形成与血流相关，触及震颤说明该段血管内有高速血流通过，物理检查时宜用手掌仔细体察震颤，掌指连接处触感较好，以该部位扣感震颤为佳（图1-8-7、图1-8-8）。物理检查可发现2种不同类型的震颤，一种为沿内瘘血管逐步弥散的震颤，震颤强度由吻合口向中心静脉逐步递减，此为正常内瘘的震颤形式。逐步减弱的震颤一定程度上有助于判断内瘘血流量，对于腕部自体动静脉内瘘而言，可在近肘部触及明显震颤意味着内瘘血流量多在400 mL/min以上，而可在肘上触及明显震颤的内瘘，血流量往往超过500 mL/min。另一种类型的震颤为局部突然增强的震颤，系由该部位血管腔内存在狭窄，局部形成湍流所导致，该类震颤在很短的区域内迅速减弱或消失。如果锁骨下静脉狭窄，则可在肩部扣及异常增强的震颤。正常的内瘘全程不应触及局部异常增强的震颤。如无震颤触及，则表示该内瘘血流量极低或无血流通过，应考虑内瘘重度狭窄或闭塞。搏动是心动周期导致的血管周期性扩张现象，正常情况下AVF的腔内压力不高，稍加压力即可压扁。流出道通畅的情况下，心脏搏动带来的能量中绝大部分可转化为动能，驱动内瘘血管内形成高速血流，而流出道存在狭窄时，心脏搏动带来的能量可有部分转化为势能，扩张血管，增加血管腔内压力以促使血液通过狭窄的血管腔。腔内高压力表现为血管搏动增强，是内瘘流出道狭窄的重要表现，且搏动增强的程度与内瘘狭窄程度直接相关。而存在流入道狭窄，内瘘血供不足或狭窄后静脉可表现为内瘘充盈不良，搏动明显减弱。搏动的评估以使用指腹或指目为宜，与传统医学中的脉诊手法类似。结合震颤和搏动的变化能较为准确地对内瘘流入道及流出道情况进行评估，功

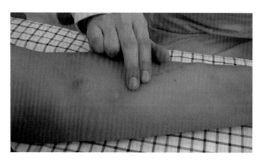

图1-8-7　触诊手法1

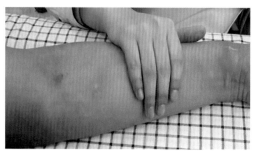

图1-8-8　触诊手法2

能良好的内瘘应表现为内瘘全程震颤可清晰触及，从吻合口往近心端逐渐减弱，全程伴轻微搏动。存在流入道动脉狭窄的内瘘可表现为震颤及搏动均明显减弱，视诊发现塌陷的内瘘多有上述情况发生，而静脉狭窄的内瘘则表现为狭窄前方供血血管震颤减弱，搏动明显增强，狭窄段附近震颤明显增强，而狭窄后方静脉震颤迅速衰减，搏动也相应减弱。

听诊是物理检查的最后一步，可以视为对触诊结果的进一步明确。听诊的主要内容是听内瘘杂音的强度和传播。杂音伴随震颤存在，与震颤的意义相同，杂音存在也代表内瘘管腔内有高速血流通过。与震颤一样，杂音也分连续减弱和局域增强 2 种类型，连续减弱是正常情况下杂音的存在形式，而局域增强的杂音提示该处存在狭窄。在正常情况下，杂音在心脏收缩期及舒张期均存在，为音调柔和的隆隆样杂音。狭窄部位的杂音多有舒张期缺失的情况，表现为单纯收缩期杂音，伴有音调明显升高，狭窄严重者听诊可及尖锐的哨笛音。依据全面评估的原则，听诊的区域也应覆盖至锁骨下静脉。

举臂抬高试验隶属于视诊的范畴，即抬高内瘘术肢，观察内瘘血管是否塌陷（图 1-8-9）。在正常情况下，无论内瘘血管多么巨大，举臂后也应塌陷。举臂抬高试验阳性提示内瘘存在狭窄，塌陷与未塌陷部位的交界处可能是狭窄最严重的位置。搏动增强试验及连续阻断试验均属于触诊的范畴。搏动增强试验用于评估流入道的通畅性，一只手完全阻断吻合口后某处血流，另一只手感受血流阻断处远端内瘘的搏动，如有明显的搏动增强，则提示血流阻断处之前的供血血管无狭窄，即使存在狭窄，程度 ≤ 50%（图 1-8-10），尚未影响内瘘血供；而未出现搏动增强则说明血流阻断处前端血管存在 50% 以上的狭窄。阻断试验的实施手法与搏动增强试验相同，用一只手完全阻断吻合口后某处血流，另一只手感受血流阻断处远端内瘘的震颤变化。阻断试验与搏动增强试验的不同之处在于搏动增强试验关注的是内瘘搏动是否增强，而阻断试验关注的是内瘘震颤是否消失，以明确血流阻断处远端是否存在粗大的侧支。

四、问题内瘘的临床表现及重点检查

问题内瘘的常见临床表现多见于以下 3 个方面：①内瘘血流量不足，难以提供常规血液透析治疗所需的 200 mL/min 以上的泵控血流量或血流量达 200 mL/min 时，血液透析机监测的动态动脉压小于 –120 mmHg；②静脉压力增高，表现为透析时动态静脉压监测在泵控血流量 200 mL/min 时大于 120 mmHg，或出现透析结束时回血障碍，需给予一定额外压力后方可成功回血，或出现透析后内瘘止血时间延长，拔

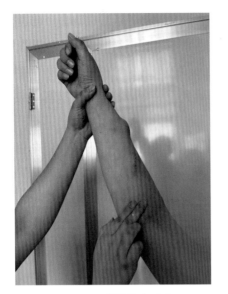

图 1-8-9　举臂抬高试验

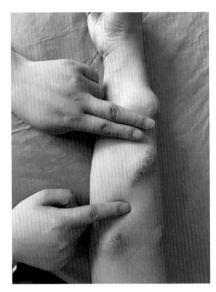

图 1-8-10　搏动试验增强

针 30 min 内无法止血；③穿刺困难，指由于各种原因，内瘘全程无法找到合适的穿刺部位。

　　对于血流量不足的动静脉内瘘，应重点评估流入道情况。视诊应关注内瘘血管是否存在塌陷，触诊及听诊应关注震颤传导部位，如肘部可触及震颤，代表内瘘血流量尚可满足透析的最低需求，搏动增强试验是针对流入道狭窄的诊断学试验，如阻断动脉穿刺点区域后吻合口及吻合口后无明显搏动增强，提示上游供血动脉或吻合口及吻合口后血管存在较为严重的狭窄，应进一步行影像学评估后视情况进行干预。

　　对于存在静脉高压的动静脉内瘘，应重点评估流出道情况，视诊应关注内瘘是否存在迂曲及瘤样扩张形成，应关注内瘘全程是否出现周围侧支循环开放的征象。触诊应仔细寻找搏动震颤交界部位，该部位较大可能存在需要临床干预的狭窄。举臂抬高试验是针对流出道狭窄的诊断性试验，如举臂后内瘘无法塌陷，提示流出道静脉存在病变，如病变部位在外周静脉，则举臂后塌陷与无塌陷的交界部位较大可能存在具有临床干预价值的狭窄，如上肢静脉均无塌陷，提示流出道狭窄可能存在于中心静脉。

　　穿刺困难的内瘘情况相对复杂，如果因内瘘血流量不足导致瘘体段静脉充盈不良，无法穿刺，应参考流量不足内瘘的查体评估；如果因血管迂曲导致全程无可穿刺的平直段血管，应参考静脉高压内瘘的查体评估；如果单纯因为皮下脂肪过厚导致穿刺困难，则应通过触诊找寻相对合适的穿刺部位并考虑实施扣眼穿刺。

　　需要强调的是，物理检查虽然无法量化且实施质量对检查者的经验和细致程度有较大程度的依赖，良好精确的物理检查本身可以作为内瘘是否需要手术干预的绝对指征。而术中物理检查也是评价手术效果，决定是否结束手术的决策因素。虽然推荐在术前对患者进行影像学及血流动力学评估以便更精确地掌握手术指征，完善手术设计，但物理检查仍是上述影像学检查的基础和前提。作为指南推荐的动静脉内瘘唯一日常监测手段，物理检测是每位通路医师和护士必须掌握的基本技能。

（张丽红　河北医科大学第一医院）

第九节　头静脉弓病变的处理策略

动静脉内瘘的并发症中，头静脉弓狭窄是比较常见的一个并发症，随着动静脉内瘘上游狭窄的处理技术逐步成熟，头静脉弓病变的问题越发凸显出来。

本节将重点介绍头静脉弓狭窄。首先，回顾一下头静脉弓的解剖特点（图 1-9-1），这被认为是头静脉弓病变的主要原因之一。头静脉沿三角肌和胸大肌间沟上行，穿锁胸筋膜注入腋静脉或锁骨下静脉，一般有一定弧度，呈现弓形，故名之。过去的报道广泛地将头静脉弓定义为"头静脉进入腋静脉形成锁骨下静脉之前的最后一个弓"。大部分头静脉弓为单支血管，但也有变异，呈现双支血管甚至 3 支血管。这些血管可以汇入腋静脉，也可见汇入颈内静脉、颈外静脉、锁骨下静脉等。在头静脉弓足弓处，常有静脉瓣膜存在，防止血液逆流。Shelby Bennett 等学者将头静脉弓段划分为 4 个

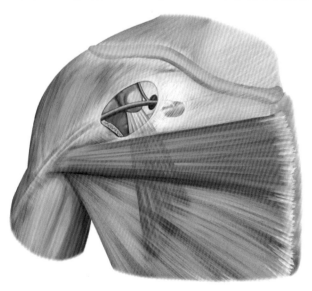

图 1-9-1　静脉弓的解剖

区域（图1-9-2），通过回顾性研究发现头静脉弓狭窄最常见于足弓末端（Ⅳ区），Ⅰ区发生率最低，不同区域的发生率不同，处理方法也可能有所差异。

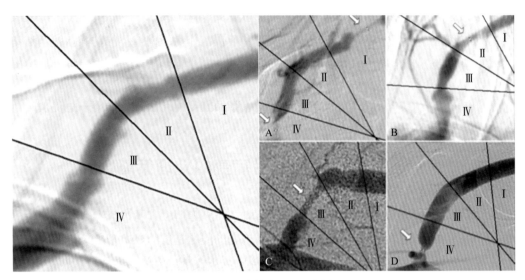

图1-9-2　头静脉弓四区划分

Bennett S, Hammes M S, Blicharski T, et al. Characterization of the cephalic arch and location of stenosis[J]. Journal of Vascular Access, 2015, 16(1):13.

一、头静脉弓狭窄的表现

由于流出道的狭窄，导致内瘘流入 – 流出不匹配，通路内压力增加，内瘘血管瘤样扩张、迂曲等表现。同时可能伴有透析不充分、透析过程中静脉压增高、透析后回血困难、止血时间延长等，内瘘查体时常有震颤减弱，搏动增强，同侧锁骨下窝处出现异常杂音及震颤。有研究显示（图1-9-3），头静脉弓狭窄的临床表现与动静脉内瘘流量（Qa）相关：Qa < 800 mL/min，扩张少见，强烈搏动，明显的杂音和震颤，主要为或仅为收缩期。影像学上显示血管管腔明显狭窄（≤ 1.5 mm）。Qa > 1200 mL/min，扩张，经常呈动脉瘤，有明显震颤和杂音，保留其舒张期。影像学血管管腔狭窄（1.5 ~ 2.4 mm）。

头静脉弓狭窄在影像学上可有明显的表现，检查手段包括超声、DSA、CT等。超声检查简便易行，可以观察到血管形态、直径、血管瓣膜、内膜等情况，还可以测得血流速度及流量指标，但有一些头静脉弓被锁骨遮挡，则不易观察。DSA检查可以通过造影剂弥散情况观察血管的形态、直径、血流等情况，但对于血管周围情况不易观察。CT检查可以通过不同层面的三维重建观察血管及其周围情况，但缺乏动态指标，如一些小的瓣膜遮挡则不易判别。

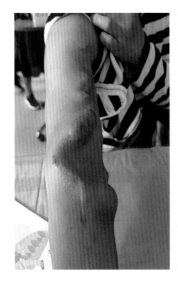
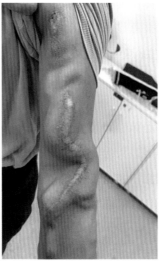
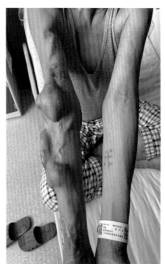

图 1-9-3 头静脉弓狭窄的表现

二、发病机制

目前关于头静脉弓狭窄的发生与进展机制尚不十分清楚，目前主要可能的原因有以下几点。

连接位置：患者头静脉弓与下游静脉连接的位置可导致汇入角度不同，另外头静脉弓的解剖变异也可导致汇入位置的变化，有一些头静脉弓的走行很迂曲，甚至像鱼钩一样，这种弯曲引起的血液湍流和剪切力可导致血管内膜损伤，从而引起血管收缩，血小板聚集，内膜增生等病理改变。

静脉瓣膜：头静脉弓区域，尤其是头静脉汇入腋静脉开口附近区域，具有较多的静脉瓣，这可能对狭窄的形成有重要意义。这些瓣膜在血流增大时可发生增生，从而明显缩短管腔直径。

头静脉直径：头静脉弓解剖变异、血管纤细或因继发原因导致的直径缩短，都可影响血管后续的扩张能力。

锁骨胸筋膜的外在限制：头静脉弓伴胸肩峰动脉、静脉和胸外侧神经穿过致密的胸锁筋膜，以及在头静脉穿过此膜处周围结构组织（包括锁骨下动脉等）的压迫，导致头静脉扩张受限。如果头静脉不能够适当扩张应对内瘘建立后血流的变化，头静脉弓的血流就会变成湍流，引起血管内膜损伤和增生。

血流动力学的影响：动静脉内瘘建立后，血管内血流量、血流速、压力都明显增加，使血管壁剪切应力发生变化，从而导致血管内膜损伤、增生，引起管腔狭窄。这种变化在高位动静脉内瘘或以头静脉作为单一流出道的动静脉内瘘中尤为明显。

肾衰竭患者的内环境：有报道显示，与正常个体相比，肾功能衰竭患者普遍存在头静脉血管壁增厚以及内膜增生，这可能与肾衰竭患者内环境紊乱及微炎症状态有关。

三、诊断

通过查体及临床表现，头静脉弓狭窄的初步诊断并不困难，疑诊患者结合影像学检查可明确诊断。值得注意的是，头静脉弓狭窄的诊断及治疗方案的制订，与动静脉内瘘的血流量密切相关，根据流量大小的不同，病变表现及处理方式也有所差别，所以头静脉弓狭窄的诊断应当结合血流量的测定。

头静脉弓狭窄的治疗指征

所有的头静脉弓狭窄都需要治疗吗？不是。因为透析通路的目的是满足透析需求，如果一个并不影响功能的狭窄，早期的干预对血管造成损伤，反而可能加速狭窄过程，缩短其整体的使用时间。所以头静脉弓狭窄的治疗需要一个参考标准。有研究指出，当狭窄超过参考血管的50%才考虑干预，但值得注意的是，参考血管应列为正常血管，而非瘤样扩张的血管。然而，临床上不应仅根据狭窄百分比的解剖学标准作为治疗指征。"严重狭窄"不应该是解剖学外观定义，而应当结合临床体征和症状。除体格检查外，常用的临床标准：①无法满足常规透析泵控血流量；②连续 > 3 次透析后穿刺点部位止血时间延长（大于 30 min 无法止血）；③透析处方不变情况下出现无法解释的透析充分性下降（KtV 下降大于 0.2）；④连续 3 次以上透析过程中监测到静脉压力过高；⑤通路血栓形成。

四、治疗

目前，头静脉弓狭窄的治疗方法主要有腔内介入治疗、限流手术、转流/分流手术等，临床上需根据病变特点选用合适的治疗。

（一）腔内介入治疗

1. 经皮腔内血管成形术（PTA）

PTA 是动静脉内瘘狭窄的标准疗法，同样适用于头静脉弓狭窄的治疗。然而，与一般静脉狭窄相比，PTA 在处理头静脉弓狭窄时成功率相对较低，且易导致静脉破裂。随着超高压血管成形术球囊的应用，PTA 的技术成功率和通畅率有所提升。研究表明，PTA 次数与复发时间缩短有关，且 PTA 后残余狭窄是病变复发的重要风险因素。因此，治疗时应谨慎选择球囊大小和压力，力求减少残留狭窄。对于 PTA 效果欠佳的病例，研究者尝试运用药物洗脱球囊（DEA）和切割/刻痕球囊，尽管专门针对头静脉弓狭窄的研究有限，但这些新型球囊在治疗一般静脉狭窄时效果优于常规高压球囊，故有望在头静脉弓狭窄治疗中取得较好效果。

2. 支架置入（图 1-9-4）

裸支架因其支架内再狭窄率高而不常用，而覆膜支架因其更低的再狭窄率成为 PTA 之外的另一种选择。在置入支架时需轻巧操作，防止支架移入锁骨下静脉，影响新瘘的建立或外周静脉回流。多项研究证实，覆膜支架在长期通畅率和干预频率上优于裸支架，显示出在头静脉弓狭窄治疗中的优越性。

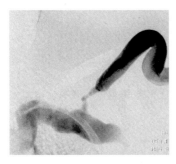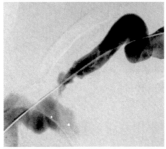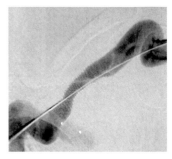

图 1-9-4　支架置入后影像学改变

（二）开放手术治疗

开放手术在头静脉弓狭窄的治疗中是一种重要的补充或替代治疗方式，主要用于腔内治疗无效或不适合的情况。以下是开放手术的几种主要类型，与腔内治疗类似，按照手术目的和方法进行分类。

1. 头静脉弓重建术　对于复杂的头静脉弓病变，当腔内治疗不能有效解决问题时，可采用开放手术进行头静脉弓的重建（图 1-9-5、图 1-9-6）。手术通过精细解剖和缝合技术，恢复头静脉的正常形态和血流路径。研究指出，尽管重建后的吻合口可能仍有再狭窄风险，但经过重建的患者接受进一步治疗的次数通常会减少。

2. 静脉转流术　当头静脉弓狭窄部分难以通过球囊扩张或支架置入等腔内方法得到有效治疗时，可通过手术切除病变部分，再通过端侧吻合或其他方式将头静脉

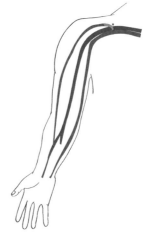

图 1-9-5　头静脉弓重建示意图

与相邻的正常静脉（如腋静脉、贵要静脉、肱静脉）吻合（图1-9-7），以此改变头静脉的结构，创建新的血液路，减少狭窄复发的机会。

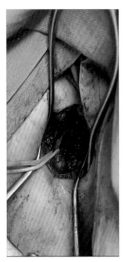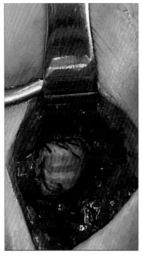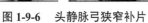

图1-9-6　头静脉弓狭窄补片

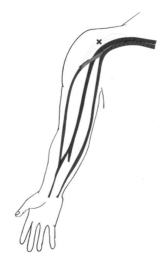

图1-9-7　头静脉转流术

3. 静脉分流术　对于头静脉因高流速和高压引起的反复治疗无效、透析不足或手臂水肿等症状，可通过开放手术直接或间接建立分流通道，如贵要静脉的直接或侧支分流，或通过人工血管搭桥等方式分散血流（图1-9-8 ~ 图1-9-10），以改善血流动力学，降低头静脉压力，减轻临床症状。

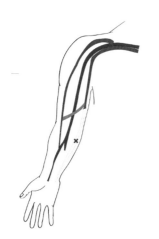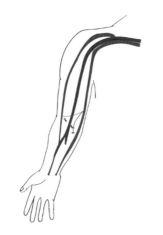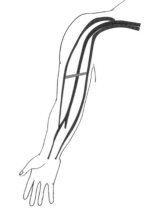

图 1-9-8　头静脉 – 贵要静脉分流术

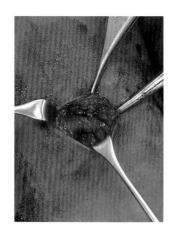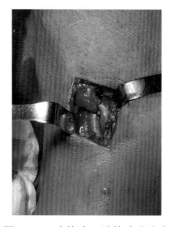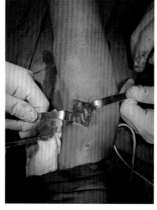

图 1-9-9　头静脉 – 肱静脉分流术

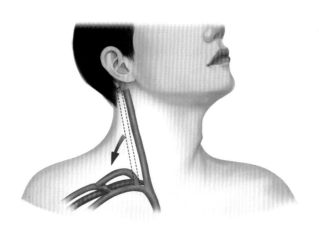

图 1-9-10　头静脉 – 肱静脉分流术

4. 静脉限流术　根据患者的具体解剖结构和血流量，选择合适的手术方案，限制内瘘血流量，减少高流量对头静脉弓的影响，减轻或延缓头静脉弓的狭窄形成。主要的限流手术（图 1-9-11）：静脉折叠缝合术（plication）、人工血管扦插术（interposition）、静脉环阻术（banding 术、miller 术）。

开放手术每种方法都有其适应证和特点，需结合患者个体化情况及手术团队的经验和技术制订最佳治疗方案。相较于腔内治疗，开放手术可能涉及较大的手术创伤和恢复期，但其在解决复杂病变和构建持久稳定通路方面具有不可替代的优势。

总的来说，针对头静脉弓狭窄的治疗方案多样，治疗决策应根据患者具体情况、病变特征以及医师的技术专长等因素综合考虑，并强调在建立动静脉内瘘时采取合理的预防策略以降低头静脉弓狭窄的风险。同时，随着血液透析患者数量增加及透析年限增长，对于头静脉弓狭窄的防治方法有待进一步研究和完善。

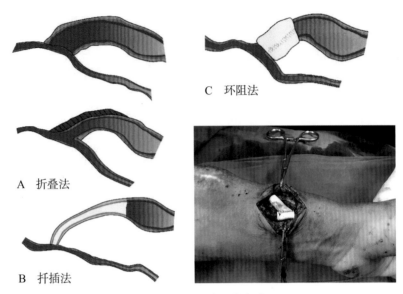

C 环阻法

A 折叠法

B 扦插法

图 1-9-11 限流手术方式

参考文献

［1］KIAN K, ASIF A. Cephalic arch stenosis[J]. Semin Dial, 2008, 21(1): 78-82.

［2］SIVANANTHAN G, MENASHE L, HALIN NJ. Cephalic arch stenosis in dialysis patients: review of clinical relevance, anatomy, current theories on etiology and management[J]. J Vasc Access, 2014, 15(3): 157-162.

［3］WALI MA, EID RA, DEWAN M, et al. Intimal changes ip the cephalic vein of renal failure patients before artèrio-venous fistula (AVF) construction[J]. J Smooth Muscle Res, 2003, 4: 95.

［4］K/DOQI clinical practice guidelines for vascular access. National Kidney Foundation[J]. Am J Kidney Dis, 2006, 48(Suppl 1): S176-S247.

［5］ALLON M, ROBBIN ML. Hemodialysis vascular access: problems and solutions[J]. Semin Dial, 2002, 15(5): 349-356.

［6］SCHWENGER V, HAHN A, SCHAEFER C, et al. Management of cephalic arch stenosis in arteriovenous fistulas for hemodialysis: a systematic review[J]. J Vasc Access, 2019, 20(1): 5-16.

［7］GOOVAERTS T, PEETERS P, FOURNEAU I, et al. Cephalic arch stenosis in autogenous brachial-basilic arteriovenous fistulas: incidence, risk factors, and treatment strategies[J]. J Vasc Surg, 2014, 60(4): 914-921.

［8］RAJAN DK, LOK CE. Optimal vascular access in hemodialysis: a systematic review[J]. J Am Soc Nephrol, 2011, 22(8): 1473-1486.

［9］MACRAE JM, HINGORANI A, ASCHER E, et al. Society for Vascular Surgery clinical practice guidelines for the surgical placement and maintenance of arteriovenous hemodialysis access[J]. J Vasc Surg, 2018, 67(6): 1688-1773.

（武政华）

第十节　中心静脉病变的诊疗

　　中心静脉包括回流上肢血液的锁骨下静脉、头臂静脉（又称为无名静脉）、上腔静脉，回流下肢血液的髂静脉、下腔静脉，由于这些静脉位于胸、腹腔，相较于四肢的深静脉，解剖位置深，因此称之为中心静脉。任何血管通路都有赖于一条通畅的回心通路，当中心静脉出现狭窄或闭塞病变时，可引起严重静脉高压的临床症状并影响血管通路的使用及寿命，缩短患者的血液透析寿命，同时目前缺乏兼具有效、安全、经济特性的理想治疗方法，成为血管通路最棘手的难题。

一、病因

　　未完全阐明，已知的病因如下：

　　（1）血管内器械损伤，如血液透析导管（图 1-10-1）、PICC、其他静脉内导管或输液港、心脏节律器、心脏起搏器（图 1-10-2）、除颤器等。血液透析导管是导致中心静脉病变最重要的诱因已成共识，锁骨下静脉插管、左侧颈内静脉插管及反复插管、留置时间长、合并感染、导管尖端位置不理想均增加中心静脉病变的发生。

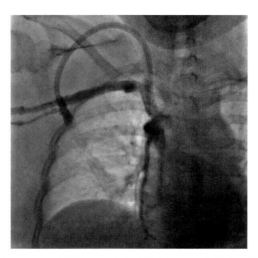

图 1-10-1　右颈 TCC 致上腔静脉闭塞，奇静脉开放

　　（2）非血管内器械损伤，包括解剖压迫或肿瘤的外来压迫、纵隔及后腹膜纤维化、放疗后等，其中胸廓出口综合征及左头臂静脉受压这两类是临床常见的无血管内器械损伤引起的中心静脉病变。锁骨下静脉从腋窝穿越胸廓出口进入胸部时，可受到周围骨骼、肌肉、肌腱、韧带等组织（锁骨、第一肋骨和肋锁韧带）的压迫而导致狭窄，如颈肋、第七颈椎横突过长，第一肋骨或锁骨两叉畸形，外生骨疣，斜角肌痉挛、纤维化，肩带下垂和上肢过度外展均可引起胸廓出口变狭窄，造成胸廓出口综合征。左头臂静脉受压是指左头臂静脉在胸骨后横跨主动脉弓或其分支，受到动脉的压迫造成静脉狭窄（图 1-10-3）。

　　（3）同侧血液透析通路的高流量刺激内膜增生、加剧狭窄，临床上也观察到原有插管部位在通路高血流的冲击下狭窄病变加重。

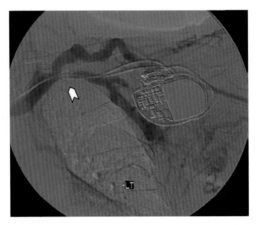

图 1-10-2　左侧心脏起搏器致左锁骨下静脉狭窄

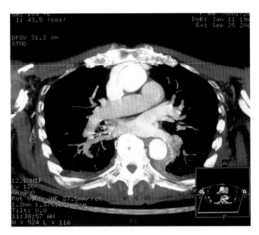

图 1-10-3　CT 显示左头臂静脉在胸骨后跨越主动脉受压狭窄

二、临床症状

在正常人群中，慢性中心静脉阻塞可被胸壁、颈部、纵隔大量的侧支所代偿，但对于血液透析患者，由于动静脉瘘的存在，其肢体的血流量＞正常人的 10 倍，因此即使是狭窄病变也可产生明显的静脉高压，甚至继发淋巴高压，上肢难以忍受的肿胀感，皮肤色素沉着、橘皮样变，甚至溃疡、坏死（图 1-10-4）；胸壁、肩胛部位大量侧支开放，静脉扩张甚至曲张；如果为头臂静脉或上腔静脉病变，则肿胀可累及面、颈部，乳房，胸壁；单侧上肢肿胀提示锁骨下静脉以远的静脉狭窄或闭塞病变，单侧肢体合并面部肿胀提示头臂静脉病变（图 1-10-5），而双侧肢体及面部肿胀提示上腔静脉病变。前臂血液透析通路扭曲、瘤样扩张。同时肿胀和静脉高压增加血液透析穿刺的难度，容易引起出血、血肿，增加感染机会，增加血液透析通路血栓形成概率，影响血液透析通路的使用和寿命。上腔静脉阻塞除了肢体、颅内静脉回流受阻外，还可出现消化道静脉回流问题。在一些单纯使用导管进行血液透析的病例，不伴有高血流的动静脉瘘，也可出现上腔静脉阻塞综合征的临床表现。当中心静脉病变、颈静脉回流受阻或反流时，颅内静脉压力增高，脑脊液吸收障碍，导致颅内高压。正常情况下，蛛网膜下腔与相邻静脉窦之间存在 3 ~ 5 mmHg 的压力梯度，脑脊液单向从蛛网膜下腔流向静脉循环。而当颅内静脉压增高时，压力梯度降低，导致脑脊液无法流向静脉循环，颅内压增高。目前报道的神经系统病症均是一些个案，临床症状包括头痛、头晕、视力下降、复视、短暂性黑矇、神经麻痹、步态不稳、记忆力减退、耳鸣、偏瘫、癫痫、嗜睡、肢体不自主运动等。颈内静脉反流可导致双侧眼肌麻痹和眼球突出。值得注意的是，并不是所有中心静脉病变的病例都伴有颅内高压症状，一些单侧头臂静脉闭塞病例造影时可以清晰看到经颈内静脉、乙状窦、横窦至对侧颈静脉回流（图 1-10-6），而没有症状。对中心静脉病例行常规检眼镜检查时，视乳头水肿并不多见。

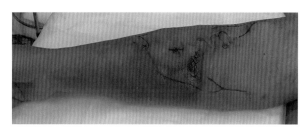

图 1-10-4 右中心静脉病变合并同侧动静脉内瘘，右上肢肿胀，皮肤色素沉着，溃疡

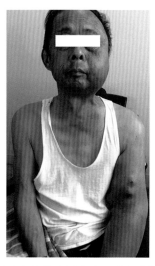

图 1-10-5 左头臂静脉病变合并左侧内瘘导致左脸部及左上肢、胸壁肿胀

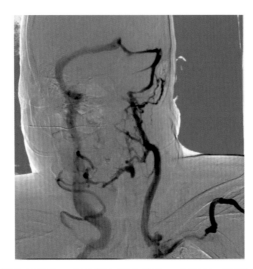

图 1-10-6　左头臂静脉闭塞，血流颈左颈内静脉、乙状窦、横窦至对侧颈静脉回流

三、诊断

根据可能导致中心静脉狭窄的病史，如既往中心静脉置管史、起搏器置入等血管内器械置入史、肿瘤史、放疗史、化疗史、颈胸腹部外伤及手术史等，以及症状、体征初步判断中心静脉病变。彩色多普勒超声用于筛选中心静脉病变，当中心静脉病变时，静脉内血流频谱缺少呼吸时相性及受心脏搏动影响。DSA 是首选方法，是诊断中心静脉病变的金标准，并同期可行腔内治疗，不仅看病变的形态，还可通过流速的变化，发现病变，特别是瓣膜样重度狭窄。CTA 能同期检查周围异常解剖结构，如外在肿瘤压迫（图 1-10-7）、胸廓出口综合征、左头臂静脉受压等。MRA 的增强剂可引起肾源性系统性纤维化，不作推荐。对于碘剂过敏及残肾功能仍存的病例，可选用二氧化碳作为造影剂。

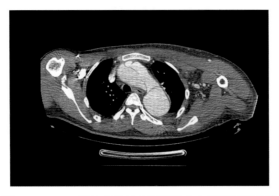

图 1-10-7　CT 显示主动脉夹层导致中心静脉受压狭窄

四、预防

预防是首要任务，尽量避免或减少因血液透析置管导致的损伤。建议提前建立动静脉瘘；当无法建立自体动静脉瘘时，移植血管动静脉瘘是第二选择，带隧道带涤纶套导管应作为最后的选择。避免在置放血管内器械如起搏器的同侧肢体建立动静脉瘘，避免在有功能的动静脉瘘同侧血液透析置管。

（1）提前建立永久性血管通路，以减少急诊血液透析置管。

（2）严格掌握中心静脉置管适应证。

（3）对于通路失功病例，及时重建通路或采用其他方法过渡以避免插管。可在去除血栓（药物溶栓、机械溶栓、取栓、碎栓）的基础上，纠正狭窄性病变［狭窄部位补片成形、跨越病变间置移植血管、狭窄部位球囊扩张和（或）支架植入术］，立即恢复血流，原成熟的瘘管静脉及未干预部位的人工血管可作为血液透析穿刺部位立即使用。

（4）应用即穿型人工血管。对于已有中心静脉病变的患者，其残存的中心静脉资源非常珍贵，如需建立人工血管动静脉瘘，建议使用即穿型人工血管，以避免过渡期的插管。

（5）建议采用材质更优的带隧道带涤纶套导管用于置管时间较长的临时插管透析，以减少在过渡期中心静脉狭窄的发生。

（6）如果需要安装起搏器，建议使用无导线起搏器以保护血管资源。

五、治疗

（一）治疗指征

有研究显示采用腔内技术治疗无症状的中心静脉病变，并未临床获益，反而比不治疗的病例需要更多的后续临床干预，因此治疗指征为有严重静脉高压临床症状并影响患者生活质量及透析质量。无症状或症状轻微者不建议治疗。

（二）治疗方法

1.腔内治疗是中心静脉病变的首选治疗方式　经皮血管内扩张术（PTA）开通病变中心静脉段（图 1-10-8）。PTA 的通畅率报道差异性很大，6 个月和 12 个月的初级通畅率分别在 23%～63% 和 12%～50%，累积通畅率分别在 29%～97% 和 12%～91%。关键在于密切随访，有报道采用单纯 PTA 治疗中心静脉闭塞（central venous obstruction，CVO）及中心静脉狭窄（central venous stenosis，CVS），认为密切的 3 ~ 6 个月定期随访，及早干预，能取得令人满意的结果，在 CVO 中 88% 和 77% 的 1 年及 2 年初级辅助通畅率，在 CVS 中 1 年及 2 年初级辅助通畅率可以达到 99% 和 90%。对于重度狭窄或闭塞病变，建议用小口径球囊行预扩张以排除血栓性病变，同时减少破裂出血的风险，如普通球囊无法打开病变，建议使用高压球囊或切割球囊。球囊直径与相邻正常静脉直径匹配。也有采用应用紫杉醇药物球囊能延长通畅时间的报道。

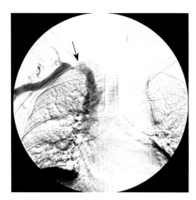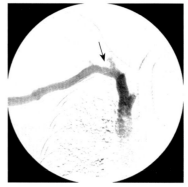

图 1-10-8 右锁骨下静脉狭窄及球囊扩张后

对于导管功能不良合并中心静脉病变，可以采取球囊扩张纤维鞘并换管的方法，延长通路寿命。强调对于失功导管，勿轻易拔管。建议利用失功导管作为回心通路，避免开通闭塞中心静脉引起的并发症。

当球囊扩张术效果不佳（残余狭窄＞ 30%）、反复短期内再狭窄病变、解剖压迫性病变、闭塞病变（再次开通有风险）可一期行支架置入术。前 3 项指 PTA 无法达到满意的技术成功率，尤其是解剖压迫病变，单纯 PTA 无法抵抗外来压迫，有些支架也会受压。而第 4 项针对的是无法做到密切随访的病例，支架可为再次开通起引导作用。支架的通畅率和中心静脉病变情况、介入技术水平以及器械密切相关，需充分考虑病因、病变的部位、长度、后续通路设计以及可能的操作并发症（破裂出血、支架移位等）。放好第 1 个支架很重要，从操作技术来说首先确保支架放置到位，无移位、无脱载（图 1-10-9），相对而言，采用股静脉入路更稳妥，即使支架释放时发生前跳，也是往肢体远心端而不是心脏方向，还可以通过再延续 1 个支架补救。如果考虑合并血管破裂出血，通过放置覆膜支架补救。同时了解病变及器械特性，尽可能减少远期的并发症。如何根据病变选择合适的支架尤显重要。在外周血管疾病中，一般要求根据相邻血管的直径选择相应尺寸的支架，并覆盖病变段，两端锚定区≥ 1 cm。但在中心静脉病变中，不同于外周血管，有一些特殊性，因此如何选择支架目前并无明确的建议，大家可能更多地依据各自的经验及习惯。下列问题均需要进一步探讨，以获得更多的临床数据以建立指导建议：①选择裸支架还是覆膜支架？裸支架不可避免地出现支架内再狭窄，覆膜支架的初级通畅率明显优于裸支架，并且可以用覆膜支架纠正裸支架的支架内再狭窄。但是覆膜支架仍可出现支架边缘狭窄，并非一劳永逸。并且最重要的是，如果采用等口径或大口径的覆膜支架可能会遮挡另一重要中心静脉的回流，如锁骨下静脉至头臂静脉位置的支架遮挡颈内静脉的血液回流，头臂静脉至上腔静脉位置的支架遮挡另一侧头臂静脉的血液回流。这

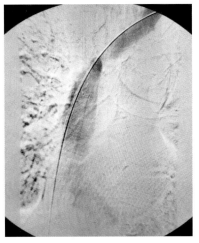

图 1-10-9 经上肢入路释放裸支架时支架脱载

些部位是否还是选用不遮挡另一支重要静脉的裸支架并通过后续密切随访干预以保证次级通畅率？还是选用小口径的覆膜支架？纠正病变的同时又留有空间不遮挡另一支的回心通路，从而不影响后续利用这些静脉作为后续通路的回心通道。另外在下肢动静脉瘘合并髂静脉病变时，无论是由于髂静脉压迫还是既往血液透析导管所致的病变，采用裸支架治疗，取得良好效果，所有病例髂静脉支架都没有出现再狭窄，因此认为在下肢动静脉瘘合并髂静脉病变时，裸支架能取得很好的通畅率，是首选。②支架的特性。无论裸支架还是覆膜支架，设计时都需要考虑轴向支撑/弯曲灵活性、抗扭结性、抗疲劳性、径向支撑力、抗移位性，能够精准释放。在上肢中心静脉病变中，由于存在很多生理弯曲，锁骨下静脉汇入头臂静脉处有近直角的角度，左侧头臂静脉垂直段至水平段，水平段汇入上腔静脉，以及水平段跨越主动脉弓部位在前后位均存在生理弯曲，支架的特性尤显重要，需要刚柔并济，既需要纠正狭窄，在一些解剖受压的部位，有足够的支撑力对抗外来动脉及组织的压迫（在左头臂静脉受压部位、胸廓出口综合征受压部位，一些支架并不能完全打开），同时又足够柔顺，适应血管弯曲的走行，并在两端保证和血管的同轴性。否则由于支架过硬，不能顺应血管弯曲，势必在两端翘起，与血管不同轴，加重支架边缘对血管壁的损伤引起狭窄甚至闭塞。有些支架还可出现短缩、移位。另外也有球扩覆膜支架的应用报道，定位精准，但长度受限、径向支撑力欠缺、不适合弯曲部位。③覆膜支架的直径选择。一直存在与相邻静脉直径相比的大口径、等口径、小口径支架的讨论。大口径的目的是充分锚定、减少移位的风险，口径越大，相应支架边缘内膜增生造成血流动

力学意义狭窄的间隔时间越长。林佳勳等选用大口径戈尔公司主动脉髂腿支覆膜支架用于中心静脉病变，1 年初级通畅率达 88.3%。但是口径大意味着支架边缘对血管的损伤大，是否更刺激内膜增生？在有另一支重要回心静脉部位，大口径覆膜支架会遮挡。在这些部位是否小口径更合适？用 6 ~ 10 mm 直径的覆膜支架治疗右头臂静脉病变，即使支架进入上腔静脉，也不遮挡对侧的头臂静脉回流。另外头静脉弓置放小口径覆膜支架通畅率较等口径的更高，小口径覆膜支架减少在支架近心端顺血流方向与血管壁的接触，也就减少近心端内膜增生的细胞迁移来源，但是在支架远心端迎血流方向，小口径支架与静脉壁之间的空间形成涡流，有些继发血栓形成，仍然会发生支架边缘狭窄，有些甚至血栓压迫支架闭塞。支架口径小，影响后续通路规划，限制后续靶病变处的最大管腔。另外小口径支架还增加移位风险，尽管临床有时采用狭窄病变卡住支架并且延长支架在正常血管的长度以降低移位，但对于一些解剖压迫部位（左头臂静脉受主动脉弓及分支动脉的压迫，胸廓出口）、髋关节部位应用小口径支架仍需谨慎。值得一提的是，中心静脉直径的变化较动脉大，静脉受呼吸的影响、狭窄远心端静脉代偿扩张、静脉横截面并非圆形（DSA 影像的上下径值并不一定代表静脉直径），因此术前 CT 横断面、超声横断面或者术中腔内超声的测量更为准确，另外从锁骨下静脉至头臂静脉至上腔静脉，静脉直径逐渐增大，跨越 2 个节段静脉的支架势必同时匹配两端的静脉直径。个人建议以远心端锚定区的静脉直径作为参考选择相应直径的支架。④支架的长度选择。建议适当延长两端在正常静脉里的锚定区，使支架两端能和自身血管保持同轴，另外减少移位的风险。

术中并发症包括血管穿孔引起的血胸、纵隔血肿、心脏压塞、胸骨后不适、心律不齐、球囊破裂和支架移位。术中心电监护是必需的，并密切注意任何提示血管穿孔破裂的症状。远期并发症包括支架内再狭窄、支架内再闭塞、支架移位。

2. 血管转流手术　原位血管转流术：跨越病变部位，将人工血管间置于头臂静脉、锁骨下静脉与心房、上腔静脉之间。

解剖外转流手术：原位血管转流术的替代方法，选择另一支通畅的、易于手术暴露的回心静脉作为转流血管流出道，如锁骨下静脉 – 颈内静脉旁路术、锁骨下静脉 - 对侧锁骨下静脉旁路术、锁骨下 – 大隐静脉旁路术等。

3. 血液透析通路关闭术或吻合口缩窄术　血液透析通路关闭术是缓解症状直接有效的方法。需在另一侧上肢或下肢（上腔静脉病变）建立新的透析通路。

吻合口缩窄术通过缩窄吻合口、降低流量以达到通路流量和侧支间的平衡，起到既缓解症状又保持通路畅通的目的，建议术中检测血流量以帮助确定缩窄程度。

4.血液透析相关胸廓出口综合征的治疗　锁骨下静脉受到锁骨、第一肋骨和肋锁韧带的压迫，导致静脉壁增厚、狭窄和血栓形成。如果为骨性压迫导致的狭窄PTA效果差，建议行第一肋骨切除术，减压后残余狭窄可PTA治疗。

六、四肢回心静脉均闭塞病例血液透析通路的建立

（1）尝试开通一侧中心静脉并在同侧建立有功能的动静脉瘘。

（2）对于有较多侧支开放的病例可以尝试建立自体动静脉瘘，选用直径相对较小的桡、尺动脉作为流入道，如果动脉直径大，务必控制吻合口大小4 mm左右，以控制血液透析通路的血流量，使其和侧支间达到平衡而不引起临床症状。

（3）经肝静脉、经腰部、经侧支、经纵隔置放腔静脉血液透析导管或者置放HeRO装置或者覆膜支架桥接即穿型人工血管。

（4）选择动脉通路。动脉-动脉人工血管间置（图1-10-10）或肱动脉浅置。后者需注意透析护理以减少直穿动脉引起假性动脉瘤、血栓等并发症。

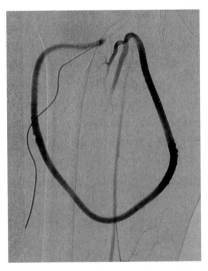

图1-10-10　股总动脉-股深动脉人工血管造影影像

参考文献

［1］MICKLEY V. Central vein obstruction in vascular access[J]. Eur J Vasc Endovasc Surg, 2006, 32: 439-444.

［2］AGARWAL AK. Central venous stenosis[J]. Am J Kidney Dis, 2013, 61(6): 1001-1015.

［3］AGARWAL AK, PATEL BM, HADDAD NJ. Central vein stenosis: a nephrologist's perspective[J].

Semin Dial, 2007, 20(1): 53-62.

［4］SHI YX, CHEN JJ, SONG YY, et al. Anatomical factors associated with left innominate vein stenosis in hemodialysis patients[J]. Hemodial Int, 2014, 18: 793-798.

［5］OGUZKURT L, TERCAN F, YILDIRM S, et al. Central venous stenosis in haemodialysis patients without a previous history of catheter placement[J]. Eur J Radio, 2005, 55: 237-242.

［6］AL SHAKARCHI J, HOUSTON G, INSTON N. Early cannulation grafts for haemodialysis: a systematic review[J]. J Vasc Access, 2015, 16(6): 493-497.

［7］Vascular access 2006 work group. Clinical practice guidelines for vascular access[J]. Am J Kidney Dis, 2006, 48(Suppl 1): S176-S322.

［8］GLANZ S, GORDON DH, BUTT KMH, et al. Dialysis access fistulas: Treatment of stenosis by transluminal angioplasty[J]. Radiology, 1984, 152: 637-642.

［9］KUNDU S. Central venous obstruction management[J]. Semin in Interv Radio, 2009, 26(2): 115-121.

［10］SHI YX, YE M, LIANG W, et al. Endovascular treatment of central venous stenosis and obstruction in hemodialysis patients[J]. Chin Med J, 2013, 126(3): 426-430.

［11］ANIL G, TANEJA M. Revascularization of an occluded branchiocephalic vein using Outback-LTD re-entry catheter[J]. J Vasc Surg, 2010, 52(4): 1038-1040.

［12］KUNDU S, MODABBER M, YOU JM, et al. Use of PTFE stent grafts for hemodialysis-related central venous occlusion: intermediate-term results[J]. Cardiovasc Intervent Radiol, 2011, 34(5): 949-957.

［13］ANAYA-AYALA JE, SMOLOCK CJ, COLVARD BD, et al. Efficacy of covered stent placement for central venous occlusive disease in hemodialysis patients[J]. J Vasc Surg, 2011, 54(3): 754-759.

［14］KIM YC, WON JY, CHOI SY, et al. Percutaneous treatment of central venous stenosis in hemodialysis patients: Long-term outcomes[J]. Cardiovasc Intervent Radiol, 2009, 32(2): 271-278.

［15］WU T, WU CK, CHEN YY, et al. Comparison of percutaneous transluminal angioplasty with stenting for treatment of central venous stenosis or occlusion in hemodialysis patients: a systematic review and meta-analysis[J]. Cardiovasc Intervent Radiol, 2020, 43(4): 525-540.

［16］WONG H L, CHAN S X J, RAMAMUTHY S, et al. Mid-term outcomes of patients with central venous occlusive disease undergoing surveillance venography and intervention[J]. Ann Acad Med Singap, 2020, 49(6): 360-366.

［17］KITROU PM, PAPADIMATOS P, SPILIOPOULOS S, et al. Paclitaxel-coated balloons for the treatment of symptomatic central venous stenosis in dialysis assess: results from a randomized controlled trial[J]. J Vasc Interv Radiol, 2017, 28(6): 811-817.

［18］YU Y, XIONG YQ, LI T, et al. Risk factors for in-stent restenosis in maintenance hemodialysis patients with central venous occluisive disease and biomechanical assessment of stents[J]. J Vasc Access, 2024, 25(3): 943-952.

［19］LIM CS, BLACK SA. Mechanical charateristics of venous stents to overcome challenges of venous outflow obstruction[J]. Int Angiol, 2022, 41(3): 240-248.

［20］SAYED MH, SALEM M, DESAL KR, et al. A review of the incidence, outcome, and management of venous stent migration[J]. J Vasc Surg Venous Lymphat Disord, 2022, 10(2): 482-490.

［21］JONES RG, WILLIS AP. Use of a VBX balloon expandable stent-graft for management of right brachiocephalic vein stenosis[J]. J Vasc Access, 2022, 23(3): 477-480.

［22］CAHALANE AM, ABBOUD SE, KAWAI T, et al. Stent diameter, not cephalic arch anatomy, predicts stent graft patency in cephalic arch stenosis[J]. J Vasc Interv Radiol, 2022, 33(11): 1321-1328.

［23］CHEN YY, WU CK, LIN CH. Outcomes of the Gore Excluder abdominal aortic aneurysms leg endoprosthesis for treatment of central vein stenosis or occlusion in patients with chronic hemodialysis[J]. J Vasc Surg Venous Lymphat Disord, 2020, 8(2): 195-204.

［24］HUANG E PY, LI MF, HSIAO CC, et al. Undersized stent graft for treatment of cephalic arch stenosis in arteriovenous hemodialysis access[J]. Sci Rep, 2020, 10(1): 12501.

［25］CURRIER CB JR, WIDDER S, ALI A, et al. Surgical management of subclavian and axillary vein thrombosis in patients with a functioning arteriovenous fistula[J]. Surgery, 1986, 100(1): 25-28.

［26］ANAYA-AYALA JE, BELLOWS PH, ISMAIL N, et al. Surgical management of hemodialysis-related central venous occlusive disease: a treatment algorithm[J]. Ann Vasc Surg, 2011, 25: 108-119.

［27］SULIMAN A, GREENBERG JI, ANGLE N. Surgical bypass of symptomatic central venous obstruction for arteriovenous fistula salvage in hemodialysis patients[J]. Ann Vasc Surg, 2008, 22(2): 203-209.

［28］JENNINGS WC, MILLER GA, COBURN MZ, et al. Vascular access flow reduction for arteriovenous fistula salvage in symptomatic patients with central venous occlusion[J]. J Vasc Access, 2012, 13(2): 157-162.

［29］THOMPSON JF, WINTERBORN RJ, BAYS S, et al. Venous thoracic outlet compression and the Paget-Schroetter syndrome: a review and recommendations for management[J]. Cardiovasc Intervent Radiol, 2011, 34: 903-910.

［30］GLASS C, DUGAN M, GILLESPIE D, et al. Costoclavicular venous decompression in patients with threatened arteriovenous hemodialysis access[J]. Ann Vasc Surg, 2011, 25(5): 640-645.

［31］JENNINGS WC, MALISKA CM, BLEBEA J, et al. Creating arteriovenous fistulas in patients with chronic central venous obstruction[J]. J Vasc Access, 2016, 17(3): 239-242.

［32］刘斌, 施娅雪, 葛玮婧, 等. 中心静脉闭塞同侧建立自体动静脉瘘一例[J]. 中华肾脏病杂志, 2017, 33 (10): 794-796.

［33］POWELL S, BELFIELD J. Complex central venous catheter insertion for hemodialysis[J]. J Vasc Access, 2014, Suppl 7: S136-S139.

［34］CUI T, ZHAO Q, ZHOU L, et al. A case report of a direct catheterization of tunneled cuffed catheter via superior vena cava: a choice after vascular access exhaustion[J]. Blood Purif, 2015, 40(1): 79-83.

［35］STEERMAN SN, WAGNER J, HIGGINS JA, et al. Outcomes comparison of HeRO and lower extremity arteriovenous grafts in patients with long-standing renal failure[J]. J Vasc Surg, 2013, 57(3): 776-783.

［36］BUNGER CM, KROGER J, KOCK L, et al. Axillary-axillary interarterial chest loop conduit as an alternative for chronic hemodialysis access[J]. J Vasc Surg, 2005, 42: 290-295.

（施娅雪）

第十一节 动静脉内瘘功能不良内科治疗

自体动静脉内瘘（arteriovenous fistula，AVF）作为维持性血液透析患者首选的血管通路，被视为维持性血液透析患者的生命线。AVF作为目前临床上使用最广泛的血液透析通路，因其具有使用寿命长、感染率低、手术操作方便、费用低等多种优势而被患者广泛接受。但动静脉内瘘临床上长期反复穿刺应用容易出现内瘘狭窄、血栓形成等并发症，导致内瘘功能不良，影响透析充分性，甚至造成AVF功能丧失，不能正常透析，严重影响患者生存质量。有研究表明因血管通路异常住院，已经成为维持性血液透析患者住院的第1位原因，并且是造成医疗花费的主要原因，同时也增加家庭的经济负担。另外，随着血液净化技术的不断发展，透析患者的生存时间延长，对血管通路的使用时间提出更高的要求。因此，维护AVF的功能是肾病科工作者的重要工作之一。

一、定义

当AVG自然血流量 < 600 mL/min，AVF自然血流量 < 500 mL/min时可进行早期干预；AVG或AVF静脉端静态压力比（与平均动脉压之比） > 0.5时、移植内瘘的动脉端静态压力比 > 0.75时，要及时采取干预措施。

二、发病机制

维持性血液透析患者内瘘功能不良的原因主要为血管狭窄及血栓形成。由于每周血液透析2～3次，反复穿刺血管，容易造成血管内膜增生。其中，血管内膜增生机制为反复穿刺引起的血管壁损伤和尿毒症造成的内皮细胞功能障碍，造成平滑肌、肌纤维母细胞增殖迁移，导致内皮细胞异常增生。另外，原发病为糖尿病肾病的患者血管内膜容易增生，高磷、高甲状旁腺激素及长期的微炎症状态可改变血管内皮细胞结构和功能，造成血管钙化及狭窄。导致AVF功能不良的另一常见因素为内瘘血栓形成，包括早、晚期血栓形成。常见的病因分为全身和局部因素，全身因素包括低血压等血流动力学变化和继发性高凝状态等。局部因素主要有局部反复穿刺、透析后穿刺点压迫时间过长、内瘘穿刺不当、血管痉挛、血管内膜增生等。

三、影响因素

1. 年龄和性别 目前，老年患者合并糖尿病、高血压、外周血管病的风险明显增加，老年患者桡动脉头静脉内瘘失败率高、通畅率低。另外，女性血管内径小于男性，内瘘成熟率低。

2. 低白蛋白血症 白蛋白是评估机体营养状况的重要指标，也是 AVF 成熟的重要保护因素。低蛋白血症患者的内瘘成熟不良概率明显高于无低蛋白血症者。低白蛋白血症不仅是 ESRD 患者营养不良的标志，还反映机体的炎症状况，而炎症因子也在 AVF 的成熟中发挥作用。

3. 糖尿病 AVF 是血液透析最常用的血管通路。目前，随着伴有糖尿病或周围血管病的慢性肾脏病患者的增加，糖尿病的代谢变化可表现为内皮细胞损伤、细胞外基质沉积和血管钙化，AVF 的失败率明显增加。

4. 血压 心血管疾病、高脂血症、高血压等危险因素常可引起血流动力学或血管形态学变化，从而影响 AVF 的成熟不良。

5. 吸烟 血液透析的吸烟患者早期 AVF 成熟不良或晚期 AVF 失败发生率的增加可能与吸烟造成的周围血管损伤引起急性 AVF 血栓有关。

6. 肥胖 目前，体质量指数 $> 30 \text{ kg/m}^2$ 定义为肥胖。肥胖的尿毒症患者前壁血管距皮较深，较厚的脂肪组织增加静脉切开的困难度，肥胖患者的 AVF 失败率较高。

7. 血管条件 血管条件对于评估动静脉内瘘能否成熟至关重要，动静脉内径是一个重要方面。一般认为自体内瘘成熟的最佳动脉管径 $> 2.0 \text{ mm}$，最小可接受管径为 1.5 mm，最佳静脉管径 $> 2.0 \text{ mm}$，也有研究认为头静脉内径 $> 2.5 \text{ mm}$ 能更好地预测内瘘成熟。

8. 手术相关因素 手术医师的经验是决定内瘘成熟与否的一个至关重要的因素。手术血管的选取、切口位置、血管吻合技术等都关系到术后内瘘能否成熟。吻合口静脉与动脉吻合的角度也影响术后内瘘血流量和静脉血管扩张程度。术中可能损伤血管内膜形成血栓，导致内瘘成熟不良以及失功。连接血管时血管扭曲，吻合后易形成涡流，引起局部内膜增生，发生内瘘狭窄或闭塞，导致内瘘成熟不良。

9. 术后辅助治疗 术后使用肝素的益处是能避免血栓形成，从而改善内瘘通畅性。远红外线照射治疗通过改善内皮细胞功能，抑制增殖、抑制炎症，改善动静脉内瘘血流和通畅性，促进内瘘成熟。

四、临床表现

AVF 功能不良主要临床表现为血液流出道充盈不良，吻合口部位触诊震颤减弱或消失，听诊吻合口及附近血管杂音微弱或不能闻及，透析时血流量＜ 200 mL/min，不能顺利完成血液透析。

1. AVF 狭窄　血液透析通路狭窄主要有 3 种类型：Ⅰ型为吻合口及邻近血管狭窄；Ⅱ型为穿刺部位血管狭窄；Ⅲ型为静脉流出道与深静脉连接部位狭窄，多位于头静脉与腋静脉混合处狭窄。其中Ⅰ型最为常见。

2. AVF 血栓形成　内瘘血栓形成也是导致 AVF 功能不良的常见原因，可分为早期和晚期血栓形成，血栓形成常见的病因为全身因素和局部因素，全身因素包括全身血流动力学变化和继发性高凝状态等。局部因素主要包括局部反复穿刺、透析后穿刺点压迫时间过长、内瘘使用不当、血管内膜增生、血管痉挛等。

五、治疗

（一）一般治疗

1. AVF 穿刺时机　建议最好在 AVF 成形术后 8 ～ 12 周开始穿刺使用，特殊情况也要至少 1 个月的内瘘成熟期后开始穿刺。如果使用透析用套管针进行穿刺，可提前到术后 2 ～ 3 周。有临床学者研究表示，第 1 次使用 AVF 穿刺时间适当延后可有助于 AVF 整体的使用寿命。

2. 避免穿刺不当　穿刺时针尖斜面贴血管壁、刺入血管内的夹层中、针尖未完全进入血管、刺破深层血管壁。长期以区域穿刺法进行穿刺，使局部穿刺部位的血管周围形成瘢痕和假性动脉瘤，使内瘘出现狭窄，影响血流量。

3. 局部压迫应适当　治疗结束后止血带的压迫方法也要注意，一定要避免长时间、过紧地压迫穿刺点。另外，睡觉时喜欢侧躺，内瘘侧肢体受压迫等生活细节也可影响血流量，最终导致 AVF 功能不良。拔针后压迫不当、血管条件差和穿刺失败是血肿形成的主要因素，局部血肿可引起组织粘连、机化，同时血肿部位可能压迫或占位血管，造成内瘘血管狭窄从而影响血流量。

4. 注意钙磷调整，避免血管钙化　这样的情况可直接导致透析过程中血流量不足的现象。这同样是导致内瘘功能丧失的重要原因，所以在发现上述并发症时及时做好干预措施。

5. 避免低血压发生　因患者心功能不好、营养不良、贫血等症状导致的自身低血

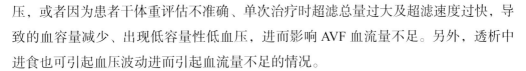

压，或者因为患者干体重评估不准确、单次治疗时超滤总量过大及超滤速度过快，导致的血容量减少、出现低容量性低血压，进而影响 AVF 血流量不足。另外，透析中进食也可引起血压波动进而引起血流量不足的情况。

6. 高凝状态　患者因干体重评估过低引起透析期间低血压、促红细胞生成素使用过量、凝血机制异常等均可引起血液高凝状态，导致血栓形成，血流量受到影响，甚至 AVF 失功。

7. 注意控制血糖　糖尿病也是 AVF 血流量不足的重要危险因素，此类患者因自身血管弹性变差，AVF 术中血管缝合难度也随之增高、术后血管的扩张度也受影响，每次使用后穿刺点愈合差等诸如此类因素，也可对 AVF 的血流量造成一定程度的影响。

（二）内瘘狭窄局部治疗

（1）使用多磺酸黏多糖乳膏预防血栓形成，其主要成分为多磺酸基黏多糖，将其涂擦于患者穿刺部位后，可对抑制患者组织中蛋白分解酶、透明质酸活性，能够有效促进对血肿、水肿吸收，可以抑制患者血栓形成及生长，有效改善患者局部血液循环，对受损组织再生发挥刺激作用。

（2）利用远红外线照射内瘘侧肢体，距离内瘘肢 20 cm，每次 40 min，每天照射 2 次，促进内瘘成熟。

（3）中医采用三七、红花、芦荟等活血化瘀和清热解毒药物或如意金黄膏等功效类似的中成药局部外用涂擦、湿渍等，通过皮肤渗透刺激作用使药效直达病所。采用艾灸、推拿、热敷等中医传统特色治疗方法，具有温经行气、活血通络之效，气行以推动血行，使内瘘处气血运行通畅，能够很好地起到促进内瘘成熟、减轻相关并发症的作用。

（4）局部溶栓治疗内容如下。适应证：内瘘阻塞后 24 h 可紧急溶栓。常用药物：尿激酶。禁忌证：血小板计数 < $100 \times 10^9/L$；凝血酶原时间较正常组延长 3 s；有活动性出血者；合并肝脏疾病的患者；动静脉内瘘术后小于 30 d 者；消化道出血、泌尿系出血 2 周以内者；2 周内行择期手术者。药物用量：0.9% 氯化钠溶液 50 mL + 尿激酶 20 万 U，持续泵入，10 ~ 20 mL/h，每日用量 ≤ 60 万 U。影响因素：①低血压、附壁血栓、血栓形成时间长可降低尿激酶溶栓效果；②流出道狭窄、硬化、纤维化者不主张溶栓，建议手术治疗；③血栓性静脉炎，不主张（多数存在内皮细胞损伤，存在狭窄和高凝倾向）。常见并发症：局部出血和皮下血肿，严重并发症为肺栓塞、脑栓塞、周围动脉栓塞及严重的出血。

参考文献

［1］徐冷楠, 赵班, 王海涛, 等. 单中心20年间维持性血液透析患者首次透析原因分析[J]. 中国血液净化, 2017, 16(3): 162-166.

［2］LEE T, MISSY M, STEVEN K, et al. Comparison of postoperative ultrasound criteria to predict unassisted use of arteriovenous fistulas for hemodialysis[J]. J Vasc Acess, 2018, 19(2): 167-171.

［3］WASSE H, HUANG R, NAQVI N, et al. Inflammation, oxidation and venous neointimal hyperplasia precede vascular injury from AVF creation in CKD patients[J]. J Vasc Access, 2012, 13: 168-174.

［4］宿敬存, 夏化文. 自体动静脉内瘘功能不良的治疗现状及进展[J/CD]. 中华介入放射学电子杂志, 2019, 7(3): 255-258.

［5］杨翠萍, 王荣宝, 祝晶. 活血通络法预防血液透析患者动静脉内瘘并发症[J]. 吉林中医药, 2018, 38(2): 174-177.

［6］熊江艳, 王松, 熊元梅, 等. 单味红花酊维持血液透析患者动静脉内瘘正常功能的临床研究[J]. 时珍国医国药, 2018, 29(11): 2691-2693, 37-39.

［7］盛娟娟, 李梅, 俞丽芳, 等. 肾衰竭患者显微镜下头静脉桡动脉内瘘成形术221例手术护理体会[J]. 护理与康复, 2016, 15(11): 1099-1100.

［8］龚美富, 吴国庆, 胡路, 等. 化淤解毒方湿敷慢性肾衰竭维持性血液透析患者动-静脉内瘘的护理探究[J]. 实用临床医药杂志, 2014, 18(4): 68-69.

［9］吴玲艳, 贺斐, 周燕妮, 等. 多功能艾灸仪治疗对血液透析患者动静脉内瘘功能影响的研究[J]. 中医临床研究, 2018, 10(6): 20-22.

［10］王李胜. 人造血管动静脉内瘘病人护理研究进展[J]. 全科护理, 2019, 17(6): 678-680.

［11］胡静, 路建饶. 微波结合喜辽妥防治动静脉内瘘并发症疗效观察[J]. 辽宁中医药大学学报, 2017, 19(3): 150-151.

（赵鹏飞）

第十二节　覆膜支架在透析通路中的应用

血管通路并发症是维持性血液透析患者住院率及死亡率升高的主要原因。狭窄是血管通路最常见的并发症, 其根本机制是内膜增生及血管外向重构障碍, 经皮腔内血管成形术（PTA）是目前狭窄的一线治疗方法。但是, PTA治疗本身会损伤内皮, 诱发炎症反应, 刺激内膜过度增生导致短期内出现再狭窄。据报道, 自体动静脉内瘘（AVF）狭窄PTA后6、12个月原发通畅率分别为50%、20%, 移植物动静脉内瘘（AVG）狭窄PTA后通畅率更低。为解决上述问题, 支架开始应用于血液透析血管通路狭窄的治疗, 覆膜支架（SG）因同时具备机械支撑力及生物性屏障防止内膜增生近年在血管通路领域应用逐渐广泛。

一、SG 概述

SG 在镍钛合金裸支架上覆盖特殊膜型材料如涤纶或膨体聚四氟乙烯移植物等，在保持支架的机械支撑力同时，形成生物相容性屏障以减少组织向支架内生长，进而减少裸金属支架内再狭窄。目前，SG 在血管通路领域应用逐渐广泛，常用 SG 有 FLAIR、Viabahn、Fluency Plus、Covera 等，各类 SG 在设计各具特点（图 1-12-1、表 1-12-1）。

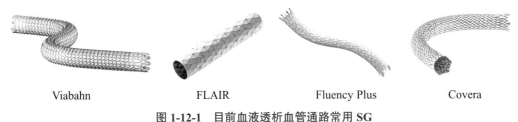

Viabahn   FLAIR   Fluency Plus   Covera

图 1-12-1　目前血液透析血管通路常用 SG

表 1-12-1　血液透析血管通路中常用 SG 的特性

SG 名称	骨架材质	覆膜材质及特点	内径	输送系统内径
Viabahn	镍钛合金	内腔肝素涂层的膨体聚四氟乙烯覆膜	5 ~ 13 mm	7 ~ 10 F
FLAIR	镍钛合金	内外均有膨体聚四氟乙烯覆膜，内表面具备碳涂层	6 ~ 9 mm	9 F
Fluency Plus	镍钛合金	内外均有膨体聚四氟乙烯覆膜	6 ~ 13.5 mm	8 ~ 10 F
Covera	镍钛合金	外腔膨体聚四氟乙烯覆膜	6 ~ 10 mm	8 ~ 9 F

二、SG 在血液透析血管通路不同解剖部位狭窄的应用

与标准 PTA 相比裸支架置入并未改善血管通路通畅率。近年几项里程碑式的随机对照试验（randomized control trial，RCT）表明，SG 可以有效地改善血管通路的通畅性。

（一）SG 在 AVG 静脉吻合口狭窄的应用

静脉吻合口狭窄是 AVG 功能不良及血栓形成的主要原因。Haskal 等开展一项旨在评价 FLAIR 支架与 PTA 在 AVG 吻合口狭窄中效果的前瞻性、多中心 RCT 研究（n=190），结果显示 SG 组干预后 6 个月靶病变原发通畅率（target lesion primary patency，TLPP）、通路初级通畅率（access circuit primary patency，ACPP）均明显优于标准 PTA 组，分别为 TLPP: 51%，23%，$P < 0.01$；ACPP: 38%，20%，$P < 0.01$。

该研究首次证实 AVG 静脉吻合口狭窄放置 SG 预后优于 PTA。但该研究随访时间较短，同时在该研究中标准 PTA 干预后 6 个月原发通畅率显著低于早期其他研究。

另一项评价 FLAIR 支架与 PTA 治疗 AVG 静脉吻合口狭窄长期有效性及安全性的 RCT 研究（$n=270$），显示干预后 2 年时 SG 组与 PTA 组 TLPP 分别为 26.9%、13.5%（$P < 0.01$），ACPP 分别为 9.5%、5.5%（$P < 0.05$），使用 SG 治疗 AVG 静脉吻合口狭窄长期原发通畅率是 PTA 的 1.7 倍。

REVISE 试验是一项比较 Viabahn 支架与 PTA 治疗 AVG 功能不良及血栓疗效的多中心 RCT 研究（$n=293$），也是第 1 个将 SG 用于 AVG 血栓的研究。SG 组干预后 6 个月 TLPP 优于 PTA 组（51.6%、34.2%，$P < 0.01$），分层分析显示功能不良组 TLPP 优于血栓形成组，SG 组分别为 64.6%、6.1%，PTA 组分别为 45.8%、23.5%。尽管 SG 用于 AVG 血栓时其通畅性劣于功能不良组，但其疗效优于 PTA，TLPP 分别为 36.1%、23.5%。综上，对于 AVG 静脉吻合口狭窄或伴血栓者，SG 疗效优于标准 PTA。随后对该试验的成本分析表明，虽然 SG 本身成本高于球囊，但干预后 24 个月时，SG 较 PTA 通路再干预次数减少 27%，较低的再干预率使 2 种措施相关的总成本未见差别（27 483 \$，28 664 \$，$P=0.49$）。而且，分层分析显示对于 AVG 血栓者，24 个月时 SG 组成本效益优于 PTA 组（30 329 \$，37 206 \$，$P < 0.01$），差异同样归结于 SG 后较低的再干预率。

（二）SG 用于头静脉弓狭窄

有 2 项小样本研究评估 SG 在头静脉弓狭窄治疗中的作用。Shemesh 等比较 Fluency Plus 支架和 Luminex 裸金属支架治疗复发性头静脉弓狭窄（$n=25$），SG 组 1 年 TLPP 优于裸支架组（32%、0%，$P < 0.01$），再干预率低于裸支架组（0.9、1.9/患者年，$P < 0.05$）。在另一项研究中，Rajan 等将 14 例新发头静脉弓狭窄及头静脉弓支架内再狭窄患者随机分为 Viabahn SG 组及 PTA 组，与 PTA 相比，SG 干预后 3、6、12 个月 ACPP 和 TLPP 更高，ACPP 为 100%、100%、29%，TLPP 为 60%、0%、0%（$P < 0.05$）。

目前头静脉弓部位相关研究样本量小，现有证据显示对于头静脉弓狭窄的一线治疗仍是 PTA，当 PTA 效果欠佳或 3 个月内再发时应放置 SG 或外科手术。在该部位放置 SG 极具挑战性，SG 不能过多伸入锁骨下静脉以免堵塞同侧上肢腋静脉回路，影响后续贵要静脉或腋静脉动静脉内瘘的建立。此外，笔者建议该部位放置 SG 建议选择支架释放定位准确，兼具柔顺性、径向支撑、径向抵抗的支架。在头静脉弓病变上游存在较多迂曲，建议一并处理，否则血流动力学可能改善欠佳，而且发生再狭窄时处理比较棘手。具体处理方法：①血管外旁路 SG 置入，直接穿刺迂曲段即穿刺针由皮肤穿刺跨越 1 个或数个迂曲段血管（穿刺路径：经皮穿刺血管 – 皮下组织 – 血管），SG 路径由血管内出血管再进入血管内。②首先置入激光雕刻裸支架纠正血管形态，随后在裸支架内置入 SG。③参考迂曲血管两侧较大直径血管管腔选择直径明显大于迂曲血管直径的 SG，利用 SG 将原本的迂曲血管"拉直"。

（三）SG 用于透析通路相关中心静脉病变

终末期肾病患者中心静脉病变（central venous disease，CVD）发生率并不低，但由于很多患者无症状，很难确定其确切发生率，而且中心静脉较外周静脉具有更强的对 PTA 抵抗和弹性回缩的倾向，因此 CVD 的治疗棘手（图 1-12-2）。目前，尚缺乏 PTA 与 SG 治疗透析通路中心静脉狭窄疗效的 RCT 研究。

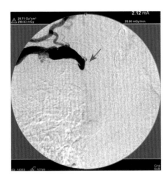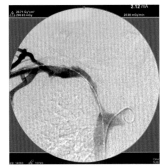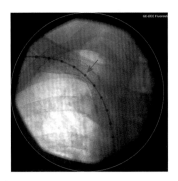

图 1-12-2　SG 用于中心静脉闭塞

右侧头臂静脉闭塞（箭头），PTA 后置入 SG（箭头）（Viabahn，11 mm × 100 mm）

一项单中心回顾性研究（n=70）显示，与 PTA 相比，SG 具有更好的长期通畅性和更低的再干预率，SG 组 6、12、24 个月原发通畅率分别为 100%、100%、84%；PTA 组分别为 79%、58%、43%（$P < 0.01$）；裸支架组分别为 80%、75%、46%（$P=0.062$）。与 PTA 及裸支架组相比，SG 组再狭窄风险（HR 0.20，CI 0.06 ~ 0.7）、再干预风险均较低（0.2/1000 日，1.4/1000 日，$P < 0.01$）。近期 meta 分析显示，在干预后前 2 年，支架（含裸金属支架及 SG）较 PTA 有较好的初级通畅率、累积通畅率及较低的并发症发生率，提示支架作为 CVD 一线治疗可能存在潜在益处。

（四）SG 用于 AVF 近吻合口狭窄

近吻合口狭窄是 AVF 术后最常见的狭窄类型，既是 AVF 成熟不良的常见原因，又是已成熟 AVF 功能不良的重要原因。最近的研究表明，与标准 PTA 相比，药物涂层球囊 PTA 干预后 TLPP、ACPP 均更优。有研究观察 Viabahn 支架在 AVF 近吻合口狭窄中的效果，干预后 6、12、24 个月原发通畅率分别为 83%、78%、69%，原发辅助通畅率分别为96%、92%、82%，与既往腔内治疗及外科治疗效果相当。

（五）SG用于肱动脉 – 贵要静脉内瘘转位区域 / 摆动段狭窄

肱动脉 – 贵要静脉 AVF 建立后通常需要将贵要静脉转位至浅表位置便于穿刺。这种转位通常可使内瘘产生一个摆动段而出现狭窄。一项小样本量研究（$n=37$）以患者自身前后对照发现使用 SG 可改善 TLPP：支架前 6、12 个月 TLPP 分别为 29%、3%，支架后 6、12 个月 TLPP 分别为 57%、40%（$P < 0.05$）。支架置入可提高干预后 12 个月 ACPP（放置支架前后分别为 13%、80%，$P < 0.01$）并降低再干预率（放置支架前后分别为 0.5/ 月、0.15/ 月，$P < 0.01$）。

三、在血液透析血管通路中使用支架的特殊情况

（一）髋肘关节放置 SG

应避免将支架放置在反复弯曲及受压的解剖部位如肘关节位置、胸廓出口等。如果必须在肘关节放置，建议使用柔韧性好的 SG。在 REVISE 研究中，Viabahn 支架用于 22 例患者的肘关节部位安全有效。目前 Viabahn 已获美国 FDA 批准用于跨肘关节位置。尽管有将 Covera 支架应用于髋关节部位的报道鉴于该类型支架特性，在髋关节置入时应根据支架拟置入血管的类型（自体或人造血管）及髋关节的具体位置等情况个体化选择。

（二）在动静脉内瘘穿刺区放置 SG

通常不主张在动静脉内瘘的穿刺区放置支架，因为反复穿刺可能导致支架破坏、感染和假性动脉瘤。鉴于反复穿刺 SG 的安全性尚未确定，在穿刺区放置 SG 只作为挽救血管通路的最后手段。

（三）假性动脉瘤时置入 SG

外科手术修复假性动脉瘤疗效确切。近年 SG 开始用于治疗假性动脉瘤。但有研究显示同 SG 的其他用途相比，SG 治疗假性动脉瘤将增加后续 AVG 感染风险，而且在 AVG 不同部位置入支架后续 AVG 感染率也存在差别：当 SG 置入移植物内瘘移植物段时其感染发生率高于置入吻合口及回流静脉部位，因此 SG 用于假性动脉瘤时需充分评估支架与外科手术的获益与风险，谨慎选择。

（四）心脏植入式电子装置患者放置 SG

透析患者常合并心血管疾病，部分患者需要安装心脏植入式电子装置（cardiovascular implantable electronic device，CIED），该装置植入时血管穿刺及植入后导线的存在可导致中心静脉内皮损伤、内膜增生，因此安装 CIED 的透析患者中心静脉病变

较常见。通常不建议在 CIED 相关中心静脉病变中放置支架，因为支架可能卡住导线进而引起 CIED 故障。如果必须放置支架，建议先拔出 CIED 导线再放置支架之后更换导线。但该类患者单纯 PTA 后原发通畅率很低。在一项多中心针对 CIED 相关的中心静脉病变的研究中（$n=28$），PTA 后 6、12 个月 ACPP 仅为 18%、9%，6、12、24 个月累积通畅率分别为 95%、86%、73%。后续对于支架在该类患者中的应用进行相关研究，如一项回顾性研究针对裸金属支架或 SG 用于治疗 CIED 相关的中心静脉病变（$n=14$），干预后 6、12 个月时 ACPP 分别为 45.5%、9%，原发辅助通畅率分别为 90.9%、80%，累积通畅率分别为 100%、90%，研究中未出现与器械相关的不良事件，但该研究缺陷在于无更长期随访的数据。

（五）SG 在支架内再狭窄的应用

支架内再狭窄可导致通路功能不良。RESCUE 是目前唯一一项观察 SG 治疗透析血管通路支架内再狭窄的多中心 RCT 研究（$n=275$），比较 Fluency 支架与 PTA 治疗 AVG/AVF 支架内再狭窄的效果。结果显示 SG 组 6 个月 TLPP、ACPP 优于 PTA 组（66.4%、12.3%，$P < 0.01$；18.6%、4.5%，$P < 0.01$），并且 SG 组干预后 2 年 ACPP 更优（15.6%、4.3%，$P < 0.01$）。

根据近 1 年应用 SG 纠正支架内再狭窄/闭塞 18 例（狭窄 10 例，闭塞 8 例），狭窄部位支架内 8 例，支架边缘 4 例，支架内合并支架边缘 6 例，应用给 SG 直径 7 ~ 13 mm，支架长度 50 ~ 150 cm，技术成功为 100%，目前平均随访 8.9 个月，原发通畅率为 100%。与单纯静脉狭窄相比，支架内再狭窄球囊预扩张可能需要更高压力，建立选择抗自爆性好、非顺应性的超高压球囊。

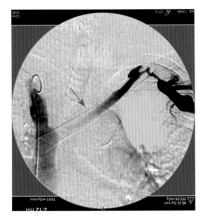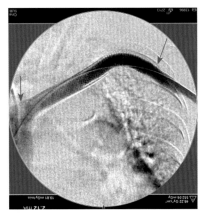

图 1-12-3 SG 用于支架内再狭窄

Wallstent 裸支架闭塞（箭头），SG 2 枚（Viabahn，10 mm × 100 mm；11 mm × 100 mm）（箭头）置入纠正

（六）用于胸廓出口综合征

经典的胸廓出口综合征治疗为切除第一肋骨＋腔内。有报道单纯应用 Viabahn 治疗胸廓出口综合征，取得较好的疗效，也有部分病例置入 Viabahn 后依然受压，解决方法可以应用 SG 在血管外建立旁路，具体操作：多入路配合下将导丝贯通锁骨下静脉－锁骨上窝皮下组织－头臂静脉，随后经上肢入路或股静脉入路置入 SG，此时 SG 进入锁骨下静脉之后避开胸廓出口在皮下走行一段，再从颈内或者胸锁关节上窝进入头臂静脉。

（七）用于流入道大动脉狭窄

近年来流入道大动脉狭窄开始受到关注，以锁骨下动脉狭窄多见，在动静脉内瘘功能不良患者中 MRA 检查其发生率为 7%，左侧锁骨下动脉狭窄是右侧的 3 倍，病因除动脉硬化、大动脉炎、先天畸形外，慢性肾脏病骨代谢和矿物质紊乱也发挥重要作用。对于该类病变，可以选择 SG，技术关键在于尽量避免椎动脉遮挡，相对而言球扩支架定位更准确。

综合以上证据，最近发布的 KDOQI 血管通路指南推荐，在血液透析血管通路中放置 SG 适应证如下：AVG 静脉吻合口复发性狭窄／静脉吻合口血栓，AVF/AVG 回流静脉支架内再狭窄，AVF/AVG PTA 治疗过程中血管破裂，特定的动静脉内瘘动脉瘤或假性动脉瘤。对于其他部位狭窄，SG 是否作为一线治疗应用尚待进一步研究。

近年药物涂层支架开始应用于血管通路中，已有其应用于 AVF 功能不良及 AVG 静脉吻合口狭窄、复发性中心静脉狭窄的报道，但相关研究样本量较小，随访时间较短，且缺乏与 SG 对照研究，指南尚无充分证据对其应用进行推荐。

四、血管通路支架相关的并发症

（一）支架移位

支架移位可以发生在支架放置过程中，也可以是置入后的晚期并发症，主要与静脉越向近心端内径越大、外力及血流动力学改变、支架本身特性、支架的不规范放置、支架选择不恰当等有关。支架移位到下游静脉可引起其部分或完全闭塞导致下游静脉段的丧失，有可能影响未来的动静脉内瘘建立。此外，有支架迁移到心脏和肺血管中的报道。发生移位可以采用重新捕获（最佳方法）、重新定位于其他部位（如髂静脉）、原位搁置、外科手术移除等方法处理。充分了解局部血管解剖和支架特性，正确选择支架并严格按照说明书放置有助于减少这种并发症。

（二）支架断裂

支架断裂可能发生在容易受到机械挤压或者反复打折受压部位，如锁骨下静脉支架和跨肘关节的支架。SG柔韧性较好，较裸金属支架更适合上述位置。

在穿刺区放置SG并进行反复穿刺可导致支架断裂、支架支柱突出，进而引起静脉流出道阻塞和动静脉内瘘血栓形成。

（三）感染

支架感染的危险因素包括无菌操作不严格、反复穿刺SG、SG用于治疗动静脉内瘘假性动脉瘤。支架相关感染是一种严重的并发症，通常需要手术治疗。因此，应避免在局部或全身感染的情况下放置支架，否则可能导致严重感染发病率和灾难性后果。

（四）静脉的监禁

在静脉流出道放置支架可覆盖到置入支架血管的属支，监禁属支。上述情况可能使动静脉内瘘手术修复的血管选择减少，影响未来新动静脉内瘘的建立。需结合患者生存计划谨慎置入。

综上，目前SG越来越多地应用于血液透析血管通路功能不良的治疗，值得注意的是，对于绝大多数血管通路狭窄，PTA仍然是一线治疗。目前相关证据表明，SG在治疗AVG静脉吻合口复发性狭窄或伴血栓、AVF/AVG回流静脉支架内狭窄、特定的动脉瘤/假性动脉瘤等方面可行、安全，疗效优于标准PTA。在血管通路中放置支架之前，必须考虑患者的生命周期及未来血管通路规划，考虑替代治疗方案并评估支架置入对未来血管通路选择的影响，需要了解各种支架特点，严格按照说明书进行操作，SG置入后仍需密切随访以延长干预后通畅时间。

参考文献

［1］RIELLA MC, ROY-CHAUDHURY P. Vascular access in haemodialysis: strengthening the Achilles' heel[J]. Nat Rev Nephrol, 2013, 9(6): 348-357.

［2］李华. 血液透析自体动静脉内瘘狭窄的介入治疗[J]. 肾脏病与透析肾移植杂志, 2020, 29(6): 538-539.

［3］YAN WEE IJ, YAP HY, HSIEN TS'UNG LT, et al. A systematic review and meta-analysis of drug-coated balloon versus conventional balloon angioplasty for dialysis access stenosis[J]. J Vasc Surg, 2019, 70(3): 970-979, e3.

［4］KIM WS, PYUN WB, KANG BC. The primary patency of percutaneous transluminal angioplasty in hemodialysis patients with vascular access failure[J]. Korean Circ J, 2011, 41(9): 512-517.

［5］QUINN SF, SCHUMAN ES, DEMLOW TA, et al. Percutaneous transluminal angioplasty versus endovascular stent placement in the treatment of venous stenoses in patients undergoing hemodialysis: intermediate results[J]. J Vasc Interv Radiol, 1995, 6(6): 851-855.

［6］HASKAL ZJ, TREROTOLA S, DOLMATCH B, et al. Stent graft versus balloon angioplasty for failing dialysis-access grafts[J]. N Engl J Med, 2010, 362(6): 494-503.

［7］VESELY T, DAVANZO W, BEHREND T, et al. Balloon angioplasty versus Viabahn stent graft for treatment of failing or thrombosed prosthetic hemodialysis grafts[J]. J Vasc Surg, 2016, 64(5): 1400-1410.

［8］HASKAL ZJ, SAAD TF, HOGGARD JG, et al. Prospective, randomized, concurrently-controlled study of a stent graft versus balloon angioplasty for treatment of arteriovenous access graft stenosis: 2-year results of the RENOVA study[J]. J Vasc Interv Radiol, 2016, 27(8): 1105-1114.

［9］MOHR BA, SHEEN AL, ROY-CHAUDHURY P, et al. Clinical and economic benefits of stent grafts in dysfunctional and thrombosed hemodialysis access graft circuits in the REVISE randomized trial[J]. J Vasc Interv Radiol, 2019, 30(2): 203-211.

［10］SHEMESH D, GOLDIN I, ZAGHAL I, et al. Angioplasty with stent graft versus bare stent for recurrent cephalic arch stenosis in autogenous arteriovenous access for hemodialysis: a prospective randomized clinical trial[J]. J Vasc Surg, 2008, 48(6): 1524-1531.

［11］RAJAN DK, FALK A. A randomized prospective study comparing outcomes of angioplasty versus VIABAHN stent-graft placement for cephalic arch stenosis in dysfunctional hemodialysis accesses[J]. J Vasc Interv Radiol, 2015, 26(1): 160.

［12］D'CRUZ R T, LEONG SW, SYN N, et al. Endovascular treatment of cephalic arch stenosis in brachiocephalic arteriovenous fistulas: a systematic review and meta-analysis[J]. J Vasc Access, 2019, 20(4): 345-355.

［13］TEDLA FM, CLERGER G, DISTANT D, et al. Prevalence of central vein stenosis in patients referred for vein mapping[J]. Clin J Am Soc Nephrol, 2018, 13(7): 1063-1068.

［14］QUARETTI P, GALLI F, MORAMARCO LP, et al. Stent grafts provided superior primary patency for central venous stenosis treatment in comparison with angioplasty and bare metal stent: a retrospective single center study on 70 HEMODIALYSIS PATIENTS[J]. Vasc Endovascular Surg, 2016, 50(4): 221-230.

［15］ANDRAWOS A, SAEED H, DELANEY C. A systematic review of venoplasty versus stenting for the treatment of central vein obstruction in ipsilateral haemodialysis access[J]. J Vasc Surg Venous Lymphat Disord, 2021, 9(5): 1302-1311.

［16］YIN Y, SHI Y, CUI T, et al. Efficacy and safety of paclitaxel-coated balloon angioplasty for dysfunctional arteriovenous fistulas: a multicenter randomized controlled trial[J]. Am J Kidney Dis, 2021, 78(Suppl 1): 19-27.

［17］LOOKSTEIN RA, HARUGUCHI H, OURIEL K, et al. Drug-coated balloons for dysfunctional dialysis arteriovenous fistulas[J]. N Engl J Med, 2020, 383(8): 733-742.

［18］PACKER D. Drug-coated balloons for dysfunctional dialysis arteriovenous fistulas[J]. N Engl J Med, 2021, 384(12): 1173-1173.

［19］QUARETTI P, LEATI G, MORAMARCO LP, et al. Percutaneous transanastomotic stent graft deployment to salvage dysfunctional native forearm radiocephalic fistulae: feasibility and primary patency at 12 months[J]. J Vasc Interv Radiol, 2018, 29(4): e110-e113.

［20］NASSAR GM, BEATHARD G, RHEE E, et al. Management of transposed arteriovenous fistula swing point stenosis at the basilic vein angle of transposition by stent grafts[J]. J Vasc Access, 2017, 18(6): 482-487.

［21］SHEMESH D, GOLDIN I, OLSHA O. Stent grafts for treatment of cannulation zone stenosis and arteriovenous graft venous anastomosis[J]. J Vasc Access, 2017, 18(Suppl1): 47-52.

［22］KIM CY, GUEVARA CJ, ENGSTROM BI, et al. Analysis of infection risk following covered stent exclusion of pseudoaneurysms in prosthetic arteriovenous hemodialysis access grafts[J]. J Vasc Interv Radiol, 2012, 23(1): 69-74.

［23］SAAD TF, HENTSCHEL DM, KOPLAN B, et al.Cardiovascular implantable electronic device leads in CKD and ESRD patients: review and recommendations for practice[J]. Semin Dial, 2013, 26(1): 114-123.

［24］WILKOFF BL, LOVE CJ, BYRD CL, et al. Transvenous lead extraction: Heart Rhythm Society expert consensus on facilities, training, indications, and patient management: this document was endorsed by the American Heart Association (AHA)[J]. Heart Rhythm, 2009, 66(7): 1085-1104.

［25］ASIF A, SALMAN L, CARRILLO RG, et al. Patency rates for angioplasty in the treatment of pacemaker-induced central venous stenosis in hemodialysis patients: results of a multicenter study[J]. Semin Dial, 2009, 22(6): 671-676.

［26］SAAD TF, MYERS GR, CICONE J. Central vein stenosis or occlusion associated with cardiac rhythm management device leads in hemodialysis patients with ipsilateral arteriovenous access: a retrospective study of treatment using stents or stent-grafts[J]. J Vasc Access, 2010, 11(4): 293-302.

［27］FALK A, MAYA ID, YEVZLIN AS, et al. A prospective, randomized study of an expanded polytetrafluoroethylene stent graft versus balloon angioplasty for in-stent restenosis in arteriovenous grafts and fistulae: two-year results of the RESCUE study[J]. J Vasc Interv Radiol, 2016, 27(10): 1627.

［28］LOK CE, HUBER TS, LEE T, et al. KDOQI clinical practice guideline for vascular access: 2019 update[J]. Am J Kidney Dis, 2020, 75(4 Suppl 2): S1-S164.

［29］SHINTAKU S, SATO T, KAWANISHI H, et al. The efficacy of drug-eluting stent for recurrent central venous restenosis in a patient undergoing hemodialysis[J]. J Vasc Access, 2019, 20(1_suppl): 76-79.

［30］DINH K, THOMAS SD, CHO T, et al. Use of paclitaxel eluting stents in arteriovenous fistulas: a pilot study[J]. Vasc Specialist Int, 2019, 35(4): 225-231.

［31］HONGSAKUL K, AKKAKRISEE S, BANNANGKOON K, et al. Results of drug-eluting stent in significant restenosis of the hemodialysis access: an initial study[J]. Semin Dial, 2022, 35(2): 165-170.

［32］MEHRA S, CHELU MG. Implantable cardioverter-defibrillator shock after stenting across the device leads[J]. Tex Heart Inst J, 2016, 43(1): 88-90.

［33］SHARMA AK, SINHA S, BAKRAN A. Migration of intravascular metallic stent into pulmonary artery[J]. Nephrol Dial Transplant, 2002, 17(3): 511.

［34］SEQUEIRA A. Stent migration and bail-out strategies[J]. J Vasc Access, 2016, 17(5): 380-385.

（詹　申）

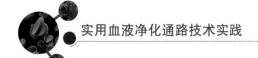

第十三节　血液透析通路病变治疗相关器械介绍

一、导丝

（一）导丝的结构

导丝的基本结构包括内部的坚硬轴心和外部紧密缠绕的弹簧圈。导丝内含有一较细的安全导丝，连接轴丝至外部弹簧圈顶端，防止两者分离。其中，弹簧圈护套导丝有弹簧圈护套、不锈钢材质。该导丝的特点为头端摩擦力较大，不用于血管超选，不易通过病变及扭曲血管，不易进入血管分支，触觉反馈良好，支撑力一般。亲水涂层导丝有聚合物护套设计，护套表面为亲水涂层，内芯为镍钛合金。该导丝的特点为导丝整体表面光滑，摩擦力较小，导丝头端具有一定的可塑形性（但头端塑形时需注意手法，如出现护套破损、金属丝外露等情况，不可继续使用），耐久性尚可，扭控性较好，推送性较好，抗扭结，支撑力尚可。

（二）导丝的功能及常用性能参数

1. 扭矩传递　从导丝近端到导丝尖端传递扭矩的能力。

2. 支撑力　垂直于导丝用力使导丝发生弯曲的力，主要为腔内器械输送，提供支撑。

3. 柔顺性　导丝顺应自然血管弯曲程度变化的能力。

4. 跟踪性　导丝体部随着头端的弯曲而弯曲的能力。

5. 触觉反馈　从导丝近端感受导丝头端接触物体及对物体形状的反馈。

6. 通过能力　导丝通过病变的能力。

7. 头端耐久性　头端保持固有形状的能力。

（三）导丝的规格及型号

1. 头端形状　根据头端形状可分为J形头、直头、成角等不同类型。

2. 硬度　标准或普通型，如普通超滑（泥鳅）导丝；加硬型，如加硬超滑（泥鳅）导丝；超硬型，如Amplatz导丝。

3. 外径　一般以英寸（inch）计量，缩写为in。根据导丝的外径可分为0.038 in（0.97 mm）、0.035 in（0.89 mm）、0.020 in（0.51 mm）、0.018 in（0.46 mm）及0.014 in（0.36 mm）导丝等。

4. 长度　目前0.035 in导丝，常用长度为80 cm与150 cm；0.018 in导丝，常用

长度为 110 cm 与 200 cm。

二、导管鞘

（一）导管鞘的结构

导管鞘材质一般为聚乙烯或聚丙烯，其套件一般配有穿刺针、导管鞘导丝、扩张器、鞘管主体等。其中扩张器用于经止血阀进入鞘管主体随后穿出鞘管，其头部逐渐变细，经导丝引导，用于扩张皮肤、皮下组织，将导管鞘引入血管内。鞘管主体连接有侧壁管路，管路末端设有三通阀，可用于推注药物、造影剂、测试血流量、测试血管压力等；鞘管主体尾部有止血阀，防止入路后血液流出。

（二）导管鞘的内径

内径大小用 F 表示，是英语 French 的简写，1F 约等于 0.33 mm，其数值越大，导管鞘内径越大。鞘管内径越大，腔内器械进出越顺畅，同时器械置入导管鞘后也可经鞘管向血管内注入液体（如造影剂或肝素盐水等）；但鞘管内径越大，置入血管后对血流影响也越明显，对血管壁损伤越大，故鞘管选择应充分考虑治疗的需要，选择尽可能小的尺寸。导管鞘不同大小有着不同的颜色，在国际上颜色标准统一，分别是 4F（红色）、5F（灰色）、6F（绿色）、7F（橙色）、8F（蓝色）、9F（黑色）、10F（紫色）、11F（黄色）（图 1-13-1）。

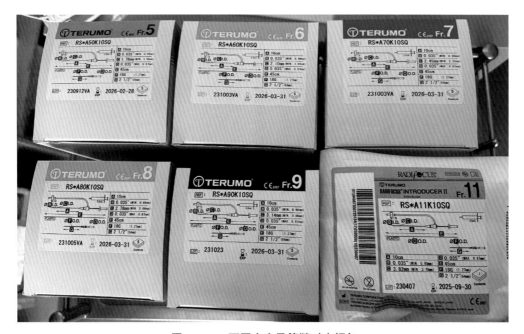

图 1-13-1　不同大小导管鞘对应颜色

（三）导管鞘的长度

导管鞘按长度一般分为短鞘、标准鞘、长鞘，动静脉内瘘腔内治疗一般应用标准鞘或短鞘，长度一般有 4、7、10、11 cm，具体按实际治疗需求选择，原则上尽可能保证鞘管血管外部分长度勿暴露过多影响操作、血管内部分可提供对治疗所需的支撑，并留有一定的治疗空间。而长鞘长度一般常用的有 33、45、55 cm 等，可用于中心静脉治疗时为器械提供更好的支撑力，也可以保护支架在到达病变前不受血管走行影响而脱载。

三、导管

（一）导管

导管除用于造影外，还可以为导丝病变通过和开通提供支撑力和方向上的引导。导管使用不同病变进行的头端设计可以更有利于使用导丝选择和通过病变，如单弯导管、猪尾巴导管、YASHIRO、COBRA 等（图 1-13-2），其中单弯导管是中心静脉病变处理中最常用的导管形态，也可以根据需要修建猪尾巴导管获得需要的形态。

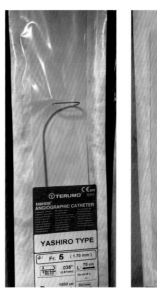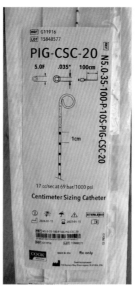

图 1-13-2　不同头端形状的导管

（二）导引导管

与普通导管的区别在于导引导管中层有金属编织结构使其支撑力更强，因此也为器械输送提供更好的支撑力。导引导管一般管腔较大，在设计时本身作为输送其他器械的通道，当入路与病变部位不垂直时，可以在操作中使用导引导管代替长鞘。

四、穿刺针

1. Chiba 针　相对纤细且针体相对较长，因而可以用于经体表的直接锐性穿刺。穿刺后可交换 0.018in 系统导丝后进行进一步操作。

2. 经颈静脉肝脏穿刺套装　如现在最常用的 RUPS-100（Rosch）。该套装包含长鞘、扩张管、穿刺导管、穿刺针，可以提高相对远距离穿刺操作时的稳定性。

3. 房间隔穿刺针　原理基本同经颈静脉肝脏穿刺套装。

4. 其他　在方向及支撑力足够的情况下，也可以使用导丝尾端、CTO 导丝（图 1-13-3）等作为锐性开通闭塞病变的工具。

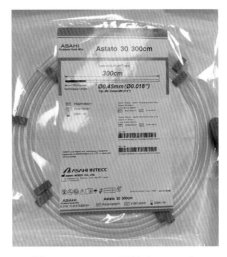

图 1-13-3　CTO 导丝（Astato）

五、球囊

（一）球囊属性

1. 关于球囊的基本概念　标称压 / 命名压（NP）指充盈球囊到标签标识的直径所需要的压力。额定爆破压（RBP）：99% 的球囊在此压力下充盈不会破裂，可信区间 95%，为术者提供一个安全的充气压力范围。平均爆破压（MBP）：按统计学原理 50% 的球囊会破裂的压力。

2. 跟踪性　指球囊跟踪导丝推行的能力，跟踪性越好，通过迂曲病变能力越强。若跟踪性弱，球囊在沿导丝推行通过迂曲病变过程可出现困难、卡顿，甚至造成血管破裂。

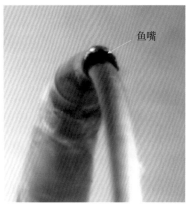

鱼嘴

图 1-13-4　鱼嘴效应

3. 通过性　指球囊通过病变的能力，与球囊尖端外廓的设计、长度以及导丝与球囊推送杆的匹配有关。如果出现"鱼嘴效应"（图 1-13-4），则球囊难以通过重度狭窄、钙化、闭塞等病变。

4. 柔顺性　指球囊充盈后的形变能力，柔顺性越好，球囊在扩张充盈后的形变能力越强。柔顺性好的球囊与推送杆的非同轴性相关，适合用于回流静脉入路扩张吻合口等转弯处病变。

5. 顺应性　指球囊在充盈过程，随着充盈压力增加，球囊外径变化的比例改变属性。通常用于 PTA 的球囊都是半顺应性、非顺应性、超强非顺应性的球囊。非顺应性越强，对于狭窄病变的扩张能力越强，同时减少球囊在充盈时的"狗骨头效应"（图 1-13-5），减少扩张时对相邻正常血管的损伤越小。顺应性计算公式如下：

顺应性 =（球囊爆破压直径 – 球囊工作压直径）/ 球囊工作压直径。

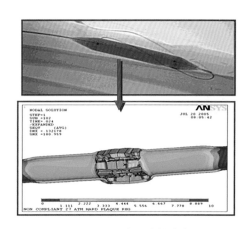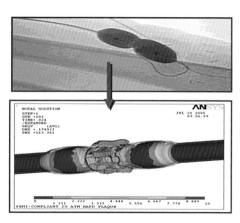

图 1-13-5　半顺应性球囊随压力增加而直径增大，造成对血管的过度扩张

6. 锚定性　指球囊充盈时，静态固定于目标区域的能力。锚定性差，在扩张时容易出现"挤西瓜子效应"。锚定性与球囊外有无编织层结构、导丝的支撑性、入路至靶病变处的距离等相关。

7. 回抱性　指球囊泄压时恢复至未扩张时形态的能力，回抱性好可减少泄压后球囊移动时对非扩张段血管的刺激及损伤，同时还可降低导管鞘形成"喇叭口""手风琴"的概率。

8. 抗刺破性　指球囊在坚硬病变处充盈时抗破裂的能力，与球囊材质及工艺有关。

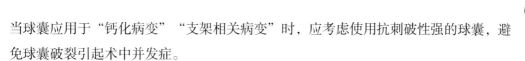

当球囊应用于"钙化病变""支架相关病变"时，应考虑使用抗刺破性强的球囊，避免球囊破裂引起术中并发症。

（二）球囊的选择

可应用高压球囊、超高压球囊及特殊球囊（如药物涂层球囊、压力聚焦型球囊和约束型球囊等）。球囊直径根据束臂后与狭窄血管相邻的血管内径决定，建议选择与狭窄相邻血管内径 1.1 倍的球囊（通常直径为 4 ～ 7 mm），也可根据患者既往治疗情况及术者经验酌情调整。应用压力聚焦型球囊或治疗动脉病变时球囊一般不大于该血管正常情况内径。球囊长度可根据病变长度进行选择。术前需要预判入路及病变之间的走行长度，选择适合杆长。

（三）球囊使用注意事项

（1）球囊爆破压不能完全代表对病变的扩张能力，更应该关注球囊的非顺应性，非顺应性越强扩张能力越强。将球囊中段置于病变部位，使用压力泵加压，加压时需要观察狭窄变化以控制扩张速度，直至球囊切迹消失；扩张一般维持 30 ～ 120 s；通常反复扩张 2 ～ 3 次以稳固病变；当存在多处狭窄时需要综合考虑狭窄、血管损伤程度及球囊通过性等因素确定狭窄处理的先后顺序。

（2）扩张中心静脉时，应注意球囊的杆长，一般上肢入路可以选择 75 cm 及以上的推送杆。而股静脉入路需要同时处理外周病变时，应选择 120 cm 及以上推送杆。工作导丝应选择硬导丝及超硬导丝，便于为器械的推送提供更好的支撑力及稳定性。工作导丝的长度应该选择器械推送杆长度的 2 倍左右。单一股静脉入路时有可能球囊、导丝、导管需要反复交换，可以选择大一号的导管鞘，避免球囊反复进出导管鞘出现困难。

六、支架

（一）支架的分类及特性

（1）根据加工方式，支架可以分为不锈钢编织支架及激光雕刻镍钛合金记忆金属支架。不锈钢编织支架代表产品为 wallstent，由于其一体性，可能在释放时或随血管周围组织周期性活动时出现拉长或缩短的形变，在后期受病变部位反复推挤可能发生位移、断裂等，因此不建议在中心静脉病变中使用编织支架。

（2）根据释放方式，支架可分为自膨式支架及球扩式支架（图 1-13-6）。球扩式支架释放时定位相对准确，支撑性更强，但一般球扩式支架释放时两端会缩短，所以在覆盖长度计算上应当注意。同时球扩式支架顺应性相对较差，若应用于中心静脉病变需要根据病变位置和特点慎重选择。而自膨式支架在释放时受势能影响，会有前跳或后跳现象，在支架释放时应使用支撑力更强的工作导丝或建立体外牵张。

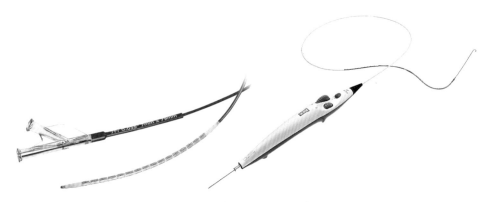

图 1-13-6　球扩式支架与自膨式支架

（3）根据是否覆膜，支架可分为裸支架及 SG（图 1-13-7）。裸支架置入后常存在支架内的狭窄，而 SG 置入后会在支架与自身血管交界处、支架内部远心端出现增生和狭窄。金属裸支架的支架内狭窄发生时间明显早于 SG，这可能与 SG 提供一个相对密闭的环境有关，因而指南不推荐使用裸支架。而 SG 虽然在通畅率上高于球囊扩张及裸支架，但其覆膜的特殊性会覆盖主干静脉的周围属支，故在置入时应充分评估其位置及长度。

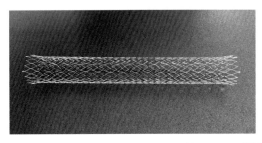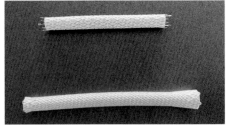

图 1-13-7　裸支架与 SG

（二）SG 使用的注意事项

（1）支架置入前应充分掌握支架的置入指征、材质特性、力学特点、释放技巧等。

（2）建议使用超硬导丝作为工作导丝，增加器械的跟踪性、通过性、稳定性，必要时可建立导丝体外牵张，作为增加腔内手术器械力量的支持。

（3）闭塞病变建议多入路，除了方便开通闭塞病变外，还能在术中做造影参考。

（4）务必使用带有刻度标记的器械（如黄金标记猪尾巴导管）标记支架释放的长度及部位，保证支架精准释放。

（5）可使用长鞘保护支架的输送，避免造影在释放前脱载（特别是球扩式支架）。

（6）SG置入务必确定重要属支位置，避免覆盖造成严重的术后并发症。

（7）非闭塞性病变不建议使用小尺寸支架，避免支架释放后滑脱。

七、血栓清除器械

1.取栓导管 分为单腔取栓导管（图1-13-8）、双腔取栓导管、取黏附血栓导管等。单腔、双腔取栓导管前端球囊为顺应性球囊，充盈后可以更好地贴合血管壁将血栓拖出，其中双腔取栓导管可以沿导丝推行，适合用于非直段病变取栓使用。取黏附血栓导管可以通过操作杆操控前端弹簧圈伸缩，达到反复挤压碎栓及刮除血栓的作用。

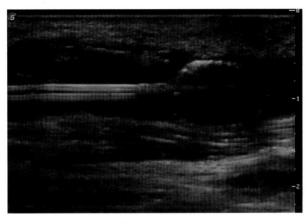

图1-13-8 单腔取栓球囊超声下回声

2.溶栓导管 标准的溶栓导管为直头多孔设计，可沿导丝将导管尖端端孔插入血栓内部，根据血栓病变长度选择接触血栓的灌注溶栓药物长度。溶栓时端孔为导丝阻塞，溶栓药液经侧孔流出均匀渗透于血栓内部。

3.血栓机械清除装置 如Angiojet血栓清除系统、旋转式血栓清除系统等，对血栓清除更为快速彻底，但费用相对较高。

（司马重阳）

第十四节 肾移植前后血液净化通路连续性考量

肾移植作为慢性肾脏病终末期治疗的优选方案，显著提升患者的生活质量和生存率，与维持性透析相比，肾移植患者10年生存率可＞70%，而透析患者10年生存率仅约为30%。尽管肾移植效果显著，但由于抗排斥药物的毒性和慢性排斥反应，移植肾的长期存活率仍面临挑战，据报道，约60%的患者需要面对移植肾失功后再次肾脏替代治疗的问题。近年来，随着公民逝世后器官捐献体系的建立，移植肾的来源逐渐多样化，肾移植手术数量飞速增加，但同时也带来供体肾脏质量下降的现实，影响肾移植效果和移植肾存活率。所以肾移植治疗并不一定是慢性肾脏病终末期透析治疗的一个终点，也可能只是透析生活中一个过渡阶段，随着移植肾的失功，患者可能还是需要进入再次透析，这就要求对患者的透析通路有一个更加全面的规划，更长久的考量，旨在保护血管资源，确保移植后可能再透析时的血管通路可用性，从而维持患者长期的健康和生活质量。

一、移植前血液净化通路规划

对于有肾移植意愿的患者，在进行血管设计时除考虑安全性、耐用性等原则外，还应当注意通路的可逆性，以便于患者移植术后对透析通路进行休眠处理，使血管通路资源得以保留，以便于在移植肾失功以后可以再次启用透析通路，实现血管资源合理规划使用，避免过度浪费。

透析患者常用的血液透析通路有临时透析置管（non-cuffed catheter，NCC）、带隧道带涤纶环透析置管（tunnel-cuffed catheter，TCC）、自体血管动静脉内瘘（AVF）、移植物动静脉内瘘（AVG）。

NCC指将透析双腔管置入颈内静脉、股静脉或锁骨下静脉等后进行血液透析治疗。NCC置管操作简单，即插即用，但其易并发感染、形成血栓影响导管功能，故常用于需紧急透析或血浆置换、免疫吸附等过渡期或短期血液净化治疗，通常使用时间不建议超过1个月，且应尽早拔除。临床比较常见因留置不规范留置股静脉NCC，使髂静脉或下腔静脉闭塞，导致肾移植手术困难，甚至失败。图1-14-1由于临时置管导致髂静脉及下腔静脉闭塞，依靠侧支静脉回流下腔。

TCC即所谓半永久置管，一般通过颈内静脉置入带隧道的透析管，管尖置于右心房上部1/3，相较于NCC，TCC有较低的感染风险和较长的使用时间，但其可引起上腔静脉的狭窄甚至闭塞，导致无法建立肢体远端的AVF或AVG，故TCC临床上常用于前臂血管资源耗竭、预期寿命较短、心功能差的患者以及AVF成熟、肾脏移植的等待过渡期使用。据报道，置入TCC后第1年内，中心静脉狭窄的发生率为2%，并且随着留置时间的延长，中心静脉狭窄发生率显著增加。长时间不规范使用TCC导致的中心静脉并发症，虽然在肾移植术后休眠透析通路后可能临床症状得以改善，但患者移植肾失功之后再次建立透析通路将是一个巨大的挑战。图1-14-2肾移植术后患者因既往留置TCC，后建立AVF出现肿胀手综合征，虽然休眠内瘘后肿胀可能消退，但患者血管资源严重受损。

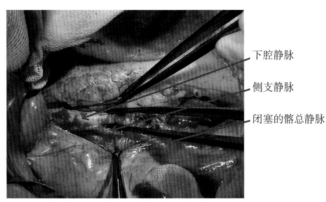

下腔静脉

侧支静脉

闭塞的髂总静脉

图1-14-1　临时置管导致髂静脉及下腔静脉闭塞

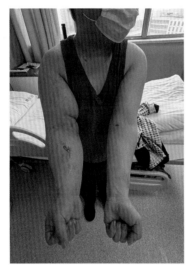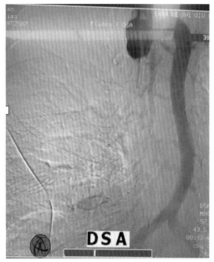

图1-14-2　肿胀手综合征

AVF是目前最常用也是最优选的血液透析通路，但受制于自身血管条件，而且需要时间成熟，故无法做到建立即使用。AVG即由人工材料搭桥而建立的动静脉内瘘，因其优势人工材料代替血管资源，对于血管资源匮乏的患者，即穿型人工血管可以达到建立后即可使用的效果，而植入物感染、静脉吻合口狭窄及前臂血清肿是其常见的临床并发症。

对于等待公民逝世后器官捐献肾移植的透析患者，应首选前臂AVF，其次为

AVG，不建议 TCC。因为器官短缺仍然是目前肾移植面临的最主要问题，故肾移植受者可能需要等待较长时间。同时，对于有移植意愿的患者，建立内瘘时应当考虑患者内瘘的可逆性，避免追求内瘘的一期通畅率结扎分支静脉，导致内瘘休眠后静脉废弃（图 1-14-3）。

对于等待亲属活体肾移植的受者而言，因为其等待移植时间短，导管留置时间一般＜3 个月，所以在其初次建立血液透析通路时可选择 TCC，发挥其即插即用的优点，无须等待 AVF 的成熟时间。在肾移植围手术期，TCC 可作为短暂的静脉液路，甚至可以测量中心静脉压，在术后移植肾功能稳定后即可拔除，当然在使用过程中应严格无菌操作，避免感染。

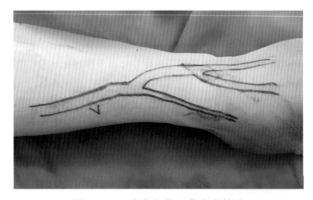

图 1-14-3　注意保留手背分支静脉

对于儿童肾移植等待者，其预期肾脏替代治疗时间很长，因此需要从疾病早期就必须对透析方案进行长期评估，包括透析方式、血液透析通路的选择和静脉保护。但是由于儿童患者一般发现疾病到进入透析时间很短，多数患儿未提前准备血液透析通路，所以导管留置率较高。目前，我国儿童供体捐献的器官优先匹配儿童受者，故儿童肾移植受者等待时间较短。因此，对于肾移植预期等待时间不长的患儿，可以考虑使用 TCC 过渡。但由于各种原因，短期内不准备接受肾移植的患者，仍然建议建立AVF，尽早拔出透析用导管。

总而言之，对于携带 NCC 透析导管的等待者，应建议其尽快拔除，并建立前臂远端 AVF，且需要评估其 NCC 置管位置及时间。长时间的股静脉 NCC 置管（通常大于 1 个月）可导致髂外静脉血栓性闭塞或狭窄，影响移植手术静脉吻合，所以移植医师应尽量避免 NCC 置管或经右侧股静脉 NCC 置管。对于携带 TCC 的等待者则需要参考其移植等待时间，短期内无行肾移植可能的情况下则应建议其尽早拔除 TCC并建立前臂远端 AVF 或 AVG。对于使用 AVF 或 AVG 的等待者应嘱咐其规律监测内瘘功能和透析充分性，及时处理内瘘并发症，移植医师在门诊或病房评估内瘘功能时可以物理检查为主，有条件的中心可辅以超声检测内瘘血流量、内瘘静脉有无血栓形成或狭窄等异常。

二、肾移植术后血液透析通路的管理

肾移植术后，患者的血液透析通路功能角色转换为备用通路，怎样保护血管资源成为血管通路管理的重要内容。术前经 TCC 透析的受者，住院期间需定期抗凝剂封管，在出院前拔除导管。其他常见血液透析通路则为 AVG 与 AVF，AVG 与 AVF 的长期存在可导致以下并发症：肢体功能障碍主要是由于窃血、内瘘局部压迫导致的循环功能不全或神经病变所引起，发生率约为 4%。主要危险因素包括女性、糖尿病、冠状动脉病变，其发生率与内瘘建立的部位相关，前臂动静脉内瘘、AVG、高位动静脉内瘘的发生风险逐渐增加。通路相关的心力衰竭主要是由于 AVF 或 AVG 带来的额外回心血量引起，通常心输出量至少增加 15%，该数值与内瘘自身的血流量相关，内瘘吻合口越靠近心脏，则增加的回心血量越多。如果肾移植术后患者内瘘持续存在而出现动脉瘤或者是感染、破裂出血、严重瘤样扩张影响美观等情况，一般需要手术切除内瘘。但如果肾移植术后内瘘正常，未出现严重并发症是否需要常规处理呢？有文献提到 AVF 的平均使用寿命可以达到 4～5 年，而 AVG 的平均使用寿命也有 3 年。内瘘持续存在是一个非生理的状态，通路的多数并发症常因血流动力学改变导致，以至于血管毁损。随着内瘘通畅时间的延长，内瘘血管包括流出血管极可能出现瘤样扩张或内膜增生狭窄等，若这种并发症出现在近心端血管，则可导致相关血管的废弃，随之甚至出现相关动脉血栓、闭塞、萎缩等情况，使血管资源耗损。

随着如今内瘘建立及维护技术的飞速进展，内瘘的重建及再通已经相对容易，怎么保留血管资源才是重中之重，所以建议在长时间不使用内瘘的情况下，采用适当的方法将其休眠，可能是较恰当的处置。

常用内瘘休眠的方法为内瘘结扎术，旨在终止血管的进一步重构，保护血管资源。内瘘结扎后保持动脉通畅，可以尽可能地保持动脉通畅，防止内瘘闭塞后动脉血栓萎缩。但由于瘘静脉的闭塞，静脉血管内血栓一般可蔓延至较大的回流分支静脉处。故对于不同结构的内瘘，应该采取个体化处理方式，使患者受益。患者存在回流静脉分支，且离吻合口较近，可以采用闭塞内瘘的方法。①近吻合口处静脉血管结扎（图 1-14-4）：适用于流入段管径较细或正常的内瘘血管，结扎后血管内较少血栓形成。

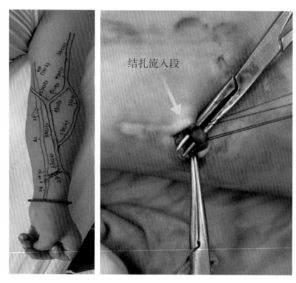

图 1-14-4 近吻合口处静脉血管结扎

②桡动脉重建术（图 1-14-5）：适用于流入段血管瘤样扩张的患者，单纯结扎后扩张的血管内可能形成大量血栓，血栓容易脱落导致动脉闭塞。可采用瘘口切除、桡动脉端端吻合、头静脉残端结扎或缝合。

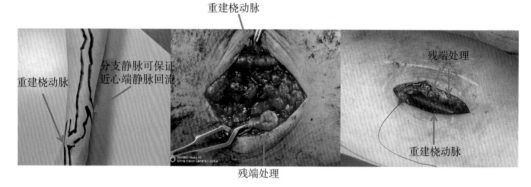

图 1-14-5 桡动脉重建术

患者无回流分支静脉、回流静脉距吻合口过远或瘘血管内径过大导致回流血液缓慢，可以行限流手术（图 1-14-6），将内瘘血流量降到很小，使其在短时间内维持较小的流速，减低血流异常应力，降低对血管的损害，同时不形成血栓，也有利于未来再次启用时腔内技术开通。限流手术种类有折叠缩窄法（plication）、扦插法（interposition）、环阻法（banding）等。以上方法各有优缺点（不再赘述），临床中应当根据实际情况个体化选择。

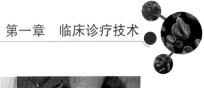

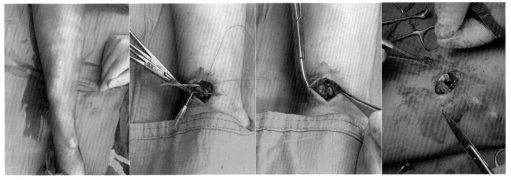

图 1-14-6 内瘘限流手术

内瘘关闭术后，为了避免静脉血栓形成，应当给予一段时间的抗凝治疗及血管加压治疗，等待血管管腔退缩。在血管休眠期间，仍应注意血管资源的保护，尽量避免对上肢重要血管穿刺、输液等操作，尤其不应当留置静脉留置针，以免血管资源损耗。

三、再次肾衰竭时血管通路的重建

目前，我国肾移植术后患者超过 20 万例，且仍在持续增加，由于免疫屏障的持续存在，这些患者可能移植物失功，需再次透析治疗。对于这些患者，不应当首先考虑在未建立内瘘的手臂建立一个新的内瘘，而应该进行原透析通路的评估以及剩余血管资源分析，尽量重启原休眠的通路，为患者节省血管资源。由于原通路血管已经成熟，再次启用后可以即刻穿刺使用，避免患者建立临时血液透析通路等待内瘘成熟的过程。内瘘再启用的方法一般为 PTA 或内瘘成形术。

（1）内瘘成形术：对于休眠后血管资源保护良好、动静脉资源充足、内瘘闭塞段结构消杀、PTA 难度较大的患者，可以采用手术重新建立动静脉内瘘。对于部分患者动脉保护良好，静脉长段闭塞者，可考虑使用静脉分支血管建立内瘘。若静脉闭塞段血管管壁动脉化良好，管腔内血栓填塞，则可行血栓乃至内膜剥脱后实施动静脉内瘘成形术。若桡动脉保护良好，但静脉毁损段较长且无法修复者，也可以采用扦插一段人工血管的方法，建立内瘘。

（2）PTA：对于内瘘闭塞后血管结构尚存的患者（图 1-14-7），可以考虑腔内介入手术开通。由于血管闭塞时间长，腔内空间结构一般已消失，需要采用相应技术锐性开通，若腔内有陈旧赘生物或血管内膜脱落（图 1-14-8），可以钳夹剥脱。由于内瘘血管为曾经成熟的血管，球囊扩张时可以适当偏大，避免血管回弹后管腔残余狭窄。一些尤其是长段血管以及动脉闭塞的患者，实施动静脉内瘘重建困难的患者，尤其适用本方法。

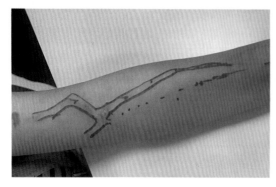

图1-14-7　长段血管闭塞的内瘘

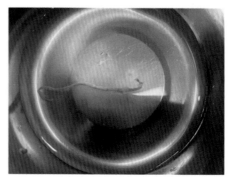

图1-14-8　动脉内剥脱的内膜

四、结论与未来方向

肾移植前后血液净化通路的连续性管理应当引起重视，每个患者都应该根据其自身血管条件、疾病诊疗轨迹、预期治疗结局以及家庭经济能力做出个体化管理策略，以适应患者的不同需求和情况。

未来研究方向：作为肾脏病一体化治疗的内容，应当进一步加强对肾移植、血液净化以及通路管理的研究，探索更优化的通路处理方案，包括新型手术技术、血管保护策略和长期疗效评估，以期为患者提供更安全、更有效的血管通路管理。

参考文献

［1］RAVANI P, PALMER SC, OLIVER MJ, et al. Associations between hemodialysis access type and clinical outcomes: a systematic review[J]. J Am Soc Nephrol, 2013, 24(3): 465-473.

［2］ALMASRI J, ALSAWAS M, MAINOU M, et al. Outcomes of vascular access for hemodialysis: a systematic review and meta-analysis[J]. J Vasc Surg, 2016, 64(1): 236-243.

［3］DREW DA, LOK CE, COHEN JT, et al. Vascular access choice in incident hemodialysis patients: a decision analysis[J]. J Am Soc Nephrol, 2015, 26(1): 183-191.

［4］GOLDFARB-RUMYANTZEV AS, YOON JH, PATIBANDLA BK, et al. The role of initial hemodialysis vascular access in the outcome of subsequent kidney transplantation[J]. Clin Transplant, 2013, 27(2): 210-216.

［5］POINEN K, QUINN RR, CLARKE A, et al. Complications from tunneled hemodialysis catheters: a canadian observational cohort study[J]. Am J Kidney Dis, 2019, 73(4): 467-475.

［6］MURRAY EC, MAREK A, THOMSON PC, et al. Gram-negative bacteremia in hemodialysis[J]. Nephrol Dial Transplant, 2015, 30(7): 1202-1208.

［7］MA A, SHROFF R, HOTHI D, et al. A comparison of arteriovenous fistulas and central venous lines for long-term chronic haemodialysis[J]. Pediatr Nephrol, 2013, 28(2): 321-326.

［8］MAK RH, WARADY BA: Dialysis: Vascular access in children--arteriovenous fistula or CVC?[J]. Nat Rev Nephrol, 2013, 9(1):9-11.

［9］BORZYCH-DUZALKA D, SHROFF R, ARICETA G, et al. Vascular access choice, complications, and outcomes in children on maintenance hemodialysis: findings from the international pediatric hemodialysis network (IPHN) registry[J]. Am J Kidney Dis, 2019, 74(2): 193-202.

［10］SHROFF R, STERENBORG RB, KUCHTA A, et al. A dedicated vascular access clinic for children on haemodialysis: two years' experience[J]. Pediatr Nephrol, 2016, 31(12): 2337-2344.

［11］HUBER TS, LARIVE B, IMREY PB, et al. Access-related hand ischemia and the Hemodialysis Fistula Maturation Study[J]. J Vasc Surg, 2016, 64(4): 1050-1058.e1.

［12］BASILE C, LOMONTE C, VERNAGLIONE L, et al. The relationship between the flow of arteriovenous fistula and cardiac output in haemodialysis patients[J]. Nephrol Dial Transplant, 2008, 23(1): 282-287.

［13］MARTÍNEZ-GALLARDO R, FERREIRA-MORONG F, GARCÍA-PINO G, et al. Congestive heart failure in patients with advanced chronic kidney disease: association with pre-emptive vascular access placement[J]. Nefrologia, 2012, 32(2): 206-212.

［14］AL-JAISHI AA, LIU AR, LOK CE, et al. Complications of the arteriovenous fistula: a systematic review[J]. J Am Soc Nephrol, 2017, 28: 1839-1850.

［15］RAJPUT A, RAJAN DK, SIMONS ME, et al. Venous aneurysms in autogenous hemodialysis fistulas: is there an association with venous outflow stenosis[J]. J Vasc Access, 2013, 14(2): 126-130.

［16］LEE T, HAQ NU. New developments in our understanding of neointimal hyperplasia[J]. Adv Chronic Kidney Dis, 2015, 22: 431-437.

［17］陈花, 仝煦楠. 肾移植受者移植术前血液透析用血管通路的建立及术后维护[J]. 中华器官移植杂志, 2023, 44(12): 712-716.

（武政华）

第二章　超声与血管通路

第一节　超声的基础理论及在血管通路中的应用

一、超声基础

（一）超声波

超声波定义：人耳能感知到的声波（sonic）频率为 20 ～ 20000 Hz，< 20 Hz 称为次声波（infrasonic），> 20000 Hz 为超声波（ultrasound）。

医用超声诊断仪常用超声频率 > 20000 Hz，根据检查部位不同选择不同频率，腹部检查常用 3.5 ～ 5 MHz；深部血管检查常用 8 ～ 10 MHz；浅表脏器检查常用 10 ～ 14 MHz；血管通路超声可用 15 ～ 20 MHz。

（二）超声波物理特性

1. 波　波是能量传递过程，分为横波和纵波。

（1）横波：波的传播方向和振源的震动方向垂直（图 2-1-1）。

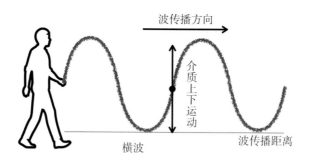

图 2-1-1　横波示意图

（2）纵波：波的传播方向和振源的震动方向一致，又称疏密波（图 2-1-2）。超声波是以纵波方式传播。

2. 频率，波长，声速　①频率（frequency）指在单位时间内质点内震动次数，单位 Hz。②波长（sound wavelength）指波在一个振动周期内传播的距离。③声速（velocity of sound）指声波在介质中传播速度，人体软组织平均声速为 1540 m/s。

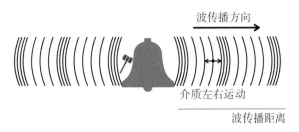

图 2-1-2　纵波示意图

声速等于频率乘波长。频率不同，超声波在同一介质中声速相同。同一频率的超声波在不同介质中以不同速度传播，所以波长也不同。

3. **声衰减**　声衰减是指超声波在介质中传播，由于传播介质黏滞性、热能转化和散射等导致能量损失。人体组织中蛋白含量高特别胶原蛋白含量高衰减明显；组织钙质含量高衰减也重；水是衰减最小介质。

4. **反射**　声波在存在声阻抗差的界面上且界面远大于波长时产生反射。

声阻抗为 $Z=\rho \times C$（Z：声阻抗；ρ：介质密度；C：该介质固有声速）

当声阻抗差 > 1/100 时有反射，声阻抗差值越大反射越强。

5. **折射**　声束在射入不同声速界面时声波会发生偏转也就是折射。与反射不同折射受声速影响与声阻抗无关。

二、超声诊断

（一）超声医学简史

医学影像学（medical imaging）是研究人体形态学的学科，由超声影像学（ultrasonography）、放射学（radiology）、磁共振成像（magnetic resonance imaging）以及核医学（nuclear medicine）共同构成。超声诊断学进入临床已经超过 60 年历史。1952 年，美国 Wild 等利用 A 型超声探测人体组织，A 型超声由波幅表示反射强度，横坐标表示为深度的显示方式，因其不能直观显示解剖信息现基本已淘汰，B 型超声在 20 世纪 60 年代开始进入临床，以亮度反映超声波反射强度，因比较直观反映组织解剖结构，无辐射，实时动态，浅表分辨率高等优点被广泛应用于腹部、妇科、产科及小器官脏器诊断。20 世纪 80 年代初彩色多普勒超声进入临床，能在 B 型超声基础上叠加彩色血流信号，在不用造影剂情况下获得血流动力学相关信息，使超声在血管疾病诊断中成为首选。

（二）超声在通路中优缺点

DSA 作为血管介入常规监测手段，优点主要在于操作简便，显示全面。但 DSA 其实和 X 线平片都是重叠影像图像。

超声和 CT 图像类似，是切面影像，可以更精准定位，而且在通路上因为位置浅表可以通过提高频率来提高分辨率，甚至能显示静脉瓣、内中膜结构。

缺点有当目标血管或介入器材不在此切面上时无法显示，因探头宽度有限、显示范围局限，普通超声对中心静脉病变诊断困难，而且超声对操作者要求较高，需要熟悉机器调节，并能熟练操作探头跟踪血管及介入器材。

（三）超声成像基本原理

超声和雷达工作原理类似，首先发射一组超声波（图 2-1-3），在间歇期接收反射回来的超声波成像（图 2-1-4）。

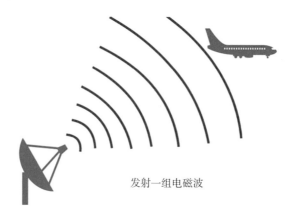

发射一组电磁波

图 2-1-3 发射超声波

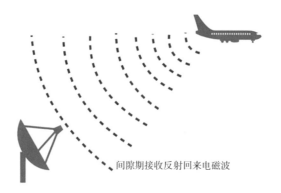

间隙期接收反射回来电磁波

图 2-1-4 间歇期接收反射回来的超声波

超声探头本质是换能器，内有压电晶片，该晶片具有压电效应（piezoelectric effect）。再加上 > 2 万 Hz 电压时产生相同频率的形变，发射出超声波（图 2-1-5）；相反，当接收到反射回来的超声波时压电晶片会产生相应频率的电压，当超声机器感知其电压变化通过计算产生图像（图 2-1-6）。

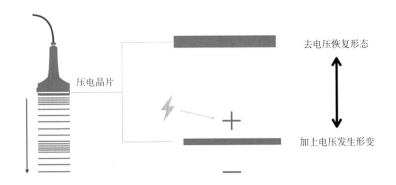

图 2-1-5　产生并发射超声波示意图

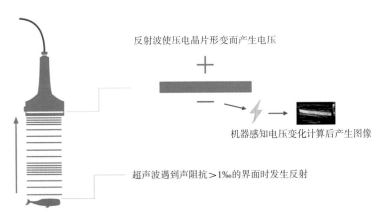

图 2-1-6　接收超声波并转化为电信号，最终产生超声图像示意图

（四）通路常用超声诊断模式

1. B 型超声诊断法　由声束扫描人体切面的声像图，将回波以灰度展示，为二维平面图像。B 型超声是通过组织切面亮度反映人体解剖结构。一个光点对应一个回波，光点越亮，表示回声越强，无光点表示无回声（图 2-1-7）。

2. 彩色多普勒血流成像（color Doppler flow imaging，CDFI）　指利用多普勒效应显示血流情况，是在二维声像图上叠加彩色血流图。通过 CDFI 能知道有无血流、血流方向及大致血流速度（图 2-1-8）。

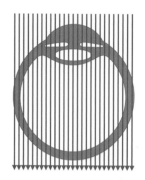
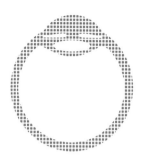

图 2-1-7　B 型超声通过灰阶图像展示解剖结构，灰度对应反射强度

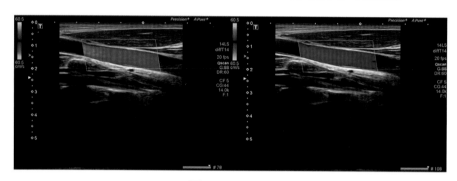

图 2-1-8　CDFI

红、蓝颜色表示血流方向，而非动静脉

3. 频谱多普勒超声　以频谱方式显示，纵坐标表示血流速度，横坐标表示时间。通过频谱多普勒超声可以测量任一时间点上血流速度（图 2-1-9）。

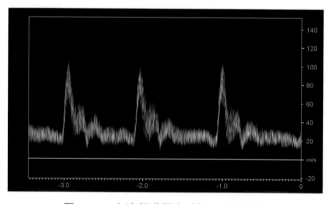

图 2-1-9　血流频谱图为时间 – 速度曲线

三、B 型超声诊断法

（一）图像识别

1. 图像方位　因超声是切面影像，所以和解剖学一样分为横切面、矢状切面及冠

状切面。图像前半部分称为近场，显示声束先通过部位；后半部分称为远场，为声束后通过部位；探头一侧都有标记（Mark），该侧图像显示在屏幕右侧（图 2-1-10），常规横切时标记侧应放在患者右侧（图 2-1-11）；矢状切（图 2-1-12）及冠状切（图 2-1-13）时在头侧。

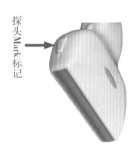
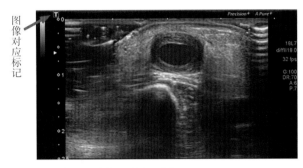

图 2-1-10 探头标记点与图像标记点相对应

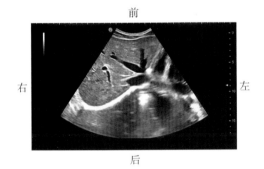
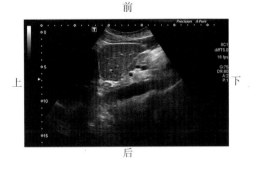

图 2-1-11 横切面对应人体解剖方位　　　　图 2-1-12 纵切面对应人体解剖方位

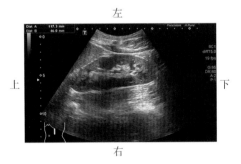

图 2-1-13 左侧冠状切面图像

上、下对应人体左、右；若右侧冠状切面图像也上、下对应人体右、左

2. 回声　B 型超声通过灰度及亮度信号反映反射信号强弱，习惯把回声强度分为强回声（结石、骨骼表面等高声阻抗差界面）、等回声（肝脏回声）、低回声（肾脏髓质回声、血管中膜回声）、无回声（血液、胆汁、尿液回声）。

3.血管图像识别　动脉在探头加压时血管无明显形变,静脉加压时管腔塌陷(图2-1-14)。能显示动脉内中膜结构(图2-1-15),静脉可见静脉瓣(图2-1-16);急性血栓表现为血管腔内中低回声充填,回声随时间逐渐增强(图2-1-17);普通人血管壁显示为强－低－强回声结构(图2-1-18),其中低回声为人血管壁回声,两侧强回声为人血管与周围组织和血液之间高反射界面回声;即穿型人血管因内含硅胶层表现为多层强低相间结构(图2-1-19)。

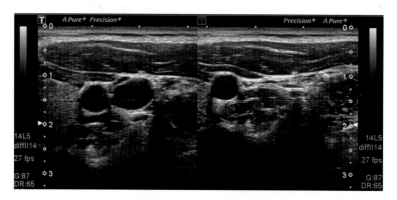

图 2-1-14　血管加压超声

a.在未加压时颈动静脉均能显示;b.加压探头后颈静脉管腔塌陷

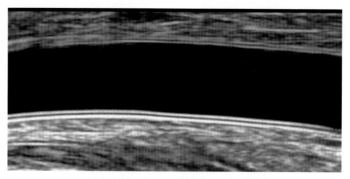

图 2-1-15　动脉内中膜结构(内膜呈高回声,中膜呈低回声)

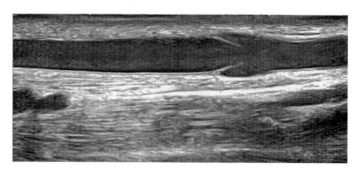

图 2-1-16　静脉及静脉瓣结构

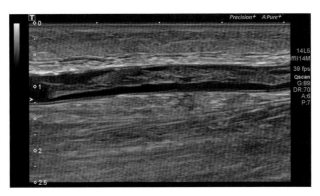

图 2-1-17 桡动脉内血栓

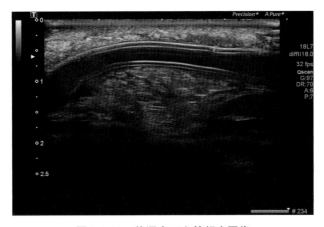

图 2-1-18 普通人工血管超声图像

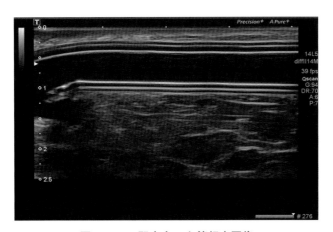

图 2-1-19 即穿人工血管超声图像

（二）通路患者检查前准备

1.患者检查前准备 患者无须特殊准备，穿着宽松衣物，充分暴露检查侧肢体，平卧位、坐位均可。

2.超声准备

（1）建立患者信息目录：输入患者姓名、年龄、住院号等信息，方便图像存储及后期资料调取。

（2）选择探头：通路血管一般选择频率 15～18 MHz 线阵探头。

（3）选择预设检查模式：如果超声机器没有通路模式情况下，可以选择小器官（甲状腺）模式观察二维情况，选择上肢血管模式观察血流情况。

（三）B型超声机器调节及图像优化

1.深度调节　指屏幕显示深度范围。因为通路血管位置浅表，所需深度＜20 mm，而一般机器预设是检查位置相对较深脏器，图像显示目标血管细小，大部分为深部无用信息。通过调节深度标尺以获得更好的图像分辨力，推荐深度 25 mm（图 2-1-20）。

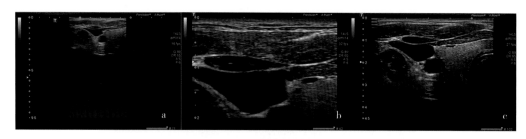

图 2-1-20　颈部血管显示

a.深度过深，致目标血管图像偏小、显示不清；b.深度过浅，致目标血管图像显示不全；c.深度合适，目标血管显示完全、清晰

2.空间分辨力调节　空间分辨力指机器能分辨相邻两点最小距离。空间分辨力依图像方向可分为轴向分辨力、层厚分辨力和侧向分辨力（图 2-1-21）。

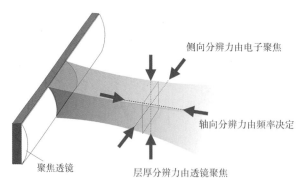

图 2-1-21　空间分辨力调节

图像可以理解为很多立方体像素堆砌而成，只有让每个像素长、宽、高尽量小，图像才能清晰、分辨力高，所以超声机器通过不同方式降低像素 3 个维度上的大小

（1）轴向分辨力：指分辨沿声束方向上相邻两界面之间的能力，主要由探头频

率决定。超声波和光波都具有相同特性，在传播过程中波长小于反射界面时会发生反射和折射；波长等于反射界面时会发生绕射；当波长大于反射界面时会发生散射（图 2-1-22）。而超声是靠反射成像，只有当波长小于反射界面时才能有足够反射信息，从而使机器识别该界面。为了让机器识别更小的界面或者为了提高轴向分辨率，可以通过减小波长实现，声速在同一介质中是固定的，声速等于波长乘频率，所以可以提高探头频率实现高轴向分辨力。可以用 1 个例子帮助大家更好地理解这个问题，分别派遣蚂蚁部队（可以认为是腿短——波长短，频率高）和大象部队（腿长——波长长，频率低）去侦察，当遇到较小障碍物时，有部分蚂蚁因为腿短过不去只能返回，这使机器能感知该障碍，而大象因为腿长，当遇到较大的障碍物时，才有返回，导致只能识别较大的障碍物，也就是分辨力低。但蚂蚁部队也有明显缺点，因沿途反射太多，导致损耗过大，所以穿透力差，而大象部队反之（图 2-1-23）。因此可以总结为频率高者轴向分辨力高、穿透力差；频率低者轴向分辨力低、穿透力强（图 2-1-24）。超声波本质上是一种能量的形式，在人体中传播会产生相应的生物学效应，不能为了提高穿透力无限制地提高其发射功率，超声机器设计是在安全功率基础上，在满足穿透力情况下选择最高频率，一般腹部超声探测深度 15 ~ 20 cm 选择 3.5 ~ 5 MHz；普通血管超声探测深度 4 ~ 6 cm 选择 8 MHz；小器官探测深度 2 ~ 4 cm 选择 12 MHz。通路血管常规需要探测深度一般 < 3 cm，可以选择 18 MHz 甚至更高频率，所以在购买超声机器时可选择更超高频率探头。随着超声机器发展，处理速度提高，探头由固定频率发展为可变频、宽频探头，可以通过调节现有高频探头频率使其在更高频率上工作满足要求。

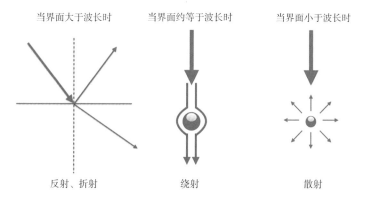

图 2-1-22　超声波只有在遇到大于波长界面时才会发生有效反射，可以通过减小波长识别更小的界面、提高轴向分辨力

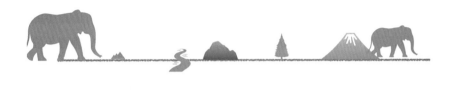

图 2-1-23　波长长（腿长）——穿透力高；波长短（腿短）——分辨力高

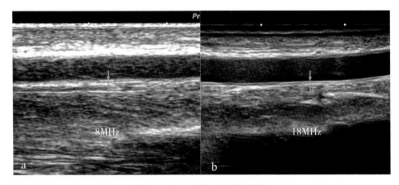

图 2-1-24　血管壁结构超声

a.探头频率 8 MHz 时血管壁结构显示不清；b.探头频率 18 MHz 时血管壁结构显示清晰

（2）层厚分辨力：指切面厚度上的分辨力，是由探头厚度方向上声束的宽度决定，也通过 1 个例子帮助大家理解，下图是 1、10、100 幅相同画重叠后的效果（图 2-1-25），当重叠画数量越少时，图像越清晰，也就是探头厚度方向上声束越薄图像越好，为了达到此效果，厂家在探头内放置凸透镜来聚焦（图 2-1-26），但此种方式聚焦是物理性的，后期无法调节，因为探头使用目的不同，所以焦点位置不同，如 3.5 MHz 腹部探头主要是用来探查腹部脏器，所以一般聚焦位置在 10 ~ 15 cm，探查甲状腺的 12 MHz 小器官探头聚焦位置在 2 ~ 3 cm，而 18 MHz 的超高频探头聚焦位置在 0.5 ~ 1.5 cm。可以得出结论：对探查 1 cm 深度物体时，虽然可以把小器官探头频率提高到 18 MHz 使轴向分辨力提高，但因聚焦点原位置，层厚分辨力依然不如 18 MHz 超高频探头，所以探查 1 cm 位置上物体超高频探头图像质量一定更好。

（3）侧向分辨力：指声束扫描方向的分辨率，可以把图像理解为由很多立方体排列起来，立方体每条边越小，图像质量就越好，前面解释了轴向通过提高频率减小波长，垂直平面方向通过透镜减小探头声束提高层厚分辨力，为了降低侧面声束厚度，利用通过延迟激发晶体片，使子波相互干扰达到侧向聚焦（图2-1-27），提高其分辨力。此工作方式是通过电子方式实现，所以可以随时调节聚焦点，将焦点放在感兴趣区域（图2-1-28）。

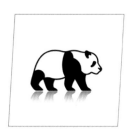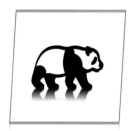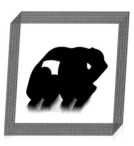

图 2-1-25　1、10、100 幅相同画重叠后的效果（重叠越少越清晰）

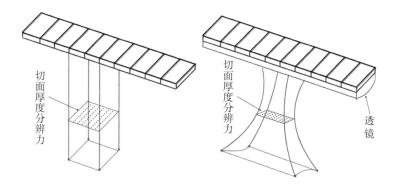

图 2-1-26　透镜降低探头声束厚度及提高切面厚度分辨力

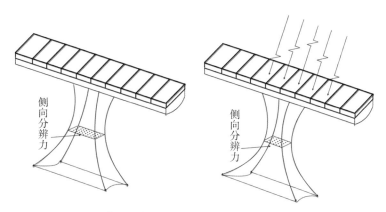

延迟激发晶体片，使子波相互干扰达到侧向聚焦提高侧向分辨力

图 2-1-27　为了降低声束侧面厚度，通过延迟激发晶体片，使子波相互干扰达到侧向聚焦

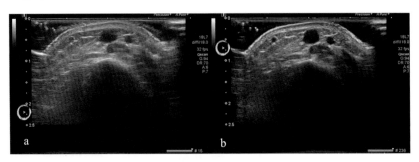

图 2-1-28　目标血管超声

a. 焦点位置不正确导致目标血管模糊；b. 焦点位置恰当、目标血管图像清晰

3. 二维总增益　指机器对接收到的信号整体放大，可理解为收音机的音量键。在听轻音乐时，如果把音量键开到最大，就会听到明显的电子杂波。同理，在观察血管腔、胆囊腔等低反射物体时需要关低总增益，但需要观察周围组织时过低总增益又会让图像层次不清（图 2-1-29）。因此，在观察不同脏器时宜随时调节合适增益。

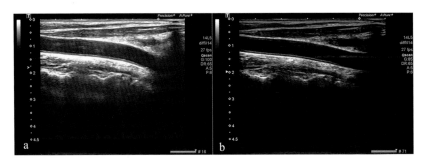

图 2-1-29　血管腔内超声图

a. 增益过高致血管腔内透声差；b. 增益合适

4. 深度补偿增益　又叫时间补偿增益，是由于超声波在人体传播过程中，声能逐渐衰减，如果不做干预就会导致图像近场明亮、中远场暗淡，为了图像一致性将近场信号抑制、远场补偿（图 2-1-30、图 2-1-31）。

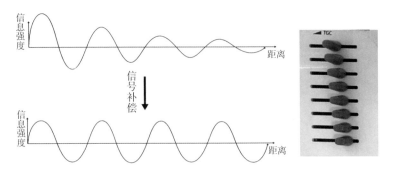

图 2-1-30　通过信号补偿使图像前后场信号强度一致

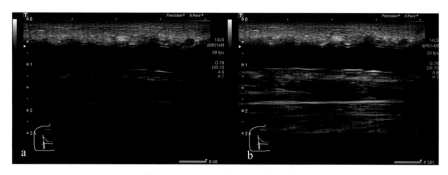

图 2-1-31　人工血管后壁超声图

a. 因衰减重致人工血管后壁显示不清；b. 利用深度补偿使人工血管后壁清楚显示

四、CDFI

（一）彩色多普勒原理

多普勒效应由 1842 年奥地利物理学家 Christian Doppler 首次发现，指接收体与波源存在相对运动时，波的频率会发生改变（图 2-1-32），超声机器通过检测频率变化了解血流方向。$f_d = f_a - f_r$，其中 f_d 为多普勒频移，也就是频率差，f_a 为发射频率，f_r 为接收到频率，当 f_d 为正表示血流朝向探头面，f_d 负表示血流背向探头面，还可通过多普勒公式计算红细胞运动速度。多普勒公式为 $v = \dfrac{f_d c}{2 f_a \cos\theta}$，C 为声速，$\theta$ 为声速与运动方向的夹角（图 2-1-33）。

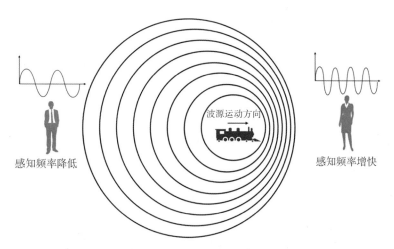

图 2-1-32　存在相对运动时接收到频率会发生改变

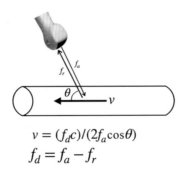

$$v = (f_d c)/(2f_a \cos\theta)$$
$$f_d = f_a - f_r$$

图 2-1-33　多普勒公式

（二）CDFI 超声图像认识

（1）首先观察速度标尺（图 2-1-34），速度标尺由红、蓝表示，朝上的颜色表示该颜色血流迎向探头面，朝下的颜色表示该颜色血流方向背离探头面。一般大家习惯红色表示血流迎向探头面、蓝色表示血流背离探头面，但颜色可以反转，不是所有的红色都表示为迎向探头面（图 2-1-35）。速度标尺上有速度标示，可以认为当血管速度小于标志速度时显示为单色，当超过标示速度时显示为红蓝相间花色血流。

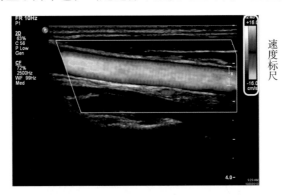

图 2-1-34　速度标尺上颜色表示血流方向，数值表示速度

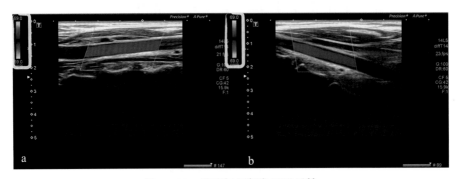

图 2-1-35　速度标尺颜色可以反转

a. 标尺蓝色朝上表示迎向探头血流为蓝色；b. 标尺红色朝上表示迎向探头血流为红色

（2）彩色多普勒超声是在二维超声基础上叠加彩色信号，所以在图像上彩色表示有运动物体，常见为血流（图 2-1-36）。

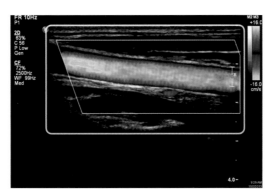

图 2-1-36　CDFI

（3）根据颜色判断血流方向，与速度标尺朝上同色表示血流迎向探头，反之背离探头；通过图中红色判定为血流迎向探头（图 2-1-37），沿血管走行 A、B 两点分别与探头面连线，发现 A 距探头面近、B 距探头面远（图 2-1-38），所以判定血流方向为由 B 到 A。

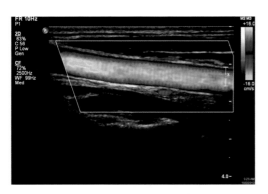

图 2-1-37　速度标尺红色朝上

CDFI 血流颜色为红色，表示血流为迎向探头

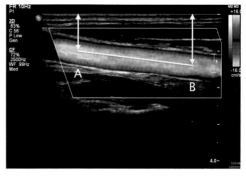

图 2-1-38　血管走行线（A-B）

分别测量 A 点、B 点距探头距离后得知：迎向探头血流是由 A 点流向 B 点，也就是图像左至右

（4）当确定血流方向后，需结合二维方位判定血流性质。二维纵切面图右 – 左分别代表为人体上 – 下（图 2-1-39），如此图颈部血管表示为离心血流（动脉）；如是下肢血管为回心血流（静脉）。

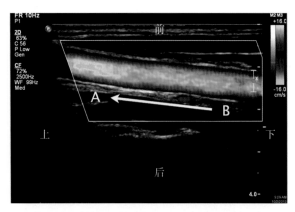

图 2-1-39　确定血流方向加上纵切超声方位判定该血流为离心或回心血流

（三）血流夹角对声速的影响

超声探头作为一平面，在理想状态下希望血流垂直该平面，也就是平行于声束方向，这时实际速度等于有效速度，但在人体中这样理想的血管基本不存在，一般都与声束存在一定夹角，可以把该速度 v 分解为两个方向投影，其中平行于声束的 V_a 是机器能检测出的有效速度（图 2-1-40）。模拟血流速度为 100 cm/s 的血管在声束存在不同夹角时机器测得有效速度，发现随着角度增大有效速度为非线性变化，当夹角 > 60° 后测量误差明显增大，所以在测量血流速度时要求夹角 < 60°（图 2-1-41）。

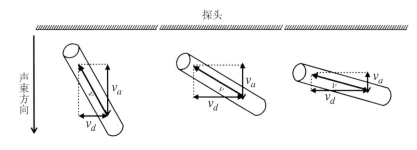

血流速度 100 cm/s

声束与血流夹角	30°	60°	75°
有效速度	86.6 cm/s	50 cm/s	25.9 cm/s

图 2-1-40　血流夹角对声速影响

表示当血流速度为 100 cm/s 时，随血管与声束夹角变大而有效速度及超声机器能感知速度（有效速度）变小

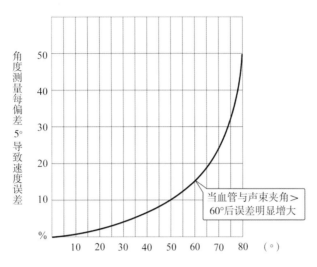

图 2-1-41　血流速度与夹角

纵坐标表示在测量时校正角度每偏差 5° 时测量误差；横坐标表示血管与声束夹角，当夹角＞ 60° 后误差明显增大

（四）超声血流图机器调节及图像优化

1. 彩色取样框角度调节　在血管检查中可以利用声束（彩色取样框）倾斜达到声束与血管夹角＜ 60°，其工作原理是利用延迟激发晶体片使声束发生偏转，一般能偏转 15°，如图 2-1-42 所示，原血管与声束夹角为 75°，利用声束偏转夹角变为 60°。但在实际操作中很多血管与皮肤平行，也就是与声束夹角为 90°，只利用声束偏转无法达到夹角＜ 60°，对于动脉或张力较高血管可以适当加压一侧探头加上声束角度偏转满足夹角＜ 60°。对于静脉或者张力较低血管，为避免加压探头挤压血管导致人为狭窄，可以抬高一侧探头在其间充填更多偶合剂（图 2-1-43）。

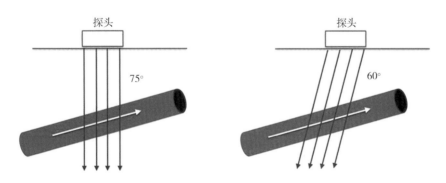

图 2-1-42　通过声束偏转减小声束与血管夹角

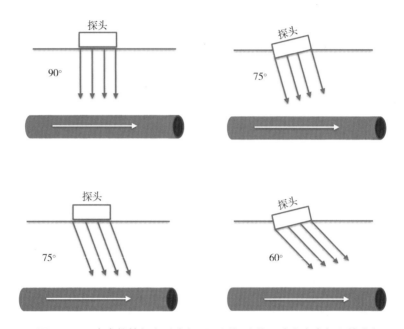

图 2-1-43　声束偏转加上适当加压一侧探头共同减小声束与血管夹角

2. 取样框大小调节　取样框过大导致帧频减慢，图像出现动画感，应调节取样框大小仅覆盖感兴趣血管区域（图 2-1-44）。

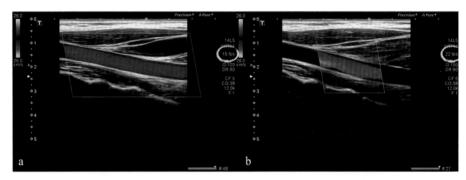

图 2-1-44　取样框大小应合适，否则导致成像帧频过低

a. 取样框过大导致帧频只有 15 fps；b. 减小取样框大小帧频提高到 22 fps

3. 速度标尺　本质是脉冲重复频率，超声成像原理和雷达一样，需要发射和接收交替进行，调节脉冲重复频率就是发射、接收的频率，当调节不当时彩色血流图可出现花色血流（混叠伪像）（图 2-1-45），或者血流信号缺失，主要是由尼奎斯特采样定理所导致，为了帮助理解先看一组表盘（图 2-1-46），从左到右感觉分针在逆时针转动，而且每 45 min 才转动 90°，分针要旋转 1 圈需要 180 min。造成这种错觉的原因是取样频率过低，每 45 min 取样 1 次，要准确了解分针运动方向和速度，必要条

件是在分针转到半圈前取样1次，也就是取样频率要大于运动频率2倍，这就是尼奎斯特极限频率。对于狭窄处高速血流就像秒针，要了解其速度就要更高取样频率，每分钟大于两次；当检测低速血流时就像时针，当每30 s观察1次，机器无法感知其运动，为了观察时针运动可以间隔更长时间观察，也就是降低采样频率；所以对于不同血流速度应调节相应脉冲重复频率，当血流呈花色时提示出现混叠伪像，应提高脉冲重复频率，对于血管血流信号缺失提示流速低，应降低脉冲重复频率。

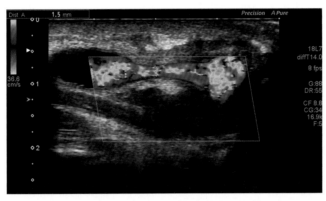

图 2-1-45 因血流速度超过尼奎斯特极限，导致彩色血流图呈红、蓝相间花色血流

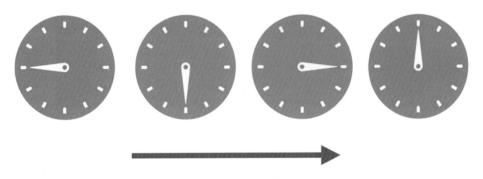

图 2-1-46 表盘

从左到右观察表盘，感觉分针在逆时针转动，而且每45 min才转动90°，分针要旋转1圈需要180 min

4.彩色增益调节 其原理与二维增益类似，当彩色增益过低时管腔内血流充填不好或缺失，当增益过高则出现血流信号溢出血管腔（图2-1-47）。

5.探头频率调节 B型超声可以通过提高探头频率提高二维轴向分辨力，但CDFI是依据多普勒原理成像，当提高探头频率可致穿透力下降，接收到多普勒信息减少。敏感性下降，所以在彩色多普勒血流图上应降低频率、增加穿透力、提高彩色敏感性（图2-1-48）。

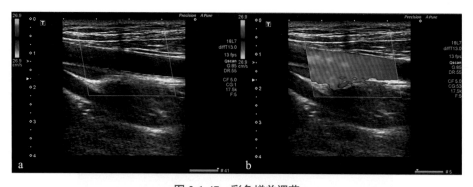

图 2-1-47 彩色增益调节

a. 彩色增益过低，血流信号缺失；b. 彩色增益过高，血流信号溢出

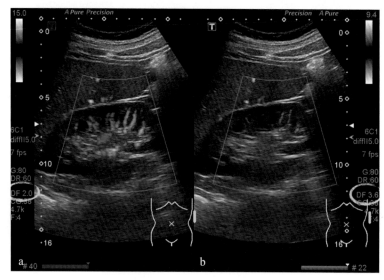

图 2-1-48 探头频率调节

a. 频率为 2 MHz 时肾脏彩色血流图；b. 当频率提高到 3.6 MHz 时，血流敏感性明显下降

五、频谱多普勒

（一）频谱多普勒原理

CDFI 只能知道血流方向、大致血流速度。要得出具体血流速度需要频谱多普勒，常用为频移（速度）- 时间显示频谱，横坐标代表时间单位 s，纵轴代表速度单位 cm/s，其成像原理为在一个时间点上，取样容积内红细胞速度信息在坐标上标记，在此时间点上红细胞速度不一，形成短棒状亮线，速度显示为正表示为迎向探头，为负表示背离探头，亮度（灰度）表示相同速度红细胞数量，宽度表示速度分布范围（图 2-1-49）。把心动周期内每个时间点都进行描记就产生频移 - 时间频谱（图 2-1-50），通过此频

谱可以得到收缩期峰值流速、舒张末期流速、阻力指数、平均流速、搏动指数，加上血管直径还能计算血流量等参数。

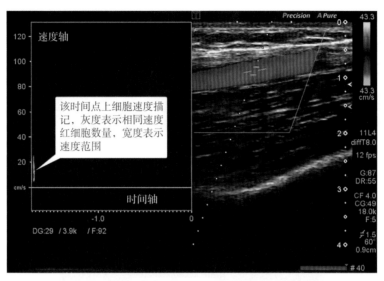

图 2-1-49　在一个时间点上，取样容积内红细胞速度信息在坐标上标记，得到棒状速度范围

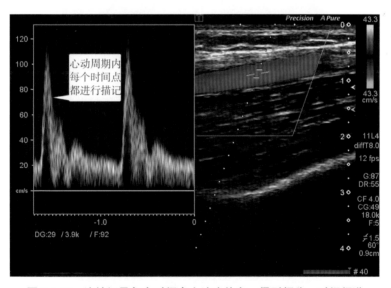

图 2-1-50　连续记录每个时间点上速度信息，得到频移 - 时间频谱

（二）机器调节

1. 角度校正　超声机器只能得到沿声束方向速度信息，而绝大多数血管与声束存在夹角，如果不告知机器血管方向（角度校正）得出血流速度比真实速度小（图 2-1-51）。

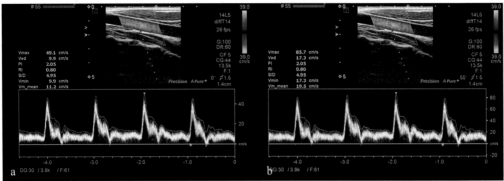

图 2-1-51　角度校正

a.未校正角度致血流速度偏小；b.准确校正角度得到真实血流速度

2.频谱混叠　当频谱出现混叠时（图 2-1-52）可以通过 2 种方式消除，首先调节速度标尺也就是脉冲重复频率（图 2-1-53），如果仍有混叠时可通过调节基线位置（图 2-1-54）消除。机器上有一键优化键可以自动优化频谱。

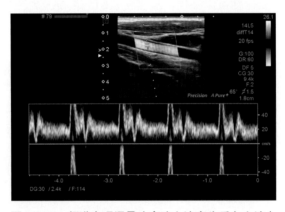

图 2-1-52　频谱出现混叠（高速血流变为反向血流）

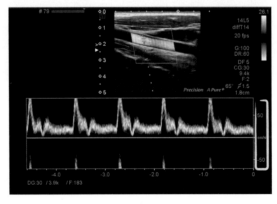

图 2-1-53　通过调节速度标尺也就是脉冲重复频率消除或减小混叠

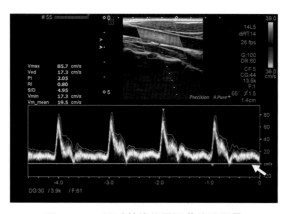

图 2-1-54　通过基线位置调节消除混叠

六、通路超声术前评估

二维超声可以提供血管位置、深度、管壁、管径、管腔情况。彩色超声可以提供血流方向信息。频谱多普勒可以提供血流流速、阻力情况及血流量情况。通路评估可以分为内瘘术前评估及内瘘术后评估。

1. 术前评估　内瘘术前超声报告模板包含以下部分：相应部位动、静脉内径情况；必要时可给出静脉血管的深度；其内有无血栓；动脉有无钙化及其动脉弹性情况（图 2-1-55）。

检查部位：动静脉内瘘术前评估

所见：
左上肢静脉（压脉带加压后 3min）：
鼻烟窝处头静脉　　内径 1.8mm
腕部头静脉　　　　内径 1.7mm　（12 点钟）
前臂中段头静脉　　内径 1.9mm　（腹侧）
前臂中段头静脉　　内径 1.7mm　（背侧）
肘部处头静脉　　　内径 2.5mm
上臂中段头静脉　　内径 2.7mm
肘正中静脉　　　　内径 1.9mm
上臂中段贵要静脉　内径 3.4mm
穿静脉　　　　　　内径 1.8mm
左上肢动脉：
鼻烟窝处桡动脉　　内径 2.0mm
腕部处桡动脉　　　内径 2.1mm　局部速度 45cm/s
前臂中段桡动脉　　内径 1.9mm
肘部处桡动脉　　　内径 2.0mm
肱动脉　　　　　　内径 2.0mm　血流量 76mL/min
肱动脉反应性充血试验
S1：65cm/s；S2：72cm/s；RI：0.91
左侧桡动脉内膜毛糙，可见多个强回声斑，最大约 1.2mm x0.3mm

提示

1. 左侧腕部头静脉管径较细。

2. 左侧桡动脉管壁广泛钙化。

3. 左侧肱动脉反应性充血试验 RI：0.91

图 2-1-55　内瘘术前报告示例

2. 动脉部分　在内瘘术前评估中，动脉评估是通路评估的重点，首先要评估动脉采血情况，只有在动脉良好的情况下，AVF 才有成功的基础。

评估动脉除了评估动脉本身管径情况外，还要注意以下情况，如尺桡动脉高分叉（图 2-1-56），起始位置位于腋动脉或者锁骨下动脉，这种情况下，桡动脉因起始位置高，导致吻合口处压力下降。

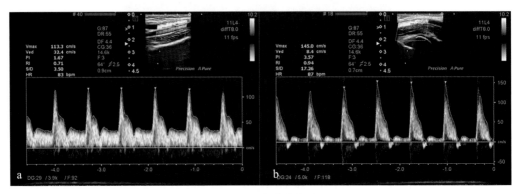

图 2-1-56　尺桡动脉高分叉

部分桡动脉起始于肘部尺动脉。但尺桡动脉分叉处尺动脉为优势动脉，而桡动脉管径偏细（图 2-1-57），也导致内瘘术后成熟不良。

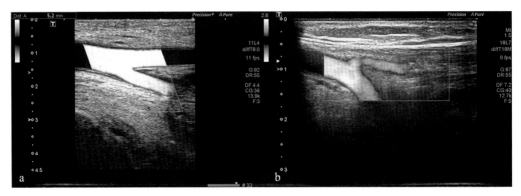

图 2-1-57　桡动脉管径偏细

部分瘘动脉因管腔增宽、管径增长，导致走行扭曲。因血管极度扭曲（图 2-1-58），导致血流压力过度消耗，最终引起瘘静脉压力下降。

处理此类动脉血管扭曲病变（图 2-1-59），无法通过介入治疗，只能通过开放手术将扭曲段切除。

透析患者中有很大部分为糖尿病肾病。这类患者动脉钙化比较明显（图 2-1-60）。当血管壁钙化明显时，也要考虑手术方式。

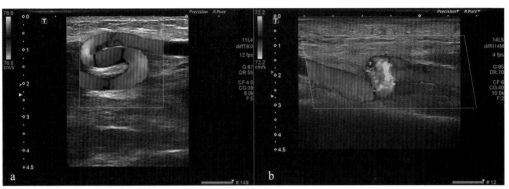

图 2-1-58 动脉走行扭曲

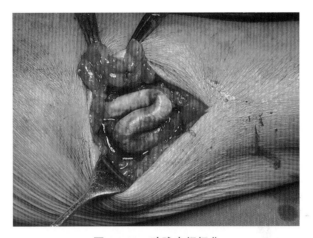

图 2-1-59 动脉走行扭曲

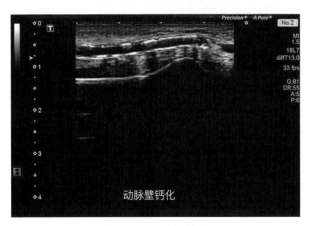

图 2-1-60 血管壁钙化

3.静脉部分 在瘘静脉评估中，常规评估静脉管径及其深度（图 2-1-61）。当瘘静脉管径＜ 2 mm，术后血管扩张可能不良，导致流量不足，穿刺困难。当血管管径＞4 mm，后期护士穿刺困难。

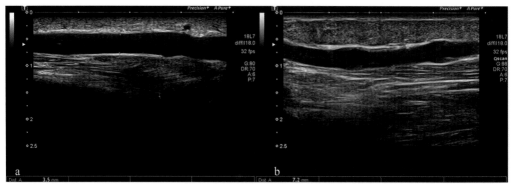

图 2-1-61　瘘静脉管径及深度

进入透析前应该特别注意头静脉内是否有血栓（图 2-1-62）。因常规头静脉内流速较低，通过彩超判断有无血栓比较困难。判断血栓常用办法为适当加压血管。正常血管随着加压有明显形变，但当血管无形变时，要考虑有血栓形成。

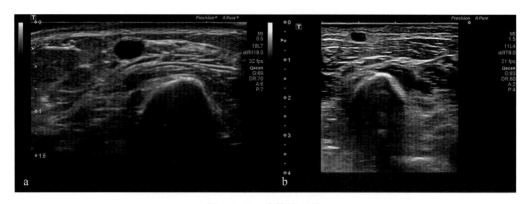

图 2-1-62　瘘静脉血栓

因透析血管是患者生命线，为了透析血管利用最大化，在检查静脉时应先束臂 ≥ 5 min，特别是有血管壁水肿时，更应加长束臂时间（图 2-1-63）。

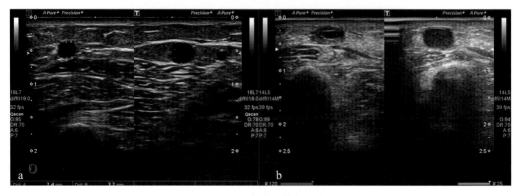

图 2-1-63　束臂后管径扩张

对于瘘静脉走行特别扭曲的患者(图 2-1-64)应特别注意,因为对于扭曲的血管,当内瘘完成且成熟后,护士穿刺空间受限且穿刺困难。

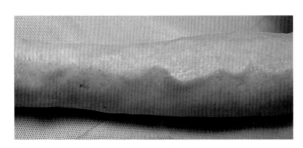

图 2-1-64 瘘静脉扭曲

七、血管内瘘超声评估

1. 报告内容 图 2-1-65 是内瘘术后推荐超声报告模板。在报告内,应交代内瘘手术术式、肱动脉血流量及助力指数、桡动脉静脉心端管径、血流速度、吻合口管径、静脉系统管径、狭窄处管径、狭窄长度、狭窄处血流速度、狭窄近心端血管管径及血流速度。必要时还需交代狭窄的类型。

检查部位:内瘘

超声所见:
　　左侧头静脉---桡动脉端侧吻合后 1 年。
　　肱动脉内径 6.9mm,血流速度 84cm/s,RI:0.59,血流量 480 mL/min。
　　桡动脉近心端内径 5.8mm,血流速度 78cm/s,RI:0.43。
　　桡动脉远心端内径 2.7mm,血流速度 42cm/s,RI:0.76,血流方向:回心血流。
　　吻合口内径 6.0mm,近心端开口处内径 3.3mm,远心端开口处内径 2.2mm。
　　头静脉静脉流出道处内径 3.2mm,血流速度 432cm/s。
　　距吻合口 46mm 处局部管腔变细,内径 0.7mm,范围 23mm,内中膜厚 1.4mm,局部血流速度 875cm/s,RI:0.57。
　　头静脉前臂中段内径 5.3mm,血流速度 38cm/s,RI:0.42,深度 5.8mm。
　　头静脉前臂肘部内径 5.2mm,血流速度 28cm/s,RI:0.31,深度 6.7mm。
　　穿静脉内径 4.0mm,血流方向浅至深。
　　上臂中段头静脉内径 4.3,深度 5.7mm。
　　头静脉弓处内径 3.4mm。
　　肘正中静脉管径 2.8mm。
　　上臂贵要静脉内径 6.8mm。

提　示:
1、左侧头静脉局部管腔狭窄。
2、左前臂头静脉位置深。

图 2-1-65 超声报告示例

2. 血流量 是动静脉内瘘评估的第一要点。测量选择平直的肱动脉。取样门要包络整个血管,利用时间平均流速及血管管径让机器计算出血流量(图 2-1-66)。正常动静脉内瘘血流量应 > 600 mL/min。人工血管内瘘应 > 大于 1000 mL/min。

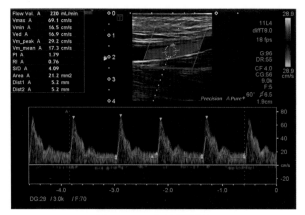

图 2-1-66　血流量测定

3. 动脉部分　对于动脉首先应关注其管径，同时也应关注血管的钙化情况（图 2-1-67）。

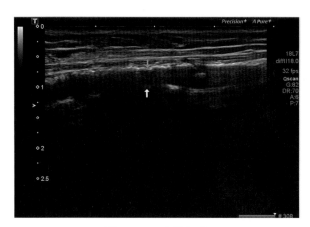

图 2-1-67　血管钙化

4. 吻合口部分　端侧吻合（图 2-1-68）术后，当瘘静脉无明显狭窄，桡动脉远心端为回心血流，可以大致通过桡动脉水流方向判断瘘静脉有无明显狭窄。桡动脉远心端为回心血流，虽为窃血，但患者一般无临床症状。当患者手部有窃血症状时，需要积极处理。

端端吻合（图 2-1-69）可破坏动脉系统正常解剖结构，导致尺侧无法再行 AVF，所以不推荐此种吻合方式。

5. 瘘静脉部分　静脉流出道狭窄是最常见的狭窄部位（图 2-1-70），称为 I 型狭窄。发生狭窄的原因：手术游离血管导致该段血管自身血供不足；动静脉吻合口处动脉及静脉压力阶差较大，剪切力明显降低，导致内膜增生明显；手术时吻合角度差；血管扭曲等。

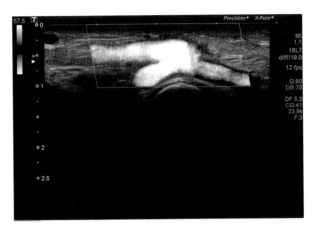

图 2-1-68　端侧吻合

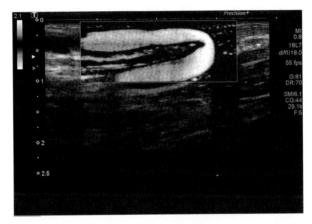

图 2-1-69　端端吻合

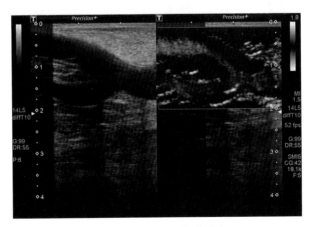

图 2-1-70　静脉流出道狭窄

　　头静脉弓也是内瘘狭窄常见部位（图 2-1-71）。头静脉弓狭窄是因周围肌层挤压及其静脉瓣的影响，常见于肘部高位瘘。头静脉弓狭窄单纯球囊扩张，一般一期通畅率较短，所以当遇到头静脉弓狭窄，处理频次增高，常用处理方式为球囊扩张后支架置入或行头静脉转位与贵要静脉、肱静脉吻合。

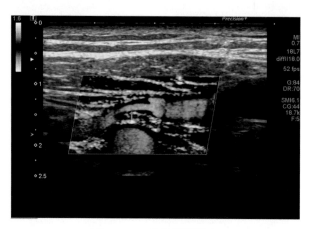

图 2-1-71　头静脉弓狭窄

透析患者多存在钙磷代谢紊乱，甲状旁腺素增高，可出现瘘静脉大团钙化（图 2-1-72），多出现于静脉流出道及吻合口。钙化导致局部管腔狭窄也可导致血栓形成。因钙化对声能收较重，超声对于钙化病变显示困难。当吻合口周围血管钙化明显特别合并血栓病变，因导丝通过困难，建议近心端重建。

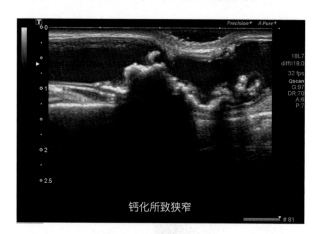

钙化所致狭窄

图 2-1-72　瘘静脉钙化

当血管扭曲或穿刺导致内膜漂浮，可出现隔膜样狭窄（图 2-1-73）。对于隔膜样狭窄，建议开放手术，切除隔膜，或在超声引导下，穿刺针锐穿隔膜后，利用大球囊撕裂隔膜，恢复血流。

当血管出现狭窄可导致血流淤滞；透析时血管内膜损伤，常导致血栓形成（图 2-1-74）。超声可以测量血栓长度及血管管径，大致判断血栓量，指导后期临床操作。

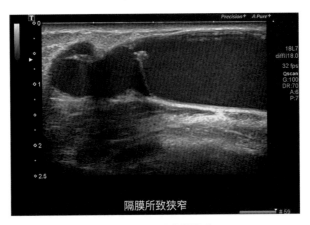

图 2-1-73　隔膜样狭窄

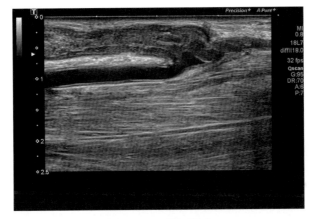

图 2-1-74　血栓形成

6.人工血管部分　在人工血管未行穿刺处，超声能清楚识别低回声（人工血管）及人工血管前后两侧与周围组织界面所呈高回声（图 2-1-75、图 2-1-76）。

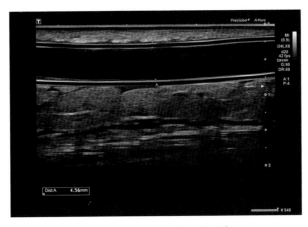

图 2-1-75　人工血管二维图像

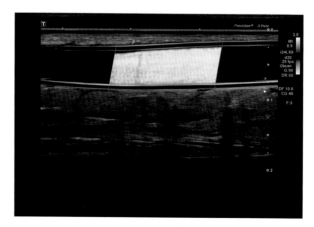

图 2-1-76　人工血管二维图像

人工血管静脉流出道是人工血管术后最常见的狭窄部位（图 2-1-77）。狭窄产生原因：人工血管与自体静脉间软硬差距较大，自体血管随心动周期有明显呼吸效应，导致内膜增生明显，管腔狭窄。常发生于人工血管术后 1 ~ 2 年。

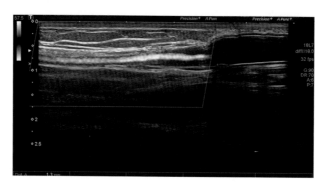

图 2-1-77　人工血管静脉流出道狭窄

（涂　波）

第二节　超声在透析护理工作中的应用

血液透析血管通路团队建设需要多学科合作，并将多学科理念应用到血管通路的各个方面，其中超声已成为血液透析患者通路护理中不可或缺的工具。《中国血液透析用血管通路专家共识》（第 2 版）和 2021 版《血液净化标准操作规程》中推荐采用超声评估内瘘成熟度及穿刺困难者超声实时引导穿刺，《静脉技术操作标准 WS/T 433—2023》中也提到操作中使用可视化穿刺技术。血液净化专科护士在穿刺时血管的角度、深度都是凭借经验进行，对于一些走行迂曲、纤细的血管，肥胖、皮下脂肪厚、内瘘位置深、护士触诊不能触及的血管，以及特殊部位与动脉、神经毗邻的血管，如果穿刺不顺利及穿刺失败可造成血肿、血栓、狭窄等并发症的发生，不仅影响当天的血液透析，甚至影响后续治疗，给患者带来痛苦，也增加护士的工作压力，甚至造成护患关系紧张。凭经验穿刺已不能完全满足血管通路的穿刺需求，超声技术在通路护理中的优势日益凸显。

一、超声在通路护理中的优势

1. 评估内瘘血管　利用超声测量内瘘自然血流量、内径、距皮深度等以判断成熟度。

2. 辅助疑难血管穿刺　对于位置深、直径小、与动脉 / 神经毗邻的血管，有多次反复退针才能穿刺成功的血管，有穿刺失败史的血管以及重要的首次穿刺，超声能更精确评估血管的位置、充盈程度，引导穿刺全程均可见穿刺针的所在位置，使护士穿刺操作时做到心中有数。

3. 确定穿刺针在血管中的位置　透析治疗中观察穿刺针，使其在血管中处于合适的位置，不发生贴壁，并避开静脉瓣、狭窄、内膜增生等部位，保证透析血流量及患者的舒适度。

4. 为穿刺提供有力保障　超声下确定血管位置及周围组织结构，避免穿刺中误伤动脉及损伤神经，降低血管穿刺误伤风险，提高穿刺成功率。

二、超声下血管通路护理的应用

（一）超声用于内瘘评估与规划

1. 评估　超声技术可用于动静脉内瘘使用前的基线评估，在使用过程中常规评估以及定期评估。评估内容包括血流量、血管走行、通畅性、深度、内径、可穿刺长度等方面。在一些特殊情况下超声评估更具临床意义，如穿刺失败、上机后引血不畅、上机后血流量不佳、针尖位置不当需要调整时，都可以借助超声解决这些问题。

2. 规划　超声可帮助护士根据血管评估结果合理规划穿刺方式以及选择穿刺点时避开静脉瓣、狭窄、内膜增生等部位。如新瘘使用前的规划和使用中内瘘的动态规划。

（二）超声用于教学

学员可通过超声更直观地感知血管的深度、走行、方向、进针角度等，能更加立体地"看到"血管的情况，提高护士穿刺技术。

穿刺针的长度为 25 mm，血管给予 40° 进针，需要进针 15.9 mm，才可以将针尖送至理想的位置（图 2-2-1、图 2-2-2）。

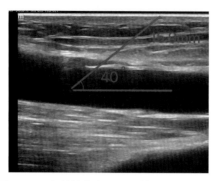

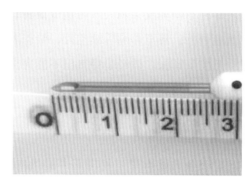

图 2-2-1　穿刺针在皮下及血管的长度及位置　　　　图 2-2-2　穿刺针长度为 25 mm

（三）答疑解惑

病例一　外院转入患者不了解自己通路情况，超声加物理检查进行评估，录入通路档案。

糖尿病肾病患者，外院转入，透析龄 6 个月，左前臂即穿型 AVG，PTA 术后，评估时超声示人工血管静脉吻合口处放置支架（图 2-2-3 ~ 图 2-2-5）。

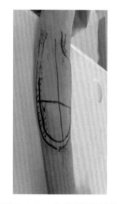

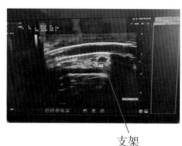

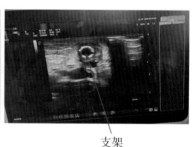

图 2-2-3　左前臂穿刺示　图 2-2-4　人工血管放置支架（一）　图 2-2-5　人工血管放置支架（二）
意图

病例二　透析过程中静脉压高，评估穿刺针的位置。

糖尿病肾病患者，透析龄 8 年，左前臂 AVF，多次 PTA 史。上机后静脉压为 20.4 kPa，超声示针尖位置在内膜增生处，在超声引导下将穿刺针送至血管中间，虽静脉压下降至 18.1 kPa，但静脉压仍偏高，超声继续向近心端扫描发现患者肘关节上方贵要静脉约 2 cm 长的狭窄为静脉压高的主要原因。

图 2-2-6 ~图 2-2-8 为上机后内瘘穿刺情况及机器参数。

图 2-2-9、图 2-2-10 为超声下送针后内瘘穿刺部位及机器参数。

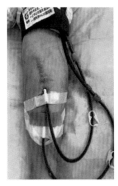
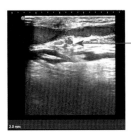

本次穿刺针位置在内膜增生处

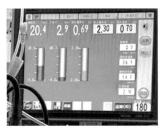

图 2-2-6 内瘘穿刺　　图 2-2-7 穿刺超声显示　　图 2-2-8 穿刺数据显示

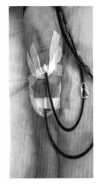
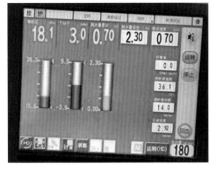

图 2-2-9 用胶布将穿刺针向前提拉固定　　图 2-2-10 重新固定穿刺针后静脉压下降

案例启示：在临床护理中，静脉压或动脉压增高时，可以在超声下观察穿刺针在血管内的位置，若穿刺针在血管内位置正常，静脉压或动脉压仍异常，则需要寻找原因做进一步处理。

病例三　扣眼穿刺患者定期评估，掌握更换扣眼时机。

患者透析龄 16 年，右上臂 AVF 15 年，吻合口及附近血管内膜严重钙化，头静脉闭塞，肱静脉、贵要静脉扣眼穿刺，各建立 3 个扣眼交替使用，借助超声定期评估扣眼处内膜增生情况，为更换扣眼的时机提供依据（图 2-2-11 ~图 2-2-13）。

案例启示：扣眼穿刺并非一劳永逸，要定期评估，当出现扣眼局部凹陷或凸出、感染迹象、内膜增生时，要退出或更换扣眼；对于使用扣眼穿刺作为过渡穿刺方式者，评估血管成熟度，及时改为绳梯穿刺。

病例四　定期评估内瘘，选择合适穿刺方法。

患者，AVF，使用 1 年，区域穿刺，视诊时瘘侧肢体瘢痕、动脉瘤形成，借助超声综合评估后，改为绳梯穿刺（图 2-2-14）。

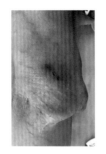

图 2-2-11　患者情况

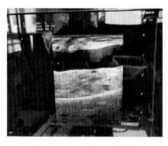

图 2-2-12　扣眼穿刺

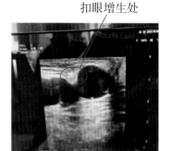

图 2-2-13　扣眼处内膜增生

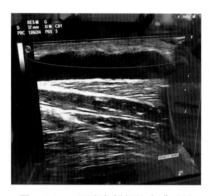

图 2-2-14　区域穿刺部位内膜毛糙

病例五　超声下寻找原因，解除困惑。

患者，透析龄 10 年，前臂上段 AVF，使用 4 年，扣眼穿刺。上机前物理评估未见异常，引血上机后静脉压高至 150 mmHg，听诊上臂中段有高调音，超声检查发现血栓形成（图 2-2-15、图 2-2-16）。

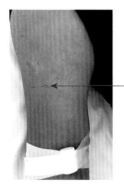

图 2-2-15　患者血栓位置情况

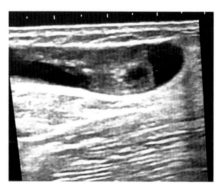

图 2-2-16　超声检查发现血栓

（四）通过超声检查，及时发现不良事件

1.预见性护理，及时发现问题 传统物理检查反映血管状况不全面，超声可以更加直观地看到血管，帮助护士在穿刺前发现问题，做好预见性护理。如穿刺时避开内膜增生及静脉瓣处，如果血管可穿刺长度足够时，避开肘部肱动脉毗邻的血管进针或资深护士穿刺（图 2-2-17、图 2-2-18）。

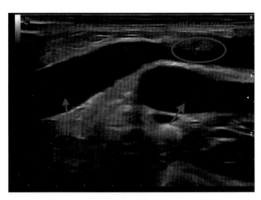

图 2-2-17　穿刺时超声显示扣眼内膜增生

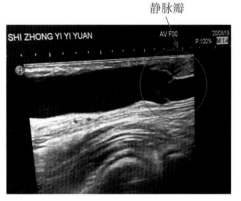

图 2-2-18　穿刺时超声显示静脉瓣

2.超声评估出血点，精准压迫 运用超声能够精准压迫出血点，避免出血、血肿、假性动脉瘤等并发症的发生。

患者，前臂 AVF 术后 2 个月，外院使用 AVF 首入透析 3 次后转入我科，入院评估：肘部尺侧大面积淤青、肿胀，局部疼痛（图 2-2-19）。立即予超声检查示：患者肘部尺侧假性动脉瘤形成，血管下壁有破口并与假性动脉瘤相通（图 2-2-20、图 2-2-21）。超声下评估给予精准压迫（图 2-2-22）。压迫后 3 d，假性动脉瘤血栓形成（图 2-2-23）。下壁破口完全愈合（图 2-2-24）。

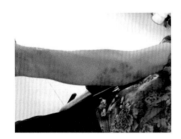

图 2-2-19　患者情况

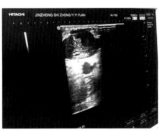

图 2-2-20　超声检查（一）

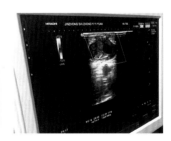

图 2-2-21　超声检查（二）

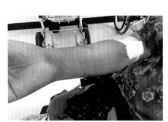
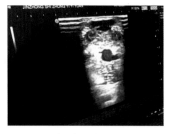
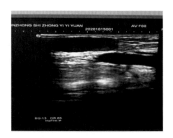

图 2-2-22　精准压迫　　图 2-2-23　超声示假性动脉瘤血栓　图 2-2-24　超声示下壁破口完全
愈合

3.借助超声动态观察　超声可以动态观察穿刺损伤部位的愈合情况及血肿的范围等，评估压迫是否有效。透析中癫痫发作致静脉穿刺针穿透血管下壁，超声下精准压迫（图 2-2-25、图 2-2-26）。

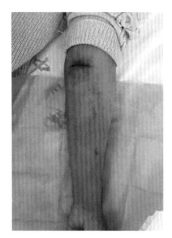
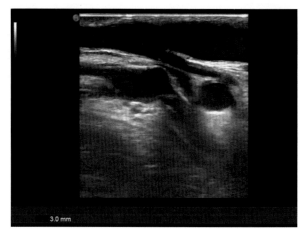

图 2-2-25　静脉穿刺针穿透血管下壁　　图 2-2-26　血管下壁破口与假性动脉瘤相通

（五）借助超声进行健康教育

在工作中遇到部分患者不认为自己的通路有问题，此时应利用超声对内瘘进行评估，用数据说话，健康教育更具说服力。

（1）透析过程中频繁动脉压下限报警，在超声下找到内瘘狭窄部位，这时与患者及家属更容易沟通后续的 PTA 治疗。

（2）动静脉内瘘成形术后利用超声评估内瘘成熟度，督促患者主动进行内瘘功能锻炼。

（3）患者自身血管条件差，经功能锻炼后内瘘仍成熟不良，利用超声结果进行健康教育，患者接受并能主动配合行 PTA，促进内瘘成熟。

（4）患者内瘘存在狭窄，需要高年资有经验的护士才能穿刺成功，其他护士成为"技术不行"的替罪羊时，超声检查使患者知晓自己通路情况，缓解护患矛盾。

参考文献

陈香美.血液净化标准操作规程（2021版）[M].北京：人民卫生出版社，2021.

（要改梅）

第三节　超声引导下经皮腔内血管成形术操作流程

一、概述

超声引导下经皮腔内血管成形术（PTA）是一种在超声影像技术引导下，通过导管或针头等介入器械，对狭窄或闭塞的血管进行扩张或重建的微创治疗方法。它结合超声成像的精准定位和介入治疗的直接作用，能够在减少损伤和并发症的同时，有效地恢复血管的通畅性和血流灌注，广泛应用于各种血管性疾病的治疗，尤其是血液透析患者自体动静脉内瘘（AVF）或者移植物动静脉内瘘（AVG）狭窄、闭塞、出血疾病中的应用。

二、超声引导下 PTA 的操作流程

（一）AVF 行 PTA 的手术指征

（1）动静脉内瘘无法维持血液透析流量需求，即 AVF 在透析时任何时间引流的血流量 < 200 mL/min。

（2）透析的重复循环率 > 10%。

（3）内瘘血管杂音明显减轻、呈收缩期单相杂音和（或）搏动异常增强。

（4）透析时静脉压升高，透析血流量 200 mL/min 时静脉压 > 150 mmHg 或较前升高 50 mmHg 以上。

（5）穿刺点止血时间延长（排除凝血功能及抗凝剂影响），止血时间 > 10 min 或较前延长 5 min 以上。

（6）由于血管压力升高导致的内瘘静脉瘤样扩张。

（7）由于回流障碍导致的肢体肿胀。

（8）内瘘静脉狭窄处内径小于周围正常静脉内径的 50%，一般内径 < 2.5 mm，内径 < 1.5 mm 为限期指征。

（9）内瘘动脉内径小于周围正常动脉内径的 50%。

（10）内瘘吻合口内径减小，一般内径 < 2.5 mm。

（11）多普勒超声或超声稀释法测得的内瘘自然血流量 < 500 mL/min，< 300 mL/min 为限期指征。

（12）吻合口近心端的肱动脉阻力指数（RI）可以帮助识别狭窄，RI > 0.6 可能存在狭窄，RI > 0.7 很可能存在严重狭窄。

（13）需接受 PTA 的患者常同时存在若干个以上异常，笔者建议，应在出现以上任意一个指征后便接受 PTA，以降低手术难度，增加手术成功率及效果。

（二）AVG 行 PTA 的手术指征

（1）透析的重复循环率 > 10%。

（2）内瘘血管杂音明显减轻、呈收缩期单相杂音和（或）搏动异常增强。

（3）透析血流量 200 mL/min 时静脉压 > 150 mmHg，> 180 mmHg 是限期指征。

（4）穿刺点止血时间延长（排除凝血功能及抗凝剂影响），止血时间 > 10 min 或较前延长 > 5 min。

（5）静脉吻合口附近的静脉或者人工血管、人工血管穿刺点、静脉流出道主干内径 < 2.5 mm。

（6）流入道动脉内径小于周围正常动脉内径的 50%。

（7）动脉吻合口内径减小，< 3.5 mm 可能是一个经验值。

（8）多普勒超声或超声稀释法测得的内瘘自然血流量 < 600 mL/min，< 400 mL/min 是限期指征，通常需要急诊 PTA。

（三）术前准备

（1）入院常规生化、血常规、电解质、传染病、心电图、凝血功能检查，排除紧急透析指征。

（2）内瘘超声检查以明确 PTA 治疗的指征是否存在；靶病变（犯罪病变）个数和具体部位；麻醉方式的选择；入路部位和鞘管尺寸的选择；球囊的选择，主要包括球囊类型、球囊直径、球囊长度、推送杆长度、顺应性和爆破压的选择；预计扩张的压强和时间；可能出现的并发症及其防治的方法；结束治疗的时机。

（3）签署手术同意书，术区皮肤准备。

（4）感染创面；局部出血严重；预计手术时间长；多次手术患者需术前预防性

使用抗生素。

（5）无须停用抗凝、抗血小板药物，需详细询问既往出血性疾病史，以评估术中肝素或者尿激酶用量。

（四）手术过程

洗手 → 消毒铺巾 → 穿手术衣 → 戴无菌手套 → 无菌化超声探头 → 准备术中用物（麻醉药物、抗凝药物、冲洗管腔液体、血管鞘、导丝、压力泵、球囊、小方纱、缝线、敷贴或自粘绷带）→ 穿刺点局部麻醉或区域阻滞麻醉 → 既定入路的穿刺 → 鞘管置入 → 肝素抗凝 → 置入导丝 → 病变部位的球囊扩张 → 评估治疗效果 → 拔除血管鞘和止血（压迫或缝合）→ 手术结束后制订随访方案。

（五）术中超声使用技巧

1. 超声操作者

（1）术者兼任：即手术的主刀医师同时为超声的操作者，术者一般需要用一只手控制超声探头，另一只手控制介入器材。这种模式好处在于同一个人操控介入器材和超声，两者的操控配合度好，超声对器材行进的跟踪更为流畅，可以随时根据需要进行调整。

（2）独立的超声操作者：即主刀医师不直接操控超声，由专门的超声操作者进行超声操控。该操作者可以是专业的超声医师，也可以是经过培训的通路医师。这种模式的好处在于超声由专人操控，对超声的控制更为专注，可以减少对主刀医师的超声要求并可以使其进行双手器材操作，但同时也增加器材操作和超声操作之间配合的难度，需要一定磨合期。

2. 扫查办法

（1）需基于术前对该血管通路的完整评估。

（2）术中主要采用血管纵切面进行扫查，在扫查时超声的扫查平面要尽可能与血管纵向走行一致，使血管腔更多地进入超声的扫查平面。

（3）血管横切面依然很重要，可以帮助术者对病变的位置和形态形成完整的印象，尤其是对于血管侧壁上的结构。

（六）入路的选择

应基于对该血管通路的全面评估，需维持一定的自然血流量，降低内瘘血栓形成的风险。

（1）能通过该入路治疗所有病变：对于多发病变，一般选择所有病变一侧（上游或者下游）的正常血管，置鞘方向指向病变；尽可能采用单一入路治疗所有病变，但不要过于排斥多个入路，在治疗效果和安全性需要时应当考虑多个入路。

（2）入路与病变有合适的距离：鞘管置入点与病变一般距离＞5 cm；离病变近距离置鞘时，需考虑是否有足够的空间置入鞘管；离病变近距离置鞘需要考虑的另一个问题是是否有足够的长度供球囊打开，尤其是球囊的前部打开受限时（如在吻合口部位），此时球囊后部可能依然停留在鞘管内；鞘管进入血管的长度有限时，应时刻注意勿使鞘管脱出血管，使用有黏性的敷料粘贴固定是一种降低脱出风险的有效方法；入路距离病变过远会增加器械行进的路程，增加操控难度，降低支撑力，尤其是对于难度较大的病变（如严重狭窄、隔瓣型狭窄、冠状动脉慢性完全闭塞性病变等）。

（3）入路与病变之间的血管段尽可能避免弯曲：直的路径可以减少导丝行进时的贴边机会，降低通过瓣膜、狭窄的难度，减少进入侧支的可能性，使导丝更容易通过病变；直的路径增加导丝的可操控性。弯曲越多，扭控导丝时，导丝头部跟着转动需要的扭矩越大，扭控就越困难；直的路径使力量传导得更好，能够减少从手到导管头端的力量损耗；直的路径可以减少球囊、支架等器械输送时的阻力。

（4）减少内瘘静脉主干和肢体供血动脉的损伤：选择内瘘流出道静脉入路比动脉入路损伤小；静脉入路里，选择属支入路可以减少对主干的损伤。选择发育成熟的静脉流出道作为入路损伤更小；透析穿刺点无严重并发症（如狭窄、血栓、有破裂风险的血管瘤、感染等），选择此处作为入路可减少对其他静脉流出道的损伤；应当避免使用扣眼穿刺部位作为入路，以免破坏扣眼的隧道；动脉入路中，以吻合口远端的动脉作为入路损伤较小，是一种常用入路；如果远端动脉作为内瘘的主要或唯一供血动脉时，应当评估近心端动脉病变可以被成功治疗的可能性，治疗难度较大时，选择远端动脉入路应当谨慎；吻合口近心端动脉（如近心端桡动脉或尺动脉），一般是内瘘的主要供血动脉，而且通常位置较深，一般不作为入路。

（七）置鞘的步骤

（1）穿刺点进行局部麻醉，注射局部麻醉药物不宜过多，否则易压迫血管增加穿刺难度。必要时可以选择在穿刺置入导丝后、鞘管置入前进行局部麻醉。

（2）穿刺血管，尽可能一次穿刺成功。

（3）通过穿刺针将导丝放入血管足够的长度。

（4）移除穿刺针，将鞘管沿导丝放入血管足够的长度。置入鞘管过程中如遇阻力需要判定导丝是否打折，一种方法是小幅度前后抽动导丝观察其是否可自由移动，另一种方法是使用超声直接观察。

（5）移除鞘芯和导丝，用注射器回抽回血确认鞘管尖端是否在血管内，也可以使用超声扫查确认。

（八）术中抗凝

（1）目的：降低术中及术后近期内瘘血栓形成的风险。

（2）抗凝需要考虑的因素：患者基础的血小板计数、凝血功能；患者近期是否在接受抗血小板药物、抗凝药物治疗。如 PTA 当日在术前进行血液透析治疗，透析中使用的抗凝剂也应考虑在内；患者近期有无活动性出血，女性患者是否处于月经期；狭窄的严重程度，包括病灶数量、内径和长度；预计病变接受 PTA 治疗破裂的风险，如发生破裂止血的难度；预计治疗的复杂程度和所需要的时间；是否已经有血栓形成。

（3）常用抗凝药物：普通肝素因其半衰期短，且可以被鱼精蛋白对抗。

（4）抗凝方案：PTA 术中普通肝素所使用剂量差异较大，经验剂量从 0 ～ 62.5 U/kg 均有使用；抗凝剂一般在鞘管置入后立即给予，经鞘管一次性注射入血；在 PTA 术中发生诸如内皮严重损伤、血管痉挛、操作时间长等血栓风险增高的情况或已经出现血栓形成时，可酌情追加抗凝剂剂量；肝素抗凝时如果出现严重出血，可使用鱼精蛋白对抗。

（九）导丝通过病变

1. 狭窄病变的多样性　除有效管腔的减小程度和长度不一致外，还可能存在开口位置、走行、管壁光滑度的差异，开口偏心、走行扭曲、管壁毛糙均增加导丝通过病变的难度。

2. 导丝通过病变的基本操控手法　反持导丝体外段推送杆，导丝夹持在拇指和示指、中指、环指当中；利用拇指和示指、中指、环指之间的捻动，带动导丝推送杆进行周向运动（旋转），导丝推送杆的周向运动再带动导丝 "J" 形头部的旋转运动；如此实现对导丝的扭控；同时小幅向前推进导丝使头端接触狭窄；导丝头端遇到阻力导致导丝头部明显弯曲或反折时，小幅后退导丝使头端复原后再重复以上过程，直到导丝头端进入狭窄开口；进入开口后仍然进行捻转和推进，推进过程中遇到阻力应避免过度用力，否则可能导致导丝弯曲而弹出已经进入的狭窄段，可小幅后退进行调整，但注意不要将轻易退已进入的狭窄段；导丝从狭窄出口穿出进入正常血管真腔，导丝才是真正通过狭窄病变；整个操作过程需要精细、轻巧，避免使用暴力。

3. 困难病变的导丝通过技巧

（1）使用导管：

①沿导丝放入导管，当导管头端接近导丝头端时，就能对导丝头端的方向产生影响。

②最好选择头部有一定曲度的导管，如椎动脉导管，有的 PTA 导管头部也有一定曲度。直的导管也会有一定作用，因为动静脉内瘘常位于浅表部位，只要适当压迫导管，就可以调整导管头端的方向，从而改变导丝的方向。

③调整导管头端以改变导丝头端方向，使导丝头端的活动范围覆盖狭窄开口，并且尽可能指向狭窄开口，使用导管改变导丝活动范围。

（2）导丝塑形：

①改变导丝头端形状，使导丝头端的活动范围覆盖狭窄开口。

②有的导丝本身头端可以被塑形，有的则不具有这种特性，血管通路 PTA 中最常用的 0.89 mm 的亲水涂层导丝头端大部分并未被设计成具有塑形的特性，但也可以用一定的方法改变其头端形状。

③ 0.89 mm 的亲水涂层导丝头端外层是聚合物护套，内部是一金属内芯，聚合物护套不具有塑形功能，而金属内芯折弯后可以改变其形状。一般可将导丝头端弯曲后，在弯曲部位用血管钳用一定力度夹持一下，导丝头端位置即可改变，不同的夹持力度可以造成不同程度的头端折角。

④夹持时不要用力过度，也不要反复多次塑形，以防止导丝折断或护套破损。

⑤对于严重狭窄病变，0.89 mm 导丝通过可能有困难，可以考虑使用更细的导丝，如 0.018 mm 或 0.36 mm 的导丝，在使用这些导丝时最好使用同一导丝系统的球囊。

⑥对于狭窄的入路侧附近有侧支的情况，除了使用之前介绍的方法以外，还可以采用侧支压迫的方法。

（十）PTA 球囊导管的选择

（1）从上肢入路，同侧上肢的病变使用短推送杆球囊即可，同侧锁骨下静脉、头臂静脉使用中推送杆球囊即可，上腔静脉则需要使用中或长推送杆球囊。球囊推送杆过短无法治疗病变，过长则增加操控难度。

（2）体部长度为 4 cm 的 PTA 球囊是最常见也是最常用的规格。短球囊在扩张狭窄时容易出现滑动，所以除切割球囊外，一般较少用到 2 ~ 3 cm 的球囊。

（3）内径选择：球囊越大，扩张效果可能越好，但同时血管破裂的风险也越高，需要在两者之间找到一个平衡，可遵循以下原则：

①如果狭窄前后两侧的血管内径相差不大时，一般以正常血管内径的 110% 为所选球囊的参考直径。

②当狭窄前后的血管内径相差很大时，为了降低血管破裂风险，可以内径较小一侧的正常血管作为参照，以其内径的 110% 为所选球囊的参考直径。

③狭窄的血管被球囊扩开后，一旦球囊撤除，血管一般会有一定程度的回缩。

④残余狭窄需要控制＜30%，或者说扩张后原狭窄处内径应大于周围正常血管内径的70%。

⑤对于AVF的静脉狭窄，要达到较理想的效果一般需要使用至少5 mm的球囊，4 mm少数情况下也会使用，常见于建立时间很短的AVF。

⑥较厚的血管壁在PTA时相对不容易发生破裂，反之则破裂风险增高。因此对于血管壁厚度较小的狭窄，初次PTA时球囊直径的选择一般不宜太大。

⑦距离吻合口越远，静脉的动脉化程度越弱，血管壁越薄，破裂风险越高。因此，对于远离吻合口的病变，球囊直径的选择相对保守。

⑧头静脉弓、肱静脉也是相对容易破裂的部位，在这些部位扩张时也应当注意适当控制球囊的直径。

⑨如果患者同一狭窄处曾经接受PTA治疗，可以根据前一次PTA的情况选择本次PTA的球囊型号。

（十一）球囊扩张

1.球囊放置部位

（1）尽可能将狭窄部位放置在球囊的中段，如偏侧放置，在扩张时球囊可能因为"西瓜子"效应而发生滑移。

（2）对于吻合口附近的狭窄，球囊可能需要进入动脉，在保证扩张时球囊不滑移的前提下，球囊应当尽可能少地进入动脉以减少对动脉的损伤，尤其是动静脉内径相差较大时。

（3）对于极重度狭窄，球囊通过病变可能存在阻力。可以考虑以下几种方式解决：推进鞘管或使用长鞘接近病变加强支撑；换用支撑力更好或更细的导丝（更细的球囊）；通过逐次球囊扩张、逐步推进球囊的方式缓慢通过病变，但需考虑到球囊一旦被使用过，即使撤压，外径也会增加；考虑使用头端通过性更好的球囊。

（4）对非靶病变部位尽可能不要进行球囊扩张，以减少不必要的血管内膜损伤。

2.球囊扩张顺序　按照血流方向，下游病变先扩张，上游病变后扩张。

3.球囊加压和撤压的速率　大约1 atm/s的加压速率可能是个经验速率；撤压也应控制一定的速率，避免骤然泄压。

4.球囊加压的时间和次数

（1）30～60 s是常用的维持时间，有时可以延长到120 s。有文献认为维持120 s的扩张效果并不优于维持60 s。

（2）对血栓形成风险较高的病例（如多发狭窄、长段狭窄、部分开通的血栓病变等），可适当缩短维持时间，这样减少血流阻断时间，待血流有所改善后再酌情增加维持时间。

（3）对于极重度狭窄，PTA 球囊导管通过狭窄后，导管本身可能造成血流阻断，所以针对这种病变一旦球囊到位应尽快启动扩张。扩张次数一般 1~3 次，对于效果不满意的狭窄可酌情增加扩张次数。多次扩张需考虑血管内膜损伤的问题。

（十二）治疗后再评估

1. 目的　评价 PTA 的治疗效果；检查有无并发症。

2. 内容　狭窄扩张后的内径；内瘘血流量，肱动脉 RI；检查有无并发症：出血、内膜下血肿、夹层、血栓形成、血管痉挛等。

3. 时机

（1）PTA 术中，在每次球囊撤压后均需立即用超声检查扩张部位有无出血，如发生出血，超声下可见血管周围出现新发液性暗区，并可能对血管造成压迫。患者常有疼痛主诉，查体时也常可发现局部肿胀。

（2）在评估狭窄内径和并发症时，常将球囊退出病变，但需保持导丝在位，以便于再次扩张或者进行并发症处置。导丝从病变部位退出的时机，一般是在治疗结束时，至少应在确定无严重并发症后。

（3）测定内瘘流量时，尽可能退出 PTA 球囊导管、导丝等介入器材，减少其对血流量的影响。一般在鞘管拔除前测定血流量、肱动脉 RI，拔除鞘管一般在确定治疗达标后。

（4）血管痉挛可影响血流量的测定，所以需要结合血管内径的测定综合判断 PTA 的疗效。必要时在痉挛缓解后再次测定血流量。

（十三）治疗终点

1. 治疗达到目标　狭窄处残余狭窄率低于 30%；内瘘血流量达标，AVF 血流量大于 500 mL/min，AVG 血流量大于 600 mL/min。血管痉挛会影响血流量评估，应将该因素考虑在内。

2. 可以考虑继续干预的情况　球囊到达爆破压仍无法完全扩开狭窄，狭窄环仍然存在；如果病变内径改善良好但血流量未达标，同时排除血管痉挛的情况，应再次评估动静脉内瘘全程，寻找可能被遗漏的病变；PTA 时球囊能完全打开，但反复扩张后残余狭窄仍大于 30%，如果血管破裂风险不高，可考虑使用更大直径的球囊进行扩张；由于血管周围出血血肿、内膜下血肿、血管夹层等导致的内瘘血流量下降，应尽可能继续处理，治疗并发症，改善内瘘血流量。

3.治疗未达标但仍可能需要终止 PTA 治疗的情况　出现严重并发症，如无法控制的出血、反复治疗均失败的血栓形成；PTA 时球囊能完全打开，反复扩张后残余狭窄仍大于 30%，但使用更大的球囊扩张血管破裂风险较高；血流量未达标是因为血管痉挛；无法获得合适的器材。

（十四）鞘管拔除和止血

1.压迫止血　超声扫查，确定鞘管入血管位置→确切压迫皮肤破口和血管缺口→压迫过程中需观察局部是否肿胀，内瘘是否通畅。

（1）压迫静脉穿刺点时，如果存在血管壁薄、血管内压较高等止血困难的情况时，可考虑适当压迫吻合口以降低穿刺点局部的压强。

（2）一般情况下，大部分 AVF 静脉在有效手压 5 min 后均能顺利止血。止血后使用具有弹性压迫作用的敷料适当加压覆盖穿刺点，2 h 后再解除压迫一般是安全的。对于凝血功能差、血管内压高的情况可以酌情延长压迫时间。

（3）对于 AVF 静脉穿刺点，建议先手压止血，而不是直接使用弹性敷料压迫，尤其是对于成熟不良、深度较大、压力较高的静脉。

（4）AVG 和远心端桡动脉拔鞘后可直接使用弹性敷料或压迫器压迫穿刺点，敷料要有一定的厚度，保持一定的压迫力度。除凝血功能差、血管内压高等特殊情况外，AVG 敷料一般 2 h 后拆除，远端桡动脉敷料在 3 h 后减小压迫力度，次日拆除。

（5）肱动脉穿刺点需手压止血 15 min 后再使用弹性敷料或压迫器压迫，6 h 后减小压迫力度，次日拆除。

（6）加压包扎后需检查内瘘的通畅性。

（7）压迫时尽可能避免敷料环绕肢体形成闭合圈，否则可能出现远端肢体水肿、影响内瘘通畅性。

2.缝合止血

（1）适用于发育成熟的内瘘静脉和人工血管穿刺点。

（2）使用 3-0 或 4-0 缝线，鞘管拔除之前在皮肤入口进行荷包缝合或"8"字缝合，缝合应有一定深度但不要缝入血管，鞘管拔除后立刻收紧缝线打结。

（3）缝合后检查内瘘通畅性，观察局部有无出血和皮下血肿，如果有出血或血肿可以辅以压迫止血。

（4）一般次日拆除缝线。

（十五）术后随访

1. 目的　及早发现术后内瘘再次狭窄或闭塞。

2. 随访内容

（1）PTA 后的随访内容与一般的血管通路随访相似，包括症状和透析状况的了解、物理检查、影像学检查（主要是超声检查）。

（2）在超声检查时需要同时进行形态学（主要指血管内径）和血流动力学（主要指动静脉内瘘血流量）的检测。

（3）需要重点关注前一次 PTA 靶病变的情况。

（4）如果患者存在临床事件，在进行检查时需要注意评估结果是否与临床表现相吻合。

（5）建议为每位患者建立血管通路档案，完整地记录有关数据，并对本中心的 PTA 过程和结果进行评估分析和质量管控。

（仝煦楠）

第三章　放射篇

第一节　X线的临床应用

一、X线产生及其特征

（一）X线产生

自1895年伦琴发现X线以来，X线凭借强大的穿透能力，在医学透视检测领域中做出不可多得的贡献。X线管是具有阴极和阳极的真空管，阴极用钨丝制成，通电后可发射自由电子。阳极（也称靶极）用高熔点金属制成（一般用钨，用于晶体结构分析的X线管还可用铁、铜、镍等材料），此时位于灯丝对面，呈斜面的钨靶（阳极）由高压变压器提供高压电，致使在阴极和阳极之间形成巨大电势差，使自由电子高速撞击阳极钨靶，撞击能量大部分转化成热能，< 1%的能量转化成X线，由球管的射线窗口发出（图3-1-1）。X线的穿透能力很强，当照射不同的介质时，由于不同介质的组成和密度不同，从而使X线的穿透量不同，当剩余的X线照射到感光胶片上就会形成清晰的图像。

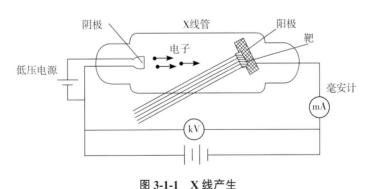

图 3-1-1　X线产生

（二）X线特征

X线是肉眼不可见的一种电磁波，波长为 0.0006 ~ 50 nm。用于X线成像的波长为0.008～0.031 nm。X线波长的长短取决于阳极靶面管电压的高低和阳极靶面的材质。医学领域应用的X线具有以下4个特征：

1. 穿透性　X线有极强的穿透身体和其他物质的能力。X线穿透力的强弱与其波长有关。X线球管的管电压越高，发射出的X线波长越短，穿透力越强，反之亦然。X线在穿透物体的过程中，因部分被吸收而产生衰减。X线衰减的程度与被穿透物体的厚度和密度有关，物体的厚度越大或密度越高，X线被吸收的就越多，通过的X线自然就越少。衰减后通过物体的X线是其成像的基础。

2. 荧光效应　X线能使某些荧光物质，如钨酸钙、铂氰化钡及某些稀土元素发出可见光和紫外线光谱，即荧光效应。透视或摄片用的荧光屏及增感屏和像增强器的输入屏都涂有荧光物质。

3. 感光效应　X线可使胶片上的溴化银感光产生化学反应，经显影、定影后，感光的溴化银中的银离子被还原成金属银。金属银呈黑色沉淀于胶片膜内。由于X线穿透人体后强度分布不同，使溴化银的感光度发生差异，显影后胶片产生一定的黑化度（灰度），从而显示机体的不同密度。

4. 电离效应　X线穿过任何物体均可产生电离效应。X线通过人体可造成生物细胞产生损伤，甚至坏死，其受损程度与照X线的量及不同组织的敏感性有关。X线的生物效应是临床上对肿瘤和某些疾病进行放射治疗的基础，也是进行X线检查时需要注意防护的原因。

二、医用X线成像的原理

（一）X线成像的基本条件

X线影像的形成，基于以下3个基本条件：①X线具有一定的穿透力，能穿透人体的组织结构。②由于被穿透的组织结构，存在着密度和厚度的差异，X线在穿透过程中被吸收的量不同，以致剩余下的X线量有差别。③这个有差别的剩余X线是不可见的，由于X线的荧光效应和感光效应，经过显像过程就能在荧光板或胶片上获得具有黑白对比、层次差异的X线影像。

（二）X线成像特点

人体组织结构是由不同元素所组成，依各种组织单位体积内各元素量总和的大小而有不同的密度。这样不同的组织器官天然形成不同的X线衰减差别，这也是人体X线成像的基础。

1. 不同密度组织与X线成像的关系（图3-1-2）　人体组织结构在X线影像上的

密度根据 X 线的吸收程度可归纳为 3 类：高密度的有骨组织和钙化灶等；中等密度的有软骨、肌肉、神经、实质器官、结缔组织以及体液等；低密度的有脂肪组织以及存在于呼吸道、胃肠道、鼻窦和乳突内的气体等。当厚度差别不大时，不同组织间密度的差别在 X 线影像中构成亮度的差别，可以被识别。当强度均匀的 X 线穿透厚度相等、密度不同的组织结构时，由于吸收程度不同，在 X 线胶片上（或荧屏上）显出具有不同层次灰度（黑白）差异的 X 线影像。胸部的肋骨密度高，对 X 线吸收多，照片上呈高亮度；肺组织主要为气体，密度低，X 线吸收少，照片上呈低亮度。密度不同的病变组织也可产生相应的病理 X 线影像。如肺结核病变可在低密度的肺组织内产生中等密度的纤维性改变和高密度的钙化灶，在胸部 X 线片上，于肺的低亮度背景上出现代表病变的中等和高亮度改变。

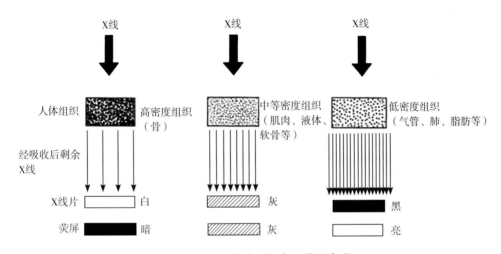

图 3-1-2　不同密度组织在 X 线下表现

2. 不同厚度组织与 X 线成像的关系　即使是同一种密度的组织结构，如果厚度有差别，吸收 X 线量也会产生差别。较厚的部分，吸收 X 线总量多，透过的 X 线量少，较薄的部分则相反，于是在 X 线片和荧屏上也显示出灰度的差别。因此，X 线影像中密度的差别不仅取决于组织器官密度的差别，还与组织器官厚度有密切的关系。较厚的组织亮度增加，较薄的组织则亮度减低。在分析 X 线影像时要同时考虑密度和厚度的影响。

三、医用 X 线设备的发展与应用

（一）传统 X 线检查

传统 X 线检查可分为透视和 X 线摄片。透视优点：患者的体位可实时改变，利于医师多方位观察以避免重叠所造成的漏诊。透视下可动态观察器官的运动，如心脏、大血管的搏动和膈肌的运动等钡餐透视用于消化道病变的诊断也有特殊价值。但是，透视显示病变的清晰度不如摄片，一些微小病变或密度差别较小的病变常不易被识别。X线摄片成像比透视清晰，对比度好，可显示一些微小或者密度差别不大的病变，同时能客观地记录病变，有利于对疾病的诊断和鉴别诊断。

（二）特殊X线检查

特殊X线检查主要指用于检查软组织的软线摄影。软线X线机多用铝靶X线球管，钼的原子系数较钨的原子系数低，球管内阴极灯丝与阳极靶面的距离小于钨靶，发射出的X线波长较长，平均波长为0.07 mm穿透力弱，可提高软组织摄像的反差。钼靶X线摄影多用于乳腺检查，可清晰地显示出乳腺组织内纤维结构、脂肪组织、乳腺导管、结节和微小钙化灶之间的密度差别，是乳腺疾病诊断和乳腺癌筛查的重要手段。

（三）X线造影检查

人体不同密度组织结构的差别是一种自然差别，被称为人体组织结构的自然对比，是X线成像的基础。但有些人体组织器官缺乏自然密度对比，如腹内器官，不能形成有密度差别的X线图像。医学上，人为地引入密度低于或高于该组织器官的物质，使之产生密度对比而形成有密度差、能识别的图像，这种方法称造影检查。所用对比剂（过去称造影剂）依据所用密度不同，可分为高密度对比剂和低密度对比剂。空气是最低密度的对比剂，多用于胃肠道的气钡双重对比检查；高密度对比剂多用对人体无害的高原子系数和相对密度大的物质，如钡剂和碘剂等。医用硫酸钡常用于消化道检查，与气体混用时称之为气钡双重对比造影，可清晰显示食管和胃肠道轮廓及腔内结构。临床上所用的碘剂多为非离子型碘，其有低渗、低毒、低黏度和不良反应小等特点，主要用于血管造影和CT增强扫描。碘剂可快速经肾排泄，因此也常用于泌尿系统检查，间接用于判断肾的分泌功能和排泄功能。

（四）数字X线成像

目前临床上主要有2种数字化成像技术，即计算机X线摄影（computer radiography，CR）和数字化X线摄影（digital radiography，DR）。CR机的主要部件是成像板，其作用类似X线胶片，板内涂布有氟卤化钡晶体。成像板在接受X线照射后，X线的能量以潜影的形式储存在板内，当成像板经激光扫描激发后，其潜影可产生荧光，并被取、转换成电信号（数字信号）输入计算机进行影像处理和储存（图3-1-3）。与传统的X线摄影相比，CR图像的密度及层次更为丰富，比胶片更能显示组织结构的细节。CR 可利用原有的 X 线机进行摄影，而不需更换 X 线设备。与 CR 相比，DR 具有更高的空间分辨率，图像层次更为丰富，显像迅速，工作流程简单，工作效率更高。DR 系统最重要的部件是平板探测器，其利用非晶硒的光电导性，将 X 线直接转换成电信号，经模数转换器形成数字化影像。DR 的优点在于：①数字图像密度分辨率高，多达 400 多个灰阶，相比之下胶片的密度分辨率只能达到 26 个灰阶；数字图像可经窗宽、窗位和转换曲线等调节使全部灰阶以分段方式得到充分显示，从而扩大密度分辨的信息量，有利于诊断；②数字图像可进行多种后处理，如特征提取、灰度变换，图像放大和反转、图像计算、图像标注等，特别是根据数字图像可进行计算机辅助诊断；③数字化图像可在图像储存和传输系统（PACS 系统）中海量储存，可随时进行调阅；④数字化图像可通过网络进行远程传输，进行远程会诊和远程教学等。

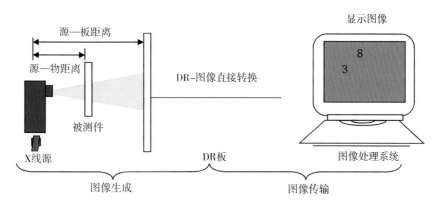

图 3-1-3 数字 X 线成像

（五）数字减影血管造影（digital substraction angiography，DSA）

DSA 是计算机技术与常规 X 线血管造影相结合而产生的现代医学影像设备。传统的血管造影是从动脉穿刺插入导管再注入一定浓度的造影剂后显像，这种方法难以区分相互重叠的组织结构及骨组织等，而且属于有创方法，同时高浓度的造影剂还会使患者出现不良反应等。现代 DSA 是通过计算机把血管造影图像上的骨与软组织消除、突出显示血管的一种影像技术。DSA 设备架呈"C"形，故称之为"C 形臂"。在用"C 形臂"做造影时，先摄兴趣区的无对比剂的原始图像，随后向血管内注入碘剂，在相同部位快速摄取系列造影后图像，然后按照时间顺序分别将含碘造影片与无碘剂的原始图像上对应的像素值单位相减，仅留下清晰的血管影像。整个过程由计算机完成，可实时动态地显影。

1. DSA 组成结构

1）机械系统

（1）机架：俗称 C 形臂，是造影机标志性部件，也是整机最显眼部分，可分为单 C 和双 C，落地式和悬吊式等样式。通过 C 形臂的转动可满足造影时对各种复杂投照角度的需要。

（2）导管床：由高强度低吸收的碳纤维为材料，能承重 200 kg，长度 230 cm，具有纵向移动、水平移动、上下升降及床边控制的功能，还可实现平面转动。使患者卧位舒适，术者操作方便。

2）X 线发生系统

（1）高压发生器：高压发生器是 X 线发生系统重要的组成部分，其中大型 DSA 高压发生系统大多采用智能型高频逆电发生器，其体积小、重量轻、精度高、管电流和管电压都由计算机控制，自动曝光参数、输出功率大，可达 100 kW。高压范围常在 40 ~ 150 kV。具有连续和脉冲透视多档选择，以减少医师和患者所受的辐射剂量。

（2）X 线球管：目前，DSA 的球管容量都很大，X 线管也一改以前的玻璃管壳采用金属陶瓷球管，可以吸收由于灯丝靶面气化成的粒子，提高影像质量和 X 线管的寿命。旋转阳极采用液态金属轴承，连续高速旋转，转速可 > 9000 r/min，并且不会磨损。球管冷却采用油冷或水冷外循环式散热，保证 X 线管的连续使用。采用双焦点或三焦点，以适应不同的照射方式和照射部位。

（3）X 线束光器：采用多叶遮光器，带有自动电子光圈，可自动将影像周围的白色部分遮盖，使成像密度均衡，同时用来限制 X 线照射视野，避免患者受到不必要的辐射。内部设有多块铜滤片，计算机根据摄影部位、体位、成像参数自动选择，保证最佳过滤效果，消除 X 线光谱中的软线部分，减少医患双方的辐射剂量。束光器设计紧凑，有智能碰撞保护，并可 360° 旋转。

3）数字成像系统

DSA 设备数字成像系统的基本工作原理如下。穿过人体后受到不同组织衰减形成不同对比度的 X 线，被影像增强器接收并转换为亮度增强数千至数万倍的输出图像后经摄像机转换为电子图像，再经 A/D 转换成数字图像或由平板探测器接受穿过人体的 X 线信息后转换成数字图像。采用影像增强器 + 摄像管式摄像机 +A/D 转换，或者是影像增强器 + 高分辨率 CCD 摄像机 +A/D 转换。发展到目前已经普遍采用平板探测器数字成像系统。平板探测器可直接把 X 线光子转换成数字信号，转换环节少，减少了噪声，使 X 线光子信号的损失降到最低限度，图像质量提高。并且极大地减少患者和医师所受的辐射剂量，改进型的数字透视系统即使在极低的剂量下，也可以提供高清晰图像，并能实现实时防运动伪影。根据探测器的不同可分为非晶硒平板探测器型、非晶硅平板探测器型。

4）图像处理系统

包括对数增幅器、模数和数模转换器、图像储存器、图像处理器和图像采集的控制台等。数字成像系统能提供最佳成像质量，快速动态实时成像，感兴趣区等多种后处理。图像采集及存储可为 1024×1024.10 bit 图像，速度可＞25 f/s，数字减影时，速度可＞6 f/s，硬盘存储容量可＞40000 幅。图像处理有数字实时滤过、减影显示、自动图像重放和循环重放、改变回放速度、动态窗口、分屏显示、移动或更换蒙片、像素移位、放大显示、术前/术后图像对比、黑白反转、图像参考、动态引导、边缘增强等。还有一些测量分析软件，如成像质量分析、狭窄测量及百分比、狭窄区密度百分比、距离测量、左心室测量及功能分析等。此外，C 形臂的快速旋转使旋转式数字减影血管造影成为可能，可获得多角度、非重叠的血管减影像，由此组成一个三维立体影像。步进式 DSA 功能可观察 1 次注药的全程血管，可缩短检查时间，减少对比剂用量，降低放射剂量。对比剂追踪血管造影技术，可使采集图像随对比剂的流动方向和流动速度进行。

5）图像显示和外部数据存储

操作间内利用双显示器，一个为实时，另一个为参考屏。图像清晰，保护医师视力。外部数据存储系统容量很高，并配有多功能工作站可随时处理，可刻录和存储全部影像资料。

6）其他辅助设备

主要包括高压注射器、激光相机、各种防护设备等。

2.影响 DSA 图像质量的因素

（1）噪声：DSA 图像的噪声主要包括系统的噪声、探测器的噪声、A/D 转换噪声等。其中探测器噪声是最主要的噪声之一，主要取决于探测器性能。

（2）运动伪影：由于受检体的运动而产生的伪影，减影速度过快可产生运动拖影及伪影等，DSA 系统均有消除运动伪影的功能，以便于实现相减影像最佳匹配。但是如果运动伪影过大，可能使两帧图像无法匹配。

（任　翔）

第二节　放射基本防护要求

一、基本原则

1895 年，伦琴发现 X 线不久后，电离辐射的生物效应也开始受到关注。近年来，针对电离辐射的职业暴露限值，国际放射防护委员会（International Commission on Radiological Protection，ICRP）和其他放射防护工作组已经制定了许多建议。这些建议主要基于两个原则：①防止急性暴露；②慢性暴露必须限制在"可接受"的水平内。

目前指南基于保守的假设，即没有电离辐射的绝对安全暴露水平。换句话说，即使是最小剂量的射线暴露也有可能造成放射的随机性效应。这个假设导致不仅要保持暴露低于推荐水平或出现限制，也要保持所有暴露尽一切可能的低水平（as low as reasonable achievable，ALARA）的一般原则。ALARA 是当前放射安全最基本的原则，这意味着要尽一切努力使员工和公众的剂量尽可能低于所要求的限值。

二、影响患者放射剂量的因素

（一）曝光时间

患者及操作者所受到的放射剂量直接与曝光时间有关。曝光时间翻倍，放射剂量也翻倍。因此，在操作 X 线机时，尽量限制 X 线的作用时间变得非常重要。通过以下几项措施，可明显减少放射剂量：

（1）不观看监控图像时，应避免暴露患者。

（2）预先规划好图像，拍摄前保证患者的位置正确，避免不必要的"规划"。

（3）避免重复操作。

（4）注意 5 min 的警报提醒。

人肉眼对区线机图像的整合时间或分辨时间大约为 0.2 s。因此，稍"看"一下通常就能够完成与持续曝光一样的观察。延长观察时间并不能改善图像亮度和分辨率。使用影像冻结功能可延长对感兴趣区域的观察时间。

（二）X 线管位置

（1）所有的透视检查都应使 X 线管位于操作台之下：当旋转 C 形臂使 X 线管位于患者上方时，可显著增加散射对操作者造成的放射（图 3-2-1）。

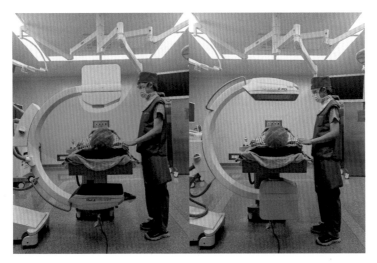

图 3-2-1　C 形臂位于患者上方，对操作者造成的放射范围

（2）射线源和操作台的距离：根据平方反比定律，当距离逐渐增加时，低能 X 线逐渐减少，能量密度逐渐下降，放射剂量也逐渐降低，因此，使 X 线管（射线源）尽可能远地处于患者（操作台）下方是非常重要的。通常这一距离不应低于 12 in（1 in=2.54 cm），理想的距离为 18 in。

（3）患者和图像增强器的距离：仅有很少部分的 X 线能够穿透患者，因此图像增强器应该尽可能地距患者近一些。由于亮度自动控制设备的存在，当图像增强器远离时可导致患者放射剂量的增加。距离的增加以及平方反比定律的作用使图像增强器捕获的 X 线光子减少，此时，ABC 系统将通过增加 X 线的强度维持亮度的恒定。此外，拉远患者和图像增强器间的距离有增加散射的趋势，导致分辨率降低，影响图像质量。因此，应该尽可能地缩短患者和图像增强器间的距离。C 形臂中 X 线管（射线源）与图像增强器间的距离是固定的，当一方的最佳位置确定后，另一方的最佳位置也可确定（图 3-2-2）。

（三）不采用放大效果

放大效应可明显增加患者、操作员以及工作人员的放射暴露程度。正常模式（约 12 in）切至放大模式（约 9 in）时，放射剂量增加至原来剂量的 1.78 倍。因此，仅在需要清晰地显示图像细微部分时才考虑采用放大模式。

（四）其他投影方式（如斜位透视）

在斜位透视中，X 线必须穿透更多的组织才能到达图像增强器。ABC 系统常需通过制造更多的 X 线补偿 X 线衰减。另外，在斜位透视中，由于 X 线管距操作员更近，可增加散射造成的放射暴露。因此，在采用斜位透视时，操作员应重新调整自己的位置（图 3-2-3）。

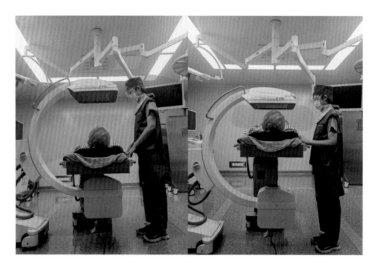

图 3-2-2　C 形臂位置固定后的放射范围

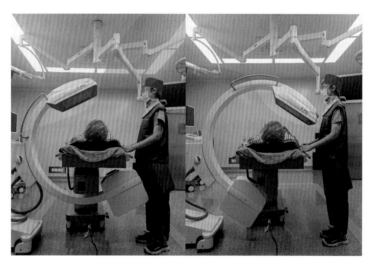

图 3-2-3　斜位透视后的放射范围

（五）室内照明

　　房间在设计上应注意消除额外的灯光，以减少对透视检查的干扰。透视室的照明情况也会影响放射的剂量。操作者的眼睛须适应在昏暗的环境下观察图像。多余的灯光会降低肉眼获取电视监控屏幕上细节的能力。一些可以提高对细节显示的措施常引起患者或工作人员的放射暴露增加。因此，操作室内安装有照明设备是十分必要的，可在需要时，将光线调暗。显示屏的明亮情况（即电视屏幕的亮度和对比度）同样也应做适当调整。

三、操作者暴露与保护

透视检查过程中操作者主要的危险是暴露于散射放射，其主要是通过患者散射，少量来自其他散射材料，如床板和 X 线管外壳。操作人员必须牢记，其所受到散射的放射与患者所接受的放射剂量成正比。影响放射水平的所有措施都会对操作者产生类似影响。透视中影响操作者保护的 3 个因素是时间、距离和屏蔽。

（一）时间

时间在确定放射剂量中的重要性不言而喻。操作者应该牢记，人体所吸收的放射剂量的强度是随时间而变化的。减少放射暴露的时间对吸收的剂量会产生直接而成比例的影响。基本原则是尽量缩短放射暴露的时间。对个人而言，需要确定手术操作过程中的放射是否必要。

（二）距离

放射强度与距放射源距离的平方成反比。基本原则是使放射源（X 线管或任何散射介质如患者）与暴露个体之间的距离尽可能远。

（三）屏蔽

可以阻挡 X 线的材料被用来制成屏蔽放射的服饰或者屏障，以防止射线直接照射。这是放射防护最重要的原则之一。屏蔽是指用不同的手段阻止放射和防止暴露。基本原则是穿防护服（铅衣）。绝不允许任何人在没有穿着防护服的情况下进入使用中的 X 线透视室。

四、DSA 降低放射剂量的其他方法

（一）优化滤线器

已有不少研究证明，在 X 线球管与患者之间放置滤线器可明显降低剂量，铜是很好的滤线器材料。研究表明，使用 0.35 mm 厚的铜做滤线器可使患者的皮肤剂量下降 58%，而对图像质量影响不大。

（二）去除滤线栅

去除防散射的滤线栅可以降低患者的剂量，当照射野较小或对图像质量要求不高时可去除滤线栅，如儿童的心脏介入操作、儿童的普通血管介入操作和除成人脊髓血管造影外的神经介入操作。

（三）脉冲透视

采用脉冲透视可降低剂量。在其他参数不变的情况下，剂量减小度与 X 线球管

的开启和关闭时间相关，缩短透视时间或使用脉冲透视可极大降低剂量。

（四）影像冻结

数字荧光透视在一次透视结束后给操作人员提供影像冻结的功能，这一功能可以显著降低剂量。研究人员将数字荧光透视设备与普通 X 线设备比较，发现在相同透视时间下，采用数字荧光透视设备和影像冻结技术使患者剂量下降 30%。

（五）路图

路图指使用的参照图像上叠有当前图像，其可减少透视时间而不影响图像质量。但是，精确的图像叠加是不可能的。路图仅用来帮助定位导管，并提供周围组织的解剖情况。有研究认为，通过使用路图和保留透视的影像冻结技术，可减少照相的次数，与脉冲透视和防护屏联用，可使操作人员剂量下降 61%，患者剂量下降 17%。

（六）感兴趣区透视

感兴趣区透视又称低剂量透视技术，透视采用半透明自动调节隔板，使用各种剂量率控制技术和计算机处理，在相同亮度下显示图像中央和图像周围两部分。试验证明，使用感兴趣区透视技术可减少患者和操作人员的剂量，而并不降低图像质量。

（七）剂量分散技术

在保持介入操作的部位始终在照射野中心的前提下，通过改变 X 线束的入射角度分散皮肤表面的辐射剂量，可避免单一皮肤区域接受全部剂量。尤其在一些时间较长的介入操作如栓塞术中。若保持 X 线束的入射方向不变，患者的皮肤剂量可能达到 2 ~ 3 Gy，通过使用剂量分散技术，可以避免出现红斑等确定性效应的发生。

（八）超低剂量透视

超低剂量荧光透视系统是由计算机根据患者的不同部位自动控制曝光参数（kV，mA），其能调整图像质量与剂量间的平衡关系，从而以最低的剂量产生临床可接受的图像质量。

（任　翔）

第三节　数字减影血管造影在血液净化血管通路管理中的应用

血液净化是治疗终末期肾病（ESRD）的主要手段，而可靠的血管通路则是维持长期透析治疗的基石。数字减影血管造影（DSA）以其高分辨率、动态血流可视化能力，成为评估和干预血管通路的关键技术之一。本节将深入探讨 DSA 在血液净化血管通路的评估、建立、维护以及并发症处理中的具体应用，并结合图示以加深理解。

一、DSA 简介

（一）DSA 原理

DSA 是医学影像学中继 X 线 CT 之后的又一项新技术，也是当前医学影像学中具有突破性的重大进展。其基本原理是将注入对比剂前后拍摄的两帧 X 线图像经数字化输入图像计算机，通过减影、增强和再成像过程把血管造影影像上的骨与软组织影像消除获得清晰的纯血管影像，是电子计算机与常规 X 线血管造影相结合的一种检查方法。通俗地讲就是将对比剂注入需要检查的血管中，使血管暴露原形，然后通过系统处理，使血管显示更加清晰，便于医师诊断或进行手术。

DSA 主要用于观察血管病变、血管狭窄的定位测量以及为介入治疗提供真实的立体图像，是各种介入治疗的必备条件。适用于心脑血管、外周血管、肿瘤的检查和介入微创治疗。

（二）DSA 的特点及分类

DSA 具有对比度分辨率高、检查时间短、对比剂用量少、浓度低、患者 X 线吸收量明显降低以及节省胶片等优点，在血管疾病的临床诊断中具有十分重要的意义。

根据将对比剂注入动脉或静脉而分为动脉 DSA（intraarterial DSA，IADSA）和静脉 DSA（intravenous DSA，IVDSA）两种。IADSA 的操作是将导管插入动脉后，经导管注入肝素 3000 ～ 5000 U，行全身低肝素化，以防止导管凝血。将导管尖插入欲查动脉开口，导管尾端接压力注射器，快速注入对比剂。注入对比剂前将平板探测器对准屏对准检查部位。于造影前及整个造影过程中，以每秒 1 ～ 3 帧或更多的帧频，摄像 7 ～ 10 s。经操作台处理即可得减影的血管图像。IVDSA 可经导管或针刺静脉，向静脉内注入对比剂，再进行减影处理。

按成像效果可以分为以下两种。

二维 DSA：提供平面图像，用于基本的血管结构评估。

三维 DSA（3D-DSA）：通过计算机重组技术，生成血管的三维立体图像，更直观地展示血管的空间关系和复杂结构。

（三）DSA 的优势及临床应用

目前，IADSA 对动脉的显示已达到或超过常规选择性动脉造影的水平，应用选择性或超选择性插管，对直径 < 200 μ 的小血管及小病变，IADSA 也能很好显示。而

观察较大动脉，已可不作选择性插管，所用对比剂浓度低，剂量少，还可实时观察血流的动态图像，作为功能检查手段。DSA 可行数字化信息储存。

IVDSA 经周围静脉注入对比剂，即可获得动脉造影，操作方便，但检查区的大血管同时显影，互相重叠，对比剂用量较多，故临床应用少，不过在动脉拔管困难或不适于作 IADSA 时可以采用。

二、DSA 的临床应用

（1）DSA 有助于心、大血管的检查。对主动脉夹层、主动脉瘤、主动脉缩窄或主动脉发育异常和检查肺动脉可用 DSA。

（2）DSA 是显示冠状动脉的金标准。

（3）IADSA 对显示颈段和颅内动脉均较清楚，可用于诊断颈段动脉狭窄或闭塞、颅内动脉瘤、血管发育异常、动脉闭塞和颅内及颅内肿瘤的供血动脉与肿瘤染色等。

（4）对腹主动脉及其大分支和肢体血管的检查，DSA 均能很好地显示。DSA 技术发展很快，现已达到三维立体实时成像，更有利于病变的显示。

三、DSA 在血管通路评估中的应用

（一）术前评估

通过展示目标血管的直径、走向、分支情况及周围解剖结构，帮助医师选择最佳动静脉内瘘（AVF）或移植物动静脉内瘘（AVG）位置，评估血管适合性。

（二）术后监测与并发症监测

定期 DSA 检查可及早发现通路狭窄、血栓形成等并发症，为及时介入治疗提供依据。

四、DSA 在并发症处理中的应用

（一）狭窄与堵塞的介入治疗

球囊扩张术过程：展示球囊导管在 DSA 引导下到达狭窄部位，通过加压扩张恢复血流通畅。

支架置入术前后对比：对比支架置入前后的血管通畅情况，直观地展示支架如何支撑血管壁，维持血流通畅。

（二）中心静脉病变处理

中心静脉狭窄的 DSA 图像通过 DSA 定位中心静脉狭窄，指导导丝和支架的精准

放置，恢复中心静脉导管功能。

五、DSA 与超声对比的优劣

DSA 是诊断血管狭窄的主要方法和金标准，但在评价血管壁病变及血管毗邻组织方面存在很大的局限性。

在外周血管的检测过程中，超声检查不仅能够显示被检血管是否存在狭窄，更重要的是超声能够显示血管周围毗邻关系、血管壁的病变情况，但在诊断血管狭窄方面不如 DSA 显示直观，可是超声受限于被检血管的深度、走行等因素，故在中心静脉病变的诊断及治疗中并无过多的应用。

六、DSA 技术进展与挑战

1. 技术进展

（1）三维重建技术：更直观地呈现血管立体结构，辅助手术规划。

（2）低剂量技术：减少辐射伤害，提高患者安全性。

2. 面临的挑战

（1）成本问题：DSA 检查和介入治疗费用相对较高。

（2）技术要求：操作者需要高度专业技能，培训成本高。

（3）侵入性：作为有创检查，存在感染等风险。

七、结论

DSA 在血液净化血管通路管理中发挥着不可或缺的作用，从术前评估到术后维护，乃至并发症的处理，其提供的精准图像信息为临床决策提供有力支持。随着技术的不断进步和应用经验的积累，DSA 在提高血管通路的成功率、延长通路使用寿命以及改善患者生活质量方面展现出巨大的潜力。然而，也应重视其存在的挑战，不断优化技术流程，提高操作的安全性和经济性，确保每位透析患者都能得到最适宜的血管通路管理。

（武政华）

第四章　护理篇

第一节　透析血管通路护理概论

慢性肾脏病（chronic kidney disease，CKD）的全球发病率逐年提高，CKD 患者中约 2% 会进入尿毒症期，需要进行肾脏替代治疗，其中血液透析仍是主要的肾脏替代治疗方式。据全国血液净化病例信息登记系统统计，目前，我国维持性血液透析（maintenance hemodialysis，MHD）患者数量已经超过 70 万例，预测到 2025 年，我国 MHD 总例数将达到 87 万例。血管通路是 MHD 的生命线，是实现血液透析治疗的基础保障。随着透析人数的逐年增加，在血管通路的建立、使用、维护过程中由于缺乏科学的管理方案，血管通路的问题越来越多，将直接影响患者的透析质量与生活质量，导致患者的生活质量下降和医疗负担加重。因此，如何做好血管通路的管理是血液净化医护人员所面临的重大挑战。

血管通路的建立、使用和维护是一个系统性的问题，需多学科团队合作与管理。随着我国血管通路技术的不断发展以及医护人员对血管通路领域的逐渐重视，血管通路一体化管理模式应运而生，主要围绕血管通路的评估、随访、监测、使用、维护、宣教等方面实施全程全周期的动态化管理模式，在此过程中强调血管通路护士在管理中所承担的重要角色，并且在管理过程中，以血管通路护士为主导的多学科协作，促进血管通路的过程管理。血管通路护士相比血液净化护士而言，更加专注于血管通路的建立、使用与维护，并在减少血管通路相关并发症、延长血管通路使用寿命、降低患者住院费用等方面发挥积极作用。

一、血管通路的建立与选择

理想的血管通路应具备保证充足的血流量、足够长的穿刺区域、感染和血栓等并发症发生率低等特点。根据国内指南的血管通路临床目标，目前尚无绝对理想的血管通路类型。对于大多数血液透析患者而言，自体动静脉内瘘（AVF）因通畅性高、并发症发生率低是首选的血管通路类型，但成熟不良是限制其应用的最大障碍。与AVF 相比，移植物动静脉内瘘（AVG）的感染和血栓发生率较高，因其并发症发生率高，长期通畅率低，应作为次选。而带隧道和涤纶套的透析导管（TCC）患者存在较高的住院率及病死率，应作为最后的选择。

二、血管通路并发症

随着血液净化技术的不断发展，透析患者的生存期逐渐延长，更易出现因透析患者老龄化、糖尿病等外周血管疾病的影响、钙磷代谢失调等导致一系列通路并发症，如动静脉内瘘狭窄、血栓形成、动脉瘤、动静脉内瘘感染、出血、导管功能不良，甚至失功、导管感染等。近年来，我国 MHD 数量逐年递增，各类型血管通路并发症的发生率不一且呈增长趋势，血管通路问题已成为 MHD 患者住院就诊的第三大原因。

动静脉内瘘从建立、成熟、临床使用初期、临床使用后期及整个使用周期过程中均存在诸多导致血管通路功能障碍的潜在风险，经反复干预治疗后直至失功。因此，需要医护人员更加注重对血管通路的长期使用与维护、对血管通路问题的早期干预，以减少血管通路并发症的发生，提高血管通路通畅率，延长血管通路使用寿命，提高透析质量以及患者的自我管理能力与生活质量。

三、血管通路护理

为降低血管通路并发症的发生率，血管通路医师在血管通路的建立以及干预治疗方面不断地进行创新，护理模式随之潜移默化地发生质变，集以患者为中心的护理、基于安全质量的护理、领先一步发现临床问题的护理、以证据为基础减少医疗相关感染的护理、风险防范的护理于一体的综合护理模式也在不断创新中，而这些护理模式的建立更需要血管通路护士能够建立完善的通路专业知识体系。

四、血管通路一体化管理

血管通路一体化管理指为了延长血管通路使用寿命、实现通路维护理想目标，使患者在生命周期内拥有最长、最理想的生命线，医护患协作共同建立的系统化、全过程的诊疗管理模式。血管通路一体化管理需要专业通路团队建立对患者的追踪管理与指导，在此基础上，建立一个能贯穿前期宣教保护、建立、维护、治疗为一体的通路医疗护理模式。

五、血液透析血管通路团队建设

KDOQI 建议应充分利用各中心的资源和能力组建多学科模式的血液透析血管通路团队，并将多学科理念应用到血管通路的各个方面，有助于促进血管通路的过程管理。

血管通路建立及并发症处理常涉及多个学科的技术，如术前评估除详细的物理检查及病史评估外，需要多普勒超声协助了解血管条件是否符合标准；在并发症处理中需要借助超声介入及放射介入技术对于狭窄或闭塞血管进行再通，所以血液透析血管通路团队需要多学科成员参与，包括肾科医师、外科医师、超声医师、放射介入医师、通路联络员、透析护士等。其中，血管通路相关问题诊疗包括手术、超声诊断、超声介入、放射介入等操作均由肾科医师完成，通路联络员负责就血液透析血管通路相关问题进行患者与血液透析血管通路团队成员之间的沟通，由高年资血液透析护士担任。

血管通路护士在血液透析血管通路团队中需成为血管通路全生命周期护理者、创新安全使用者、全程监测者、有效教育者，才能更好地与团队协作改善患者通路结局。

六、血管通路护理管理

（一）组织架构

各通路指南、共识均推荐所有 MHD 血管通路应处于监测和维护中，通过系统的观察和预先的监察预测和阻止通路失功，以使失功最小化，并且可以及时按照血管通路设计原则，安排下一步血管（或腹膜）通路的替代方案，以避免紧急置管等通路的使用。

同时建议每个中心应该配备设备，及时对 AVF、AVG 狭窄进行手术及介入治疗干预。因此，血管通路护理管理体系的完备极其重要，需建立组织架构职责清晰、便于落实执行的管理体系（图 4-1-1）。

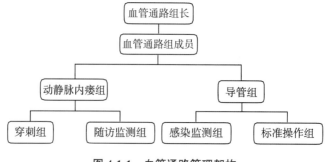

图 4-1-1 血管通路管理架构

（二）管理目标

预警并发症，适时施行医疗护理干预，延长血管通路使用寿命，保护血管资源。

（三）职责

1. 通路组长 通常由护士长担任。

（1）定期组织穿刺组讨论修订血管通路护理管理质控流程，建议制订血管通路相关护理绩效考核方案。

（2）定期修订新启用动静脉内瘘穿刺建议、复杂动静脉内瘘穿刺建议、血管通路规划专业手册、患者教育海报等血管通路相关文档资料。

（3）督导检查血管通路护理质量持续改进工作的落实，包括拟定年度通路敏感指标等。

（4）配合通路联络员落实血管通路一体化管理理念，完成血管通路随访监测工作。

（5）推进血液透析通路与腹膜透析通路过渡期护理质控。

（6）掌握血管通路前沿指南并定期进行培训考核。

2. 血管通路组

（1）正确地评估首次动静脉内瘘启用时间，根据血管条件指定首次穿刺护士。

（2）充分评估患者血管条件，根据适应证，确定动静脉内瘘使用初期的穿刺方案，即落实内瘘绳梯穿刺或扣眼穿刺方法等。

（3）督导血管通路并发症应急处理流程的落实。

（4）依据血管通路各项质控标准进行质控检查评分，建议将评分结果列入护理绩效考核。

（5）每季度汇总启用初期内瘘、导管高危患者、预警血管通路的使用情况，组织血管通路护理质量分析会。

（6）组织护士参与术前手术方案评估设计、术后随访及血管通路常规监测工作。

（7）定期配合通路组长更新、考核血管通路的标准操作与管理要点，完善血管通路相关文档资料。

3. 血管通路主管护士

（1）建议每月组织血液透析通路与腹膜透析通路联合护理查房，检查血管通路随访监测工作完成情况并给予效果评价。

（2）动态质控在用血管通路的使用情况。

（3）每季度组织血管通路典型病例汇报讨论，总结通路护理管理经验。

（4）追踪收集血管通路问题处理结果，运用管理工具分析通路共性及个性问题，上报通路组长提出整改意见。

4.血管通路责任护士

（1）落实血管通路日交班、周交班，参与血管通路季度护理查房。

（2）指导患者掌握血管通路相关知识并定期检验教育效果。

（3）完成血管通路并发症预警的各项月评估表。

（4）汇总整理主管患者血管通路的各项资料，参与血管通路随访监测工作。

（5）有预见性地发现患者血管通路问题，及时通知医师处理。

七、血管通路护士

在国外，为解决透析患者血管通路出现的问题以延长其使用寿命，血液净化中心专门培养血管通路专科护士对患者的血管通路进行追踪管理与指导，并协调现有资源为透析患者提供连续性、高质量的优质护理服务。《欧洲血管外科学会血管通路指南》明确提出"血管通路护士"的概念，认为血管通路护士应当承担血管通路规划、血管通路功能检查与监测、血管通路手术的协调、管理血管通路资料的收集及整理等工作。

在国内可根据各自血液净化中心的情况，即每个透析中心应考虑任命一名或多名血管通路护士以改善患者血管通路的临床护理与管理工作。

八、血管通路护士岗位的设立

（一）设置目的

整合现有资源，提供高效、持续、高质量的服务，使患者获得一体化的、多学科的血液透析血管通路维护。

（二）资质

通常为高年资透析护士，需有足够耐心，具备有效的协调沟通能力，可以顺畅地与外科、介入科、肾内科医师及透析医护人员等血管通路团队成员进行沟通。

（三）职责

对血管通路相关问题，患者与血管通路团队成员之间进行沟通。

（四）具体工作

（1）对CKD患者预约血管通路建立前的评估并安排血管通路建立时间。

（2）安排血管通路术后的拆线。

（3）预约血管通路建立后的定期随访。

（4）对患者就血管通路自我护理及功能锻炼进行相关教育。

（5）参与评价新成熟动静脉内瘘穿刺难易程度。

（6）回顾进入血液透析患者的血管通路，进行每月 1 次体格检查（需透析护士 / 透析医师每次透析前详细记录）。

（7）回顾进入血液透析患者近 1 个月透析相关数据（kt/V、血流量、动态静脉压、动脉压）。

（8）将上述体格检查及透析异常指标向通路医师汇报。

（9）通知上述指标出现异常者就诊，通路医师进行血管通路评估。

（10）预约血管通路相关检查及手术（如血管成形、静脉描记、手术等）时间。

（11）对于围手术期患者进行透析时间安排。

（12）参与登记所有血管通路随访信息。

（13）详细记录血管通路相关不良事件。

（14）追踪血管通路相关感染问题。

（15）参加血管通路质量持续提高会议。

（五）血管通路护士的责任与能力

1.血管通路护士的责任

（1）确保患者的舒适和安全。

（2）观察报告并记录所有并发症。

（3）与透析医疗团队联系，尽早发现并处理并发症。

2.血管通路护士的能力

（1）评估和监测能力。

（2）穿刺技术和整体护理方面的能力。

（3）管理动静脉内瘘并发症的能力。

（4）与血管通路有关的、耐心有效的患者教育能力。

九、血管通路护士知识体系架构与专业实践技能

（一）专业理论知识

血管通路护士要掌握血管通路相关知识，包括血管解剖知识、血管通路术前评估与围手术期护理、动静脉内瘘的概念及分类、动静脉内瘘的手术类型及过程、动静脉内瘘的并发症预防与护理、中心静脉导管的概念及分类、中心静脉导管并发症预防及护理、血管通路介入手术概念及分类、血管通路介入手术并发症预防及护理、血管通

路监测相关知识、血管通路超声理论基础等知识。

（二）专业实践技能

1. 安全穿刺

（1）能够通过物理检查与超声检查进行内瘘成熟的评估，把握正确的穿刺时机。

（2）能够掌握安全穿刺技术，并能够在超声引导下穿刺。

（3）能够结合专业知识和血管通路特点以及各穿刺方法的优缺点，为患者制订本中心个体化、可落实的穿刺计划。

（4）能够正确指导患者参与规划正确的绳梯穿刺以预防动脉瘤的形成。

（5）能够根据动静脉内瘘穿刺复杂程度进行分级授权管理以保证透析患者穿刺的安全性。

（6）能够对于穿刺疼痛敏感患者根据需要实施皮肤表面麻醉技术。

（7）能够识别内瘘穿刺过程中潜在风险。

（8）能够按照血管通路并发症应急处理流程及时处理出现的穿刺相关并发症。

（9）能够使用超声进行通路功能的监测以进行血管通路并发症的监测管理，及时评估并发症如狭窄、动脉瘤等。教会患者识别通路相关并发症的症状以及时告知血管通路团队。

（10）能够使用超声优化穿刺针在血管腔内位置。2019 KDOQI 建议由接受过超声培训的操作人员选择性应用超声确定血流方向并确定穿刺针尖位于正确位置，可以预防穿刺并发症。

2. 预防感染

（1）能够严格执行无菌操作技术。

（2）能够指导患者做好穿刺前的皮肤准备。每次穿刺前指导患者使用抗菌皂液清洗瘘侧手臂。

（3）能够指导患者学会预防，识别和报告所有感染迹象和症状，如发红、发热、肿胀，以及早发现血管通路问题并针对性解决。

（4）能够为患者制订血液透析治疗前和透析期间的血管通路感染监测方案，以及时发现血管通路感染问题。

3. 决策预警

（1）能够明确所设定的血管通路敏感指标什么时候上报以及为什么上报。

（2）能够识别血管通路潜在风险以及确定转诊时机，为患者的血管通路干预争取最佳治疗时机。

4.血管保护教育

（1）能够为患者进行充分术前血管的保护教育及正确的实施血管保护策略。①住院患者佩戴医学警示手环。②避免不必要的上肢静脉穿刺输液（尤其是 CKD4 ~ 5 期的患者），避免在上肢静脉留置套管针、锁骨下静脉置管或 PICC 等，如确需上肢静脉穿刺，可考虑手背静脉。③对血管条件较差的患者可提前进行束臂握球锻炼。④对上肢皮肤有病变的患者应尽早给予相应的治疗。同时，重视中心静脉的保护，对进展性的 CKD 患者，应尽量避免或减少 PICC、有导线起搏器等有可能损伤中心静脉的血管内装置。

（2）能够在术后为透析患者进行术后血管通路的保护教育，以及指导患者围手术期并发症如血栓形成、出血、感染、缺血等问题的早期识别。指导患者术后血管通路功能监测的方法以及回家后日常维护的方法及注意事项。

5.动态随访与数据管理

（1）能够为患者制订术后通路随访计划。

（2）能够负责收集和管理血管通路随访相关数据，根据数据为临床医护人员提供个性化管理的指导，同时就数据分析结果在血管通路团队内组织持续质量改进会议，并提出改进方案。

6.日间病房管理

（1）能够为患者做好术前健康宣教工作。

（2）能够术后密切观察患者病情变化，仔细评估患者血管通路通畅情况并及时发现问题通知医师以处理早期并发症。

（3）能够加强术后患者和陪护人员的健康教育指导以提高患者的自我管理能力及陪护人员的护理技能。

（4）能够为患者做好出院指导及随访工作。

十、血管通路护士专业实践能力

1.血管通路并发症处理能力

（1）进行血管通路专科体格检查的能力。

（2）血管通路相关并发症应急处理能力，尤其对于有通路出血风险的透析患者及时进行干预处理治疗等。

2.评估和预见能力

（1）能预测血管通路相关并发症发生的风险。

（2）能早期识别或及时发现血管通路相关并发症。

3. 临床决策能力

（1）能根据患者具体情况，确定血管通路护理问题解决的最佳策略。

（2）能根据血管通路检查与监测结果，制订患者的血管通路使用计划。

4. 评价能力

（1）能对血管通路问题解决结果进行评价。

（2）能对血管通路使用计划做出效果评价。

5. 沟通协作能力

（1）与患者的沟通协调能力：向患者进行血管通路相关健康教育的能力，在患者和医护之间进行血管通路相关问题沟通的能力。

（2）同事间的沟通协作能力：与护士的沟通协作能力，与医师的沟通协作能力。

6. 学习创新能力

能明确自己的学习需求，提升自身能力；能及时了解血管通路相关新知识、新进展；能对现状提出新的改进措施。

血液透析治疗是终末期肾病患者的主要替代治疗方式之一，然而功能良好的血管通路是保障MHD患者充分透析以及改善预后的关键，是血液透析治疗的重要质控指标之一，需获得重视。通过血管通路护士胜任力的设定，实现安全、以患者为中心、及时、高效、公平的护理管理目标，同时也提高血管通路管理质量与效率、改善MHD血管通路的结局以及生存结局，进而优化MHD患者的服务质量，更进一步促进专科护理的发展。

参考文献

［1］WANG L, XU X, ZHANG M, et al. Prevalence of chronickidney disease in China: results from the sixth China chronic disease and risk factor surveillance[J]. JAMA Intern Med, 2023, 183(4): 298-310.

［2］PISONI RL, ZEPEL L, PORT FK, et al. Trends in US vascular access use, patient preferences, and related practices: an update from the US DOPPS practice monitor with international comparisons[J]. Am J Kidney Dis, 2015, 65(6): 905-915.

［3］惠鑫, 卞雪芹, 丁昊, 等. 基层医院维持性血液透析患者血管通路使用现状调查[J]. 中国血液净化, 2024, 23(2): 138-142.

［4］CORNALL AJ, THOMAS PA. The role of the vascular access nurse specialist[J]. Br J Nurs, 2013, 1(1): 30-34.

［5］王玉柱, 肖光辉. 血液净化通路一体化管理手册［M］. 北京: 北京航空航天大学出版社, 2018.

［6］中国医院协会血液净化中心分会血管通路工作组. 中国血液透析用血管通路专家共识(第2版)

[J]. 中国血液净化, 2019, 18(6): 370-375.

[7] The European Society for Vascular Surgery(ESVS). Guidelines for vascular access[J]. Eur J Vasc Endovasc Surg, 2018, 55(6): 757-818.

[8] RAZA H, HASHMI M N, DIANNE V, et al. Vascular access outcome with a dedicated vascular team based approach[J]. Saudi J Kidney Dis Transpl, 2019, 30(1): 39-44.

[9] 张颖君, 陈林, 刘莉, 等. 血液透析血管通路专科护士核心能力评价指标体系的构建[J]. 护理研究, 2021, 35(7): 1162-1166.

[10] MICHAEL A, PETER BI, ALFRED KC, et al. Relationships between clinical processes and arteriovenous fistula cannulation and maturation: a multicenter prospective cohort study[J]. Am J Kidney Dis, 2018, 71(5): 677-689.

[11] 张丽红, 詹申, 肖光辉, 等. 血液透析血管通路日间手术临床实践建议[J]. 临床肾脏病杂志, 2021, 21(9): 705-708.

（肖光辉）

第二节　自体动静脉内瘘穿刺技术

自体动静脉内瘘（AVF）是维持性血液透析患者永久性的血管通路，是血流量与良好透析质量的保证，是透析患者的"生命线"。稳定可靠的血管通路是血液净化顺利完成的必要前提，也是保证患者长期生存质量的关键因素。本节旨在为护理人员提供全面、系统的 AVF 穿刺技术指导，帮助大家更好地理解和掌握这一技术，减少穿刺并发症，提高透析治疗效果。

我国慢性肾脏病（CKD）患病率为 10.8%（约 1.2 亿），约 2% 进展到终末期肾病（ESRD）。随着 CKD 发病率的逐年上升，越来越多的患者需要进行透析治疗。据中国研究数据服务平台（CNRDS）数据显示，截至 2022 年底中国大陆共有登记血液透析患者约 84.4 万人。

AVF 成形术是通过外科手术，吻合患者的外周动脉和浅表静脉，使动脉血液流至浅表静脉、静脉动脉化，达到血液透析所需的血流量要求，血管直径及深度便于血管穿刺，从而建立血液透析体外循环。AVF 具有血流量大、感染风险低、长期使用效果好的特点。但表浅血管是有限的，不可再生且不能完全被替代，随着透析患者生存期延长，血管资源逐渐耗竭，血液透析患者的"生命线"面临严峻的挑战。

护理目标早已不再是让血液透析患者维持生命，而是如何让其有质量地长期生存。因此，对血管通路的使用进行规范管理，减少 AVF 穿刺失败、出血、血肿、动脉瘤、狭窄、栓塞等并发症发生，最大限度地节约有限的血管资源，减少用于维护 AVF 的费用，降低护士穿刺难度，保证透析治疗效果，对提高血液透析患者远期生存率有重要意义。

本节重点从上肢血管的保护教育、AVF 的评估、AVF 规划与穿刺、AVF 穿刺问题及处理、穿刺案例、患者的自我管理等 6 个方面进行共同探讨。

一、上肢血管的保护教育

CKD 患者应该从确诊 CKD3 期即开始进行上肢血管保护教育，包括住院患者佩戴医学警示手环；避免不必要的上肢静脉穿刺输液（尤其是 CKD4 ~ 5 期患者），避免在上肢静脉留置套管针、锁骨下静脉置管或 PICC 等，如确需上肢静脉穿刺，可考虑手背静脉；对血管条件较差的患者可提前进行束臂握球锻炼；对上肢皮肤有病变的患者应尽早给予相应的治疗。

血液净化专科护士在上肢血管的保护教育方面更多的是理念传播，让更多人参与其中，在医护人员中传播为 CKD 患者保留上肢血管重要性的理念，如肾内科医师和护士比血液净化专科护士有更多机会接触 CKD3 期甚至更早的 CKD 患者，为其进行血管的预留教育和保留上肢血管；让患者主动参与血管保护更有意义。

二、AVF 的评估

评估是制订 AVF 穿刺规划及合理使用的基础，所以需要定期对 AVF 的血流量、内径、内膜状况等进行评估，以便及时发现并处理潜在问题。血液净化专科护士作为血管通路的使用者，评估是必备技能，只有掌握血管通路相关知识，才能对 AVF 进行全面评估。

（一）掌握解剖知识——认识血管通路从解剖开始

前臂的动静脉内瘘大多是桡动脉和桡侧浅静脉（多选择头静脉）吻合而成，因此了解前臂血管的走行和可穿刺部位及范围很重要。上肢静脉分为深静脉和浅静脉，穿刺时常选用的是浅静脉，在浅静脉出现闭塞时，静脉血会通过穿支静脉经深静脉回流，这时深静脉会变得更重要。

贵要静脉与肱动脉在肘部毗邻，操作中容易误穿肱动脉；如果患者的内瘘血管张力很高，穿刺时会有血液喷溅、拔针止血时间延长或止血困难，这时超声检查内瘘血管又看不到明显狭窄部位时，要考虑头静脉弓或中心静脉狭窄的可能。护士掌握上肢血管的解剖知识可提高对血管通路的认识，减少穿刺操作的并发症（图 4-2-1）。

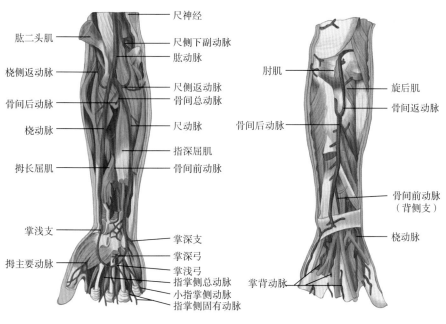

尺神经
肱二头肌
尺侧下副动脉
肱动脉
桡侧返动脉
尺侧返动脉
骨间后动脉
骨间总动脉
桡动脉
尺动脉
指深屈肌
拇长屈肌
骨间前动脉
掌浅支
掌深支
掌深弓
拇主要动脉
掌浅弓
指掌侧总动脉
小指掌侧动脉
指掌侧固有动脉

肘肌
旋后肌
骨间返动脉
骨间后动脉
骨间前动脉
（背侧支）
桡动脉
掌背动脉

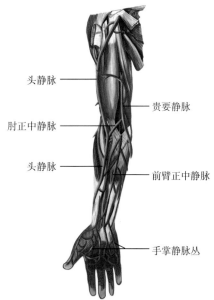

头静脉
贵要静脉
肘正中静脉
头静脉
前臂正中静脉
手掌静脉丛

图 4-2-1　手臂的静脉示意图

（二）掌握血管通路知识

《中国血液透析用血管通路专家共识》（第 2 版）提到 AVF 成熟的标准：①物理检查示吻合口震颤良好，无异常增强、减弱或消失；瘘体段静脉走行平直、表浅、易穿刺，粗细均匀，有足够可供穿刺的区域，瘘体血管壁弹性良好，可触及震颤，无搏动增强或减弱、消失。②超声测定的自然血流量＞ 500 mL/min，内径≥ 5 mm，距皮深度＜ 6 mm。

物理检查是确定成熟状态和开始穿刺的主要方法，预测成熟度准确率为 81%。建立一个基于超声测量和成熟度之间预测模型：内瘘直径每增加 1 mm 成熟度增加 10%；内瘘深度每增加 1 mm 成熟度降低 24%。直径在 4 ~ 5 mm 的内瘘可以成功穿刺。直径＞ 4 mm 且流量＞ 500 mL/min 应用于指示瘘管成熟度。

简而言之，护士易于穿刺，血能引得出送得回，有足够的血流量满足透析需要，血止得住，是一个成熟的内瘘。

（三）AVF 评估的时机

AVF 评估包括 3 个部分内容：

（1）新建立的动静脉内瘘成熟后，首先要进行基线评估。

（2）在使用动静脉内瘘的过程中，要进行动静脉内瘘的定期动态评估。

（3）每次使用动静脉内瘘时要进行常规评估，及时发现危险因素，采取适当应对措施，避免不良事件发生。

要人人会评估，包括医师、护士、患者及照护者。AVF 是人为的病理改变，内瘘血管在动脉血流的冲击以及反复穿刺损伤等作用下不断进行血管重塑。因此，评估是动态的，贯穿通路周期及全过程。对于新瘘、有问题的瘘要特别关注。

（四）AVF 的评估

AVF 的评估方法包括物理检查：问诊、视诊、触诊、听诊；物理试验：举臂抬高试验、搏动增强试验、连续阻断试验；超声检查。还要关注透析中的异常表现，以识别通路早期预警信号。

1. 正常 AVF 表现

（1）视：血管走行自然平直，粗细均匀，有长度可供穿刺的血管，无迂曲、塌陷、无假性动脉瘤形成；皮肤无红肿、破溃、硬结等；手部血运良好，无静脉曲张、搏动、逆流；肩颈、胸壁部血管无曲张。

（2）触：吻合口及瘘体段可触及明显震颤，向近心端逐渐减弱；血管张力不高，可压陷，无局部搏动增强或减弱；内瘘侧上肢无肿胀；双手皮温、握力、活动度相同。

（3）听：是收缩期与舒张期并存的双期、低调、持续的杂音。杂音强度以吻合口最强，向近心端逐渐减弱。

2. 动静脉内瘘的评估方法

1）物理检查

（1）问诊：关注和倾听患者的主诉，如透析间期的内瘘情况、如何自我保护、锻炼、注意事项，尤其是新启用内瘘的患者。

（2）视诊：是对动静脉内瘘整体情况的印象，观察动静脉内瘘侧手臂皮肤有无皮疹、红肿、瘀斑；观察内瘘侧手臂有无肿胀、末梢是否疼痛、苍白、发绀、破溃、坏死；上肢及胸壁有无静脉曲张等，反映手指末端的动脉血供和近心端的静脉回流情况。感染部位禁止穿刺，血管瘤形成的区域应动态评估谨慎穿刺。

（3）触诊：用手的掌指关节处触摸血管震颤强度；用手指指尖触摸血管走向、深浅、血管弹性，触摸血管有无搏动及震颤，有无突然减弱或增强，或只有搏动没有震颤，判断血管弹性和通畅度。如果触诊时内瘘只有搏动没有震颤或震颤不明显，一定要进行听诊并配合超声检查判断内瘘的通畅情况及能否完成本次血液透析，不能仅以触诊到血管搏动判断内瘘通畅，当内瘘闭塞时，搏动可能来自桡动脉。对比双手的皮肤温度和颜色，也可以用指脉氧仪测量肢端血氧饱和度辅助判断肢端供血情况。

（4）听诊：用听诊器从吻合口开始沿内瘘血管听诊杂音大小、清晰度、音调。听诊不仅能确定动静脉内瘘血流是否通畅，而且能发现动静脉内瘘血管的异常情况：如果闻及异常的高调音、单期杂音、声音突然增强或突然消失等情况则提示内瘘异常，需要进一步检查或干预；如果触诊和听诊都提示动静脉内瘘血管闭塞，则禁止对动静脉内瘘血管进行穿刺，应立即联系通路医师做进一步处理（听诊器应放于护士易取之处）。

2）物理试验

（1）举臂抬高试验：指随着内瘘侧上肢的抬高，内瘘流出道静脉塌陷为正常表现，提示内瘘流出道静脉、中心静脉回流通畅、无狭窄。举臂抬高试验是评估瘘体、流出段、中心静脉段血管狭窄的检查方法。

（2）搏动增强试验：流入段的检查方法为用手指完全压闭动静脉内瘘流出道近心端，观察内瘘口及压闭处远心端搏动是否增强。若搏动明显增强，为正常表现，提示供血动脉血流量充足，动脉及瘘口无狭窄、无分支表现。

三、AVF 规划与穿刺

一个完整的血管通路历程，从就诊通路医师开始，血管通路小组已经介入，通路的全程管理已经开始。血液净化专科护士至少从患者建立 AVF 应当介入，参与建立通路档案，定期随访，对患者进行健康教育。部分患者开始进入血液透析，由责任护士进行动态管理，另一部分患者未进入血液透析则由通路护士继续进行随访（表4-2-1），这非常重要。避免出现虽然提前准备了 AVF，但当患者进入透析时才发现 AVF 未成熟，甚至已经闭塞。

AVF 的穿刺是建立在评估和规划的基础上，不能盲目穿刺，要学会借助超声进行规划。具体包括穿刺方向、角度、深度、两针之间的距离、距吻合口的距离、穿刺方式的选择、穿刺针的固定、拔针压迫等。

表 4-2-1　血管通路规划步骤时间表

步骤	内容
step 1	就诊通路医师
step 2	制订通路计划
step 3	确定个体化第一个通路位置
step 4	实施手术
step 5	等待通路成熟
step 6	使用通路
step 7	拔除导管
step 8	长期随访通路

（一）穿刺时机

AVF 成形术 8 ～ 12 周后开始使用，特殊情况也要至少 1 个月的内瘘成熟期后开始穿刺。采用套管针穿刺，可提前到术后 2 ～ 3 周。使用中心静脉导管的患者如果发生导管感染、下肢静脉血栓、失功等情况也可以在权衡利弊的前提下进行 AVF 穿刺。

（二）穿刺方向

动脉针穿刺可向心性穿刺（图 4-2-2）：即与血流方向相同，是常用的穿刺方向，尤其是当穿刺点接近 AVF 吻合口时；动脉针离心性穿刺（图 4-2-3）：即与血流方向相反，需要朝向吻合口的方向进行穿刺，对于内瘘血流量不足的情况，这样可以更有效地引血。静脉针为向心性穿刺。

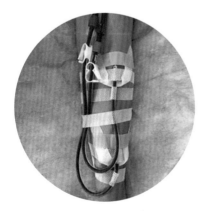

图 4-2-2　向心性穿刺

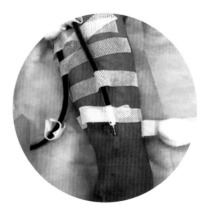

图 4-2-3　离心性穿刺

（三）穿刺角度

AVF 血管穿刺时，穿刺针与皮肤呈 20°～30°。在临床工作中，应根据血管深浅，决定进针角度。对于血管走行较深，穿刺角度则比较大，而对于表浅的血管穿刺角度则比较小。

（四）穿刺工具的选择

穿刺工具有钝型和锐型穿刺针、透析用留置针，表 4-2-2 是不同型号的穿刺针直径和血流速率。

表 4-2-2　不同型号的穿刺针直径和血流速率

针规	针直径 /mm	血流速率 /（mL·min^{-1}）
17G	1.473	＜ 250
16G	1.651	250～300
15G	1.829	300～400
14G	2.108	≥ 400

常用的型号一般是 16G、17G。

1. 16G 透析用钝型、锐型穿刺针的区别　锐针针尖锋利，穿刺时对周围组织损伤小，而钝针针尖呈"钝型"，针尖及边缘不具有切割力（图 4-2-4）。

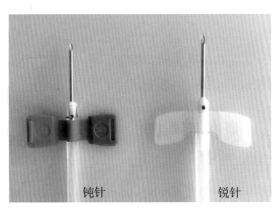

钝针　　　　　锐针

图 4-2-4　钝针和锐针

2. 17G 透析用锐型穿刺针和透析用留置针　均可用于内瘘使用最初阶段及疑难内瘘穿刺。透析用留置针可增加透析患者舒适度和安全性；留置针分为普通型和安全型（图 4-2-5、图 4-2-6），安全型留置针的针芯有安全保护装置，可以减少护士发生锐器伤的风险。透析用留置针也用于建立扣眼，但要注意感染、血栓和穿刺针脱出的风险。因暂时没有纳入医保，使用受到限制。

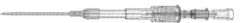

图 4-2-5　普通型

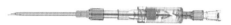

图 4-2-6　安全型

（五）动脉针距吻合口的距离

一般为 3 ~ 5 cm。

（六）动静脉穿刺针之间的距离

间隔＞5 cm，两针之间的距离应尽可能远离，以减少再循环。利用穿刺工具可以实现快速测量（16G 针）（图 4-2-7、图 4-2-8）。

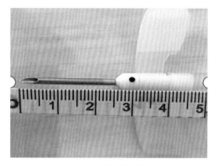

图 4-2-7　穿刺针长度

针尖长度 0.5 cm；针梗长度 2.5 cm；针柄长度约 1 cm

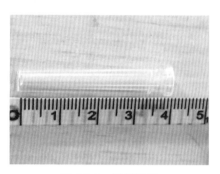

图 4-2-8　针帽长度

针帽长度 4 cm

（七）穿刺方式

动静脉内瘘穿刺方式包括区域穿刺、绳梯穿刺、扣眼穿刺，比较少见的还有多单穿刺、原位阶梯穿刺，如图 4-2-9 所示。

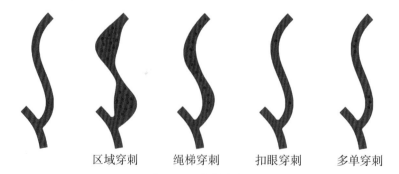

区域穿刺　　　绳梯穿刺　　　扣眼穿刺　　　多单穿刺

图 4-2-9　穿刺方式

1. 区域穿刺

定义：选择动脉和静脉穿刺区域，然后在固定选择的穿刺区域内，做筛状的不定点穿刺。

适应证：可穿刺范围小，且不能进行扣眼穿刺和绳梯穿刺的内瘘。

优点：护士容易操作，穿刺成功率高，患者疼痛程度轻，容易接受。

缺点：易形成动脉瘤、狭窄。

区域穿刺在《血液透析用血管通路护理操作指南》中没有提到，但因区域穿刺易于操作，穿刺成功率高，患者疼痛程度轻，容易接受而一直在临床应用，这就需要血液净化专科护士掌握通路知识，转变通路护理理念，重新规划，改变穿刺方式，以最大限度地保护血管资源。

2. 绳梯穿刺

定义：将穿刺点平均分配于整条内瘘血管上，每个穿刺点之间相距 0.5 ~ 1 cm，交替使用穿刺部位，不固定一点反复穿刺，也不固定局部区域反复穿刺。

适应证：适用于内瘘成熟，血管扩张均匀，表浅，无明显狭窄、硬化、动脉瘤形成的患者；血管分支少，可穿刺血管长度＞ 5 cm。

优点：血管可以均匀扩张，每个穿刺点有充分愈合时间，不易形成动脉瘤。

缺点：对护士的技术要求高，穿刺成功率低，较难执行，易退化为区域穿刺。

《血液透析用血管通路护理操作指南》关于绳梯穿刺的描述：穿刺部位距离动静脉内瘘瘘口＞ 3 cm；每次穿刺点距离与上次穿刺点距离＞ 0.5 cm，分别在前后、上下、交替、循环使用穿刺部位；至少保证每个穿刺点有 2 ~ 3 周的愈合时间。

绳梯穿刺是动静脉内瘘首选的穿刺方式，对护士穿刺水平要求较高，穿刺技术是评价透析室护士的重要指标之一，现在借助超声引导进行精准穿刺，同样可以提高穿刺成功率，更有利于护士绳梯穿刺的执行。

3. 扣眼穿刺（图 4-2-10）

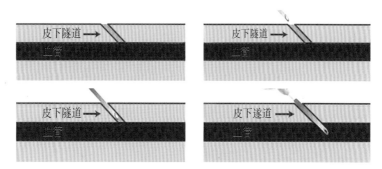

图 4-2-10　扣眼穿刺

定义：扣眼穿刺法指在同一位置，穿刺针以同一角度、同一深度送进血管的技术。

适应证：希望进行家庭透析的患者；内瘘血管充盈不佳、可穿刺距离短、范围小的患者；穿刺困难、体格肥胖、内瘘位置较深、皮下脂肪厚、位置深血管走行不清晰的患者、瘢痕体质的患者。

禁忌证：皮下脂肪少，血管硬化明显（血管弹性差），穿刺针难以固定的患者，个人卫生习惯差，缺乏自理能力的患者。

优点：对组织损伤小，穿刺成功率高。

缺点：护士不容易掌握，易发生感染及血管内膜增生。

扣眼穿刺步骤如下。

（1）创建皮下隧道：从皮肤穿刺点通向血管进针点的一条隧道。建立隧道有3种方法：锐针穿刺建立扣眼法、隧道钉建立扣眼法、留置针建立扣眼法。

①锐针穿刺建立扣眼法（强调6个"同一"）：

a. 选择合适的穿刺部位（同一位置）。

b. 固定同一名经验丰富的护士。

c. 同一方向、同一角度、同一深度；穿刺时患者手臂保持同一姿势。

d. 第2次开始去除皮肤穿刺点上的痂皮；穿刺6～8次，2～3周隧道形成。

e. 扣眼形成：当形成皮下隧道和血管瓣表示扣眼建立成功。

f. 换钝针的时机：有个体差异，穿刺点愈合，穿刺点处能看到小洞，穿刺时阻力越来越小，没有进血管的突破感。

②隧道钉建立扣眼法：

a. 锐针穿刺内瘘，血液透析结束拔针止血后在原穿刺点留置隧道钉，下次透析前移除，再同前操作，2周后改用钝针。

b. 每次用新隧道钉。

c. 严格无菌操作。

d. 透析间期防止隧道钉脱出。

通过穿刺针和隧道钉，经过6～8次穿刺，判断隧道形成的方法同锐针建立隧道法。隧道钉建立扣眼的特点是建立的隧道内壁平整光滑更易于钝针穿刺。

③留置针建立扣眼法：

a. 评估血管，通过超声选择穿刺点，以穿刺点为中心消毒2次，直径＞10 cm，待干。

b. 根据血管条件选择合适型号的留置针，来回抽动穿刺针针芯检查确认留置针各部位连接紧密。

c. 绷紧皮肤进行穿刺，见回血后，再进针少许，一只手固定针芯，另一只手将外套管送至合适位置，拔出针芯置于锐器盒中，留置针妥善固定。开始血液透析。

d. 透析后用 10 mL 生理盐水冲留置针，再用肝素盐水根据管腔容积封管。

e. 下次透析前先观察穿刺点及周围皮肤有无发红、皮疹等，严格消毒后抽出封管液体，观察留置针是否通畅，继续血液透析。

国内有文献报道使用套管针（软针）留置 10 d 可建立形成扣眼隧道。但在《静脉技术操作标准 WS/T433—2023》中静脉输液留置针的时间为 ≤ 96 h（4 d）。

透析留置针用于内瘘形成隧道，应注意留置针留置期间的潜在问题，血液透析患者大多为门诊治疗，留置针的居家管理存在一定的隐患，如套管堵塞、意外脱出、渗血、感染、留置期间血液回流及血栓形成等。如何保证在隧道形成的有效时间内留置针处于功能状态，又不增加患者风险，是需要关注的问题。

（2）创建好的隧道"滑"入钝针即扣眼形成后的穿刺：扣眼建立成功后，要拍照画图存档，并放于病历和电子信息系统中，方便护士查看，前 1 ～ 3 个月尽量固定护士穿刺，之后一般固定 2 ～ 3 名护士穿刺，更换护士要做好交接。

① 扣眼穿刺流程：清洗内瘘侧手臂—评估血管及扣眼—皮肤消毒，待干—去痂—再次皮肤消毒，待干—穿刺—固定。

② 扣眼穿刺的注意事项：

a. 感触隧道，调整角度寻找血管瓣（要做到同一方向、同一角度、同一深度；穿刺时患者手臂保持同一姿势）。

b. 扣眼穿刺角度错误时，穿刺针进入皮下隧道，与血管瓣不在一条直线上，由于血管壁的阻力，针尖无法顶开血管瓣。此时应抬高或降低针基部以调整进针角度。

c. 患者手臂因为内收和外展的状态不同，血管瓣的位置略有不同，应让患者参与记住穿刺时的手臂姿势。

d. 患者透析间期体重变化，隧道周围组织水肿，导致隧道狭窄，出现隧道穿刺困难，进针时可以轻轻地左右旋转穿刺针。

e. 不暴力操作，以免损伤隧道及血管。

4. 多单穿刺　是结合绳梯和扣眼两种穿刺方法，有序循环地固定穿刺点，但不需要钝针穿刺，每个点至少间隔 1 cm，规划 2 ～ 3 期，每期穿刺 2 ～ 3 个月。没有要求穿刺角度绝对一致。其实质是皮肤表面同一穿刺点的"小区域"穿刺，护士在执行的过程中要定期更换穿刺区域，并关注穿刺局部血管内膜的变化及针眼渗血的问题。

5. 原位阶梯穿刺　原位阶梯穿刺的点位设计建议两点间距离 0.5 ～ 1 cm，早期建立需要专人进行，要保持同一角度，同一手臂位置，相同针尖斜面位置，每次穿刺前需要祛痂，使用锐针穿刺。其实质是使用锐针穿刺的多扣眼，要关注穿刺点渗血和内膜增生的问题，不能只看皮肤表面。应慎重选择病例，如血管硬化严重的患者反复锐针穿刺可能对血管瓣造成切割，出现局部血管瓣缺失而发生动脉瘤或大出血。

（八）穿刺针的固定

透析患者血液基本以 200 ～ 300 mL/min 的速度随着血泵转动，如果穿刺针脱出会造成穿刺部位肿胀、出血，甚至血液丢失等不良后果，所以穿刺针的有效固定非常重要。

1. 固定方法　穿刺针固定的方法有蝶形固定、V 形固定、高举平台法等。

2. 注意事项

（1）强调皮肤消毒待干后再行穿刺及固定。

（2）胶布要足够长、足够宽，边缘紧贴皮肤，不应翘起，以免粘连治疗巾；胶布不重复粘贴使用。

（3）固定时需要将穿刺针与血管纵轴平行，避免针尖紧贴血管壁或挑破血管壁。

（4）固定时避免管路牵拉导致穿刺针脱出。将管路连接处暴露在盖被外，血路管动静脉各夹子位置不影响操作、不压迫皮肤，以便护士查对和巡视。

穿刺针正确的固定方法如图 4-2-11 所示。

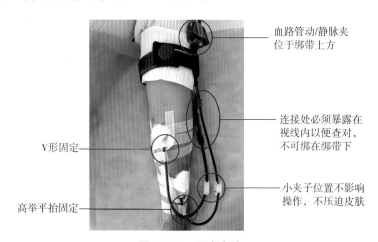

图 4-2-11　固定方法

（九）拔针与按压

1. 拔针技巧　透析结束后拔针需要注意把针完全拔出后再行压迫，如果先压迫再拔针容易造成血管壁的划伤（图 4-2-12、图 4-2-13）。

2. 按压技巧　按压力度要适宜，以不出血又不完全阻断血流为宜，听诊和触摸震颤时要在压迫点的近心端（图 4-2-14）。

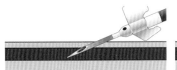
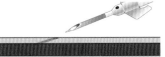
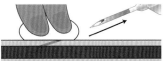

针的正常位置　　　　　拔针方向与穿刺方向一致　　　　先拔出穿刺针，立即压迫

图 4-2-12　正确拔针方法

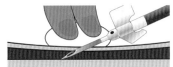
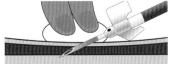
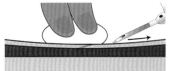

图 4-2-13　不正确的压迫方法

适合的压力　　　　　　　　　　　　　不适合的压力

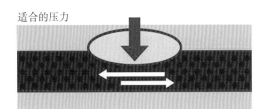
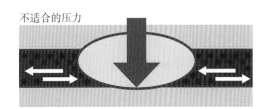

图 4-2-14　压迫方法

（1）一般采用食指和中指压迫，包括皮肤进针点和血管进针点。

（2）如果穿刺失败针尖穿透下壁时，棉卷或纱块压迫还要包括血管下壁针眼，否则易发生皮下出血或血肿形成，必要时超声定位进行精准压迫（图 4-2-15）。

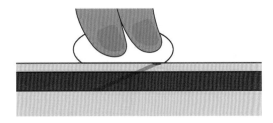

图 4-2-15　针尖穿透下壁时正确压迫方法

（3）内瘘早期穿刺 1 ~ 2 周护士手工按压止血。

（4）避免瘘侧肢体旋转导致的按压点移位。

（5）按压时间为 10 ~ 15 min；按压期间间断性解压，每 5 min 解压 1 次。

（6）止血时间延长者及止血困难者，注意内瘘是否存在狭窄。

（7）解除压迫后要听诊内瘘杂音，低血压患者离开前听诊立位时的内瘘杂音。

（十）特殊情况下血管的穿刺要点

1. 新瘘成熟早期、充盈度不够的血管

穿刺提示：有经验的护士进行操作、使用 17G 穿刺针或透析用留置针；可超声定位后穿刺或在超声引导下进行可视化穿刺。

2. 肥胖、组织较厚、位置较深、距皮深度 > 5 mm 的血管

穿刺提示：触诊不易摸到血管，可超声定位后穿刺，做好充分评估，在手臂上寻找标记点，根据血管深度选择较大角度进针；有条件时在超声引导下行可视化穿刺。

3. 瘘侧肢体皮肤松弛、弹性差的血管

穿刺提示：拉紧皮肤，必要时可助手配合，在穿刺成功后小心解开止血带，防止牵拉造成穿刺针移位或脱出。

4. 皮下易滚动（血管滑动）的血管

穿刺提示：对血管进行有效固定，绷紧皮肤，从血管上方进针，更容易成功。

5. 存在动脉瘤的血管

穿刺提示：有计划地从动脉瘤基底部或避开动脉瘤进行穿刺，观察动脉瘤的变化，测量并记录，若发现瘤体张力增高，皮肤变薄，瘤体变大，要及时上报处理。

6. 靠近狭窄部位的血管

穿刺提示：穿刺时避开狭窄部位，动态评估狭窄情况，超声下确定管腔内径，必要时行 PTA 治疗。

7. 中重度水肿患者的血管

穿刺提示：手指压住血管进行"按压 – 放松 – 按压"至显露血管，如果消毒后血管不明显，可以消毒手指按压后立即穿刺，也可超声引导下行可视化穿刺。

四、AVF 穿刺问题及处理

内瘘穿刺会遇到各种问题，护理人员需要具备识别和处理这些问题的能力，及时采取有效的干预措施，保障患者的安全。

（一）穿刺失败致血肿

1. 原因

（1）穿刺者对血管的深度、进针力度没掌握好，针尖穿透下壁。

（2）血管较深，穿刺角度过小，穿刺针在皮下走行过长，或者易滑动的血管穿刺时未绷紧皮肤，在针尖的推动下，血管发生移位，穿刺针从血管侧方进入血管，这时针梗已完全进入皮下，但针尖未完全进入血管腔内，发生血肿；或针尖刚进入血管

腔，在固定穿刺针时或者透析中患者变换体位发生针尖斜面部分或完全退出血管。

（3）穿刺成功，戴手套撕胶布时不慎带动针头，针尖斜面刺破血管或将穿刺针脱出血管外。

（4）不了解解剖结构，误穿动脉血管。

2. 穿刺失败有 4 种情况

（1）针尖未刺入血管。

（2）针尖斜面一半进入血管，一半在血管外面，回抽时可见回血，推入少量生理盐水可能肿胀和痛感不明显。如果为静脉针，连接体外循环或调高血流量时静脉压上限报警、静脉穿刺部位瞬间肿胀，患者痛感明显；如果为动脉针，连接体外循环或调高血流量时动脉压下限报警。

（3）穿刺针刺破血管下壁，立即发生局部肿胀或在透析过程中局部肿胀缓慢发生。

（4）误穿毗邻动脉，或穿刺针刺破血管下壁，又穿入毗邻动脉，这时穿刺针回血搏动明显，血液呈鲜红色，患者局部疼痛，快速发生肿胀。

3. 对策

（1）根据穿刺失败不同情况，选择不同的处理方法，可超声下确定穿刺针位置。①穿刺针未进入血管，拔除穿刺针，局部轻轻加压即可。更换护士重新穿刺或超声引导下将穿刺针送入血管内。②穿刺针只刺破血管上壁或侧壁（也就是血管上只有一个针眼），按压点包括皮肤进针点和血管进针点。③穿刺针穿透血管下壁，按压点包括皮肤进针点，血管上壁进针点及下壁针眼。④穿刺针刺入动脉或者穿刺针穿透血管下壁又误穿入动脉可见局部血肿或假性动脉瘤时立即上报，同时超声下精准压迫。必要时手术缝合动脉破口或 PTA 下缝合破口，并做好患者及家属安抚工作。

（2）重新穿刺时穿刺点的选择方法：①若静脉针穿刺失败，应在原穿刺点近心端换点穿刺。②若动脉针穿刺失败，应在原穿刺点近吻合口方向换点穿刺。③避开关节，血管分叉处进针，血管可穿刺长度足够时避开肘部肱动脉毗邻处进针，或由资深护士穿刺。

（3）发生穿刺部位血肿时，强调团队配合操作，迅速处理，使血肿对动静脉内瘘及患者的影响降至最低。

（4）建立体外循环后，要先观察穿刺部位及动静脉压力变化，若穿刺部位无肿胀、疼痛，动静脉压力稳定，方可逐步调高血流量。注意不能违规关闭动静脉压力监测。

（5）将戴手套进行穿刺、粘贴胶布、撕胶布等操作作为新入透析室护士入科培训考核技能之一。

（二）血流量不足

1. 原因

（1）动脉针针尖紧贴血管壁、穿刺失败或针尖斜面部分在血管外。

（2）长期区域穿刺方法不当，使血管周围形成瘢痕和动脉瘤，造成内瘘流出道狭窄，影响血流量。

（3）动脉端扣眼穿刺局部内膜增生，血管腔变窄。

（4）穿刺前评估不充分，针尖在内瘘狭窄或血栓部位。

（5）反复穿刺导致动脉针尖处血栓形成，影响血流量。

（6）内瘘不成熟，评估不到位，过早使用，血流量不足。

（7）动脉针穿刺失败后拔针止血压迫过紧，时间过长，容易致内瘘血栓形成，影响血流量。

（8）血肿形成（血管条件不好、穿刺技术欠佳、压迫止血方法不当是血肿形成的主要因素），局部血肿粘连机化，从而造成内瘘狭窄而影响血流量。

（9）透析中发生低血压，动脉压下限报警。

2. 对策

（1）进行穿刺分级管理，疑难内瘘、新瘘由穿刺组护士或资深护士穿刺，必要时超声引导。

（2）穿刺前做好通路评估，不盲目穿刺。当血流不足时，在超声下调整穿刺针位置，切勿轻易退针，退针可能会将穿刺针退出血管外造成出血或血肿。

（3）对血管过细、吻合口小、成熟不良的内瘘，"叫停"穿刺，及早干预。

（4）做好新护士及低年资护士的穿刺带教管理：①新护士不进行新瘘穿刺。②提高护士穿刺技术，掌握超声引导穿刺，避免反复穿刺造成血管损伤及血流量不足。③掌握意外情况的干预方法，如血肿、渗血、流量不足等情况的处理。

（5）因恐惧穿刺及疼痛敏感造成血管痉挛、流量不足，可安抚患者，穿刺前给予皮肤表面麻醉或热敷，由穿刺组护士或高年资护士穿刺等。

（6）密切监测患者的生命体征，防止低血压的发生而造成血流缓慢甚至血栓形成。

（7）预见性护理：①避免区域穿刺，选用绳梯和扣眼穿刺。②定期评估内瘘，若扣眼处出现内膜增生，及时更换扣眼或改为绳梯穿刺。如因狭窄出现的血流量不足及早干预。③指导患者主动行内瘘的功能锻炼，促进成熟。④穿刺失败时超声引导下进行精准压迫，力度以既不出血又不阻断血流为宜，最短时间解除压迫，降低穿刺失败及压迫对内瘘的影响。

（三）穿刺引起的静脉压升高

1. 原因

（1）静脉穿刺针贴壁。

（2）静脉穿刺针近心端狭窄。

（3）穿刺针针尖部分在血管内膜增生处。

（4）静脉穿刺针刺破血管，导致皮下血肿。

（5）静脉针针尖处血栓形成。

2. 对策

（1）穿刺前仔细评估，避开血管狭窄部位。

（2）调整穿刺针位置：①穿刺针于血管内膜增生部位，在超声引导下将穿刺针突破内膜增生部位达到合适位置。②针尖贴壁或进针较少者将穿刺针放于合适位置。③对于扣眼穿刺处的内膜增生者，退出扣眼穿刺或更换扣眼。

（3）若穿刺针刺破血管下壁应拔针压迫，并重新选择血管穿刺。

（4）血管狭窄造成的静脉压增高时，通路医师及时评估，必要时行 PTA 治疗。

（5）如果遇高凝易形成血栓的患者，可采用生理盐水预冲穿刺针，回血不明显时轻轻挤压穿刺针软管部分。

（四）穿刺针移位或滑脱

1. 原因

（1）血管较深，穿刺角度过小，穿刺针在皮下走行过长或者血管较短且表浅，穿刺针在皮下走行短，使针尖刚进入血管腔。

（2）穿刺针进入血管较短，穿刺成功后，松开皮肤固定时，穿刺针尖退到皮下，或针尖一半在血管内，一半在血管外。

（3）穿刺部位近心端狭窄，血管腔压力增大，穿刺针逐渐移位脱出。

（4）患者深睡或者躁动，无意中拔针。

（5）患者大汗或者针眼渗血，胶布卷边，致脱针。

2. 对策

（1）根据穿刺针移位和脱出程度对症处理。①穿刺针移位：没有脱出血管，重新妥善固定。②穿刺针半脱出：严格消毒后重新将穿刺针送至安全位置并更换胶布固定。③穿刺针完全脱出：立即停血泵，同时夹闭管路并求助，更换穿刺针重新穿刺。

操作时做好职业防护，按血液溅洒流程处理，上报不良事件。

（2）穿刺针及管路的固定：①穿刺针采用蝶形法、V形法和高举平台法固定，加强巡视，包括查看胶布固定情况，全科统一穿刺针固定方法，如第一条胶布下缘与穿刺针柄下缘平齐，只要观察到不一致，重新固定。②规范固定血路管，最好内瘘侧手臂靠近机器侧，如果内瘘手臂在机器对侧面，固定时留有一定的活动余地，以减少穿刺针滑脱的风险。

（3）加强巡视：①透析过程有睡眠休息习惯者，内瘘侧手臂暴露在盖被外。②意识不清及躁动者，必要时用约束带或身边有专人看护，使用透析用留置针或者钝针穿刺，将患者安置于靠近护士站的机位。③监测患者生命体征，避免低血压和低血糖而造成出汗使胶布潮湿，出现穿刺针滑脱或移位。

（4）内瘘压力大的患者及时评估由通路医师及早干预。

（5）患者避免瘘侧侧卧位，减少瘘侧肢体长时间受压，导致静脉压增高而出现针眼渗血造成胶布固定不牢。

（五）穿刺点渗血

1.原因

（1）区域穿刺，进针力度过大，致局部针眼裂口大，又因穿刺局部皮肤变薄、瘢痕、松弛，组织弹性差不能回缩。

（2）扣眼穿刺去痂时损伤周围皮肤，进针方向和角度不正确，反复退针，致针眼和隧道局部损伤。

（3）穿刺成功后翻转针头使斜面向下或反复调整穿刺针位置，导致针眼撕裂。

（4）穿刺部位近心端狭窄或者患者取内瘘侧侧卧位，致局部静脉回流受阻，血管腔压力增大。

（5）抗凝药用量过大，患者凝血功能差。

2.对策

（1）正确选择穿刺方法，合理选择进针点，避开瘢痕、动脉瘤处穿刺。避免区域穿刺，如血管条件限制只能区域穿刺时，在动脉瘤处可采用"纽扣式"区域穿刺，尽量使针眼有修复的时间。

（2）开展扣眼穿刺的注意事项：①护士必须经过规范培训，合格方可操作。②遵守操作流程，规范操作。③去痂一定要轻柔、有度、不损伤皮肤。当穿刺点凸起或凹陷而导致血痂不易剔除时应更换扣眼。④沿隧道将钝针轻轻送进血管内，不暴力操作，以免损伤隧道及血管。

（3）不建议将穿刺成功后翻转针头使斜面向下作为常规动作。当血流量不足时，勿反复调整，在超声引导下调整针头位置，手法轻柔。

（4）透析前观察及询问患者有无皮肤及牙龈等出血，必要时检查出凝血时间，根据检查结果调整抗凝剂剂量、更换抗凝方式或改为无肝素透析。

（5）掌握扣眼更换或退出的时机，避免因反复出现穿刺困难及去痂时痂皮不完整及去痂困难而出现的穿刺点渗血。

（6）内瘘血管压力大的患者及时评估，做好患者的健康教育，通路医师进行处理。患者避免瘘侧侧卧位，瘘侧肢体长时间受压可能导致静脉压增高使针眼渗血。

（7）护士处理渗血时做好手卫生，透析单元严格终末消毒。

（六）穿刺点硬结和条索状变

1. 原因

（1）穿刺失败后血肿机化可致局部血管硬结。

（2）护士未掌握扣眼穿刺技术的手法；更换护士操作未做好交接，对隧道的走向不了解，反复退针，导致穿刺段血管内膜增生、狭窄。

（3）患者钙、磷代谢异常，血管内膜钙化。

2. 对策

（1）穿刺失败及拔针等形成血肿时在超声下确定穿刺针尖位置，精准压迫。采用两指法正确按压，24 h 内在医师指导下适当间断冷敷，并注意观察内瘘震颤情况，24 h 后确认不再渗血可热敷，血肿局部涂多磺酸黏多糖软膏避开针眼、配合红外线理疗，促进血肿吸收。

（2）扣眼穿刺须缓慢进针，不暴力操作，如遇穿刺困难，更换部位锐针穿刺，不可反复多次试穿以免损伤隧道和血管。

（3）定期超声检查内瘘，发现穿刺局部内膜增生，更换穿刺部位。内瘘狭窄影响透析血流量时，及时行 PTA 干预。

（4）做好患者健康教育，控制血钙、血磷、甲状旁腺激素在合理范围。

（七）穿刺点感染

1. 原因

（1）护士未严格执行无菌操作，消毒液未干进针，穿刺不顺利时，反复退针。

（2）扣眼去痂不彻底，导致痂皮进入隧道引起感染。

（3）穿刺点皮肤对消毒液、胶布、穿刺针过敏，发生破溃致皮肤感染。

（4）患者个人卫生习惯不良，透析当日未清洁内瘘侧手臂，患者穿刺前未洗手，透析后穿刺点过早碰水或抓挠针眼。

（5）穿刺点局部血肿后形成感染。

2. 对策

（1）内瘘穿刺应严格遵循无菌原则：①消毒范围直径＞10 cm，用碘伏消毒 2 遍，待干。②扣眼穿刺前先用碘伏纱布消毒内瘘侧整条手臂，待干；再常规碘伏棉签消毒 2 次，待干；规范去痂；再碘伏棉签消毒 2 次，待干；进行穿刺。③拔针前消毒针眼并更换创可贴，透析过程中出现渗血随时处理。④穿刺成功后用创可贴覆盖穿刺点，防止医源性感染。

（2）提高患者的自我管理能力。如发现患者透析当日穿刺点有上次透析的创可贴或血迹，表明患者依从性差，须反复健康教育每日清洁内瘘侧手臂及手卫生的重要性，并督促患者先清洁手臂及手卫生，再穿刺。

（3）穿刺后 24 h 内不洗澡，保持穿刺点干燥，如果有潮湿，及时消毒。告知患者切勿抓挠穿刺点。

（4）教会患者如何辨别早期感染症状，发现穿刺点有红肿、硬结等症状时，应及时到医院就诊。操作时更换穿刺点，加强消毒，防止感染。

（八）穿刺点过敏、瘙痒

1. 原因

（1）患者是过敏体质。

（2）穿刺针、消毒液、创可贴、胶布等都可能引起过敏。

2. 对策

（1）根据瘙痒、皮损表现判断过敏原并对症处理。

（2）穿刺针过敏，进针点局部瘙痒不适，有极少数患者会对内瘘穿刺的钢针过敏，可将穿刺针用生理盐水冲洗后再穿刺，更换穿刺针或透析用留置针穿刺；消毒液过敏、皮损范围呈圆圈状表现，更换皮肤消毒液；创可贴、胶布过敏，皮损处为胶布贴过的痕迹，更换抗过敏胶布或者用无菌纱布覆盖针眼，再用胶布固定。

（3）皮损严重者，更换穿刺部位。遵医嘱使用抗过敏药物。

（九）穿刺点瘢痕增生

1. 原因　瘢痕体质的患者短时间内反复穿刺。

2. 对策　瘢痕体质的患者适合的穿刺法为扣眼穿刺。因为扣眼穿刺是用钝针沿着已有隧道穿刺，没有造成新的创伤；而区域穿刺和绳梯穿刺，每次穿刺都会造成新的损伤，创口恢复会有新的瘢痕形成。瘢痕体质者采用区域穿刺法，瘢痕会呈片状增生；

采用绳梯穿刺法，瘢痕会沿穿刺点生长呈蛇样隆起。

（十）穿刺部位血管瘤形成

1. 原因

（1）内瘘近心端静脉血管狭窄。

（2）内瘘未成熟而过早使用，对血管损伤较大，血管容易膨出。

（3）长期区域穿刺。扣眼穿刺不规范，演变为小范围区域穿刺，使血管壁损伤，弹性差，易膨出。

（4）穿刺或拔针不当致出血形成假性动脉瘤。

（5）透析后止血带压迫过紧、时间过长，导致血管瘤形成。

（6）误穿动脉形成真性动脉瘤。

2. 对策

（1）及时处理血管狭窄。

（2）新瘘不宜过早使用，至少4周，最好8～12周以后开始使用，早期使用时做好评估，可使用透析用留置针或17G穿刺针由穿刺组护士或资深护士穿刺。

（3）采用绳梯式穿刺和扣眼穿刺，避免区域穿刺。

（4）规范扣眼穿刺，严格穿刺护士准入制度，培训合格后方可穿刺；钝针也是钢针，不可暴力穿刺。

（5）拔针方法：拔针方向与进针方向一致，待针彻底离开血管，再按压止血。勿压着针头拔针，因用力过大，可将针尖下压，在拔针瞬间划伤或穿透血管下壁或者使针尖斜面紧贴血管而划伤血管上壁，还容易将血管刺入点周围的微血栓留在血管腔内。

（6）按压方法：①详见本节第九点拔针与按压。②建议胶布半环形固定，不建议使用弹力带环臂压迫内瘘，持续环臂压迫过紧会造成患者血管塌陷，血管内压力升高，发生血液回流障碍，最终引发动脉瘤等并发症，还容易造成纱布块移位发生渗血等。

（7）穿刺或拔针出现的假性动脉瘤或真性动脉瘤应超声下精准压迫，必要时手术干预，做好患者及其家属的安抚工作。

五、穿刺案例

内瘘穿刺方式与评估及规划都是动态的，随着通路的变化而变化。下面用举例的方式阐述如何进行穿刺。

案例一　新使用内瘘的穿刺

大面积烧伤患者（图 4-2-16），尺侧 AVF 成形术 8 周。

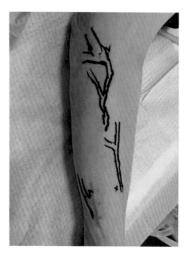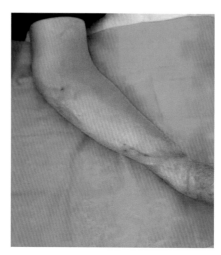

图 4-2-16　烧伤患者尺侧 AVF 成形术后

1. 评估　由护理通路组长带领通路小组对新启用内瘘进行基线评估。

（1）问诊：患者知晓 AVF 是生命线，会自己放在耳边听诊血管杂音。患者恐惧透析治疗。

（2）视诊：内瘘侧肢体大面积烧伤后瘢痕形成，尺侧均为瘢痕皮肤，可见前臂尺侧有手术伤口，看不到血管走行。

（3）触诊：从吻合口开始能触摸血管震颤向近心端逐渐减弱，但触摸不到血管走向。

（4）听诊：收缩期与舒张期并存的双期、低调、持续的杂音。杂音强度以吻合口最强，从吻合口向近心端逐渐减弱。

（5）搏动增强试验：可增强。

（6）举臂抬高试验：因患者瘘侧皮肤大面积瘢痕，无法看到血管。

（7）超声检查：①肱动脉血流量 800 mL/min、吻合口内径 4.0 mm。②动脉穿刺段内径最窄处为 4.6 mm，最宽处为 5.1 mm，血管距皮深度 4.0 ~ 6.0 mm，近心端内瘘血管距皮深度均大于 6 mm。③肘部贵要静脉约有长度为 1.5 cm 血管，直且表浅，扎止血带后血管内径约为 4.5 mm，为静脉血管，可作为静脉穿刺段，但其与肱动脉为上下并行关系，穿刺时注意角度，防止误穿肱动脉。

经综合评估 AVF 已成熟，拟选择扣眼穿刺。

2. 规划

（1）确定穿刺方式前先了解患者卫生习惯，为患者讲解内瘘血管评估规划结果及拟选择的扣眼穿刺技术，消除患者紧张情绪，患者接受并愿意配合。

（2）根据患者内瘘血管穿刺难易程度、依从性、个人卫生习惯，护士、患者及家属协商确定穿刺方式为扣眼穿刺。

（3）确定扣眼位点：肘部上方扎止血带，超声下确定肘部贵要静脉作为静脉穿刺点；超声下距吻合口 5 cm 处作为动脉穿刺点；模拟穿刺动脉端，不影响静脉针的位置，做好标记拍照，归入患者病历及通路档案。

3. 穿刺计划及实施

（1）因疑难内瘘血管穿刺难度大，需要资深护士穿刺，负责建立扣眼。患者为尺侧内瘘，动脉穿刺时患者需抬起胳膊，前臂与地面基本垂直，肘部以床为支点。穿刺针的固定为操作重点，防止移位和脱出。

（2）透析中加强巡视，患者安排在靠近护士站的机位。

（3）拔针与按压：新瘘拔针容易发生渗血，加之瘢痕皮肤弹性差更易发生渗血或血肿。穿刺护士熟悉进针角度和方向，故由穿刺者拔针，行两指压迫技术，压迫力度为在压迫点近心端可触及震颤，压迫时间为 15 min，每 5 min 解压 1 次，解除压迫后听诊内瘘杂音。未发生穿刺点渗血及血肿，未造成血管的二次伤害。

（4）静脉端穿刺 5 次扣眼隧道建立；动脉端穿刺 6 次扣眼隧道建立；仍由该护士穿刺 3 个月，使扣眼及隧道进一步稳定，之后交接予责任护士。

4. 新瘘使用注意事项

（1）新建内瘘的特点是血管内压力较高，血管管壁薄，首次穿刺极易对内瘘血管造成损伤，引起内瘘出血及血肿等并发症，严重时甚至可以使内瘘闭塞，影响内瘘的使用寿命。

（2）穿刺前做好解释工作，消除患者紧张情绪，取得患者的信任与配合。仔细评估血管走向，避免反复退针找血管。

（3）建议前 5 ~ 10 次选用 17G 锐型穿刺针或透析用留置针，以减少对血管的损伤。可进行超声引导穿刺以提高穿刺成功率，减轻护士的工作压力。穿刺时使用止血带不要系得过紧，以免造成压力过高导致皮下出血及穿刺瞬间的血液喷溅。对于皮肤松弛者，穿刺前应绷紧皮肤，从血管上方进针。

（4）新使用内瘘者建议前 3 次使用动静脉内瘘侧手臂穿刺一针作为出路，在对侧上肢或下肢穿刺另一针作为回路。

（5）穿刺困难者可用扣眼穿刺作为过渡，待再评估血管进一步成熟后改为绳梯穿刺。

（6）不建议使用弹力带环臂式压迫，建议半环形压迫。

（7）前5～10次透析结束，穿刺点解除压迫，听诊内瘘杂音正常，详细交代注意事项后方可离开透析室。教会患者观察内瘘局部有无出血和皮下血肿，教会患者发现异常早期压迫止血的处理方法。

（8）牢记透析室紧急求助电话。

案例二　穿刺部位已形成动脉瘤如何优化穿刺方法

患者，女，56岁，血液透析23年，右前臂中部AVF使用20年，区域穿刺，动静脉端均形成动脉瘤，可穿刺距离短，无法改为绳梯穿刺（图4-2-17）。

优化穿刺方法：可以在动脉瘤的基部有序穿刺，但要注意针眼之间的距离＞0.5 cm。

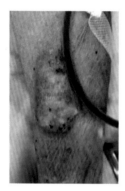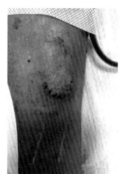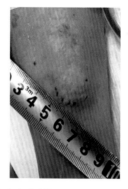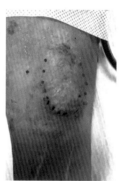

图 4-2-17　动脉瘤穿刺规划

案例三、案例四　区域穿刺改为绳梯穿刺

两例长期规律血液透析患者经评估与超声检查，均为区域穿刺血管瘤形成，整条内瘘血管均匀扩张，直径＞5 mm，可穿刺距离＞10 cm，血管走行较平直，改为绳梯穿刺，血管瘤位置暂停穿刺（图4-2-18）。

案例五：执行绳梯穿刺时近期出现穿刺失败的解决思路

患者绳梯穿刺1年，2周前透析未出现低血压，予上调干体重0.5 kg，近日在前臂上1/3和中1/3交界处的静脉穿刺部位出现2次穿刺失败（图4-2-19）。

物理评估：吻合口听诊高调音明显，内瘘血管充盈差，超声评估发现患者AVF吻合口狭窄，内径＜1.5 mm。与患者沟通，行PTA解除吻合口狭窄，继续绳梯穿刺。

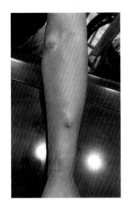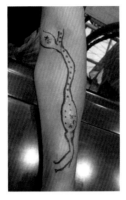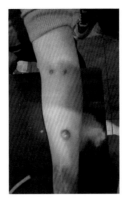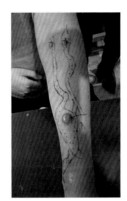

图 4-2-18 区域穿刺改为绳梯穿刺

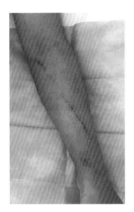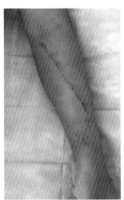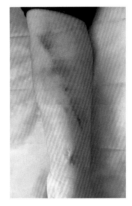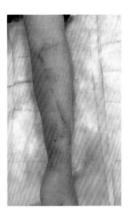

图 4-2-19 穿刺失败案例

六、患者的自我管理

采用知 – 信 – 行健康教育模式，让患者了解动静脉内瘘是其生命线的真正含义，懂得保护好动静脉内瘘的重要性及自我护理方法。从"要我做"到"我要做"，使患者主动参与通路管理。

（一）AVF 自我监测

（1）教会患者判断动静脉内瘘是否通畅的方法。会自己放在耳边听诊血管杂音，或用听诊器置于动静脉内瘘血管处，有杂音则表示动静脉内瘘通畅；如果杂音突然减弱或消失，动静脉内瘘血管处有疼痛，应及时到医院就诊。

（2）每天检查动静脉内瘘 3～4 次，以便及早发现问题。教会患者将内瘘自我监测与生活联系在一起，如在每次饭前、饭后、睡前、睡醒后或者每次服药时监测。

（二）AVF 功能锻炼

（1）术后当日适当活动瘘侧的肢体，如握拳运动，避免血流减慢或血栓形成。

（2）透析24 h后特别是皮下有淤血、肿胀时，可局部涂擦多磺酸粘多糖乳膏并按摩或敷土豆片以促进血肿消退。

（3）穿刺或止血时发生的血肿，24 h内在医师指导下适当间断冷敷，并注意观察内瘘震颤情况，24 h后确认不再渗血可热敷。

（4）当内瘘扩张不理想时，要每天坚持内瘘侧肢体握拳或使用握力器，热敷及束臂锻炼。3种方法可结合使用，也可单独进行。

（三）AVF防压迫

（1）尽量穿袖口宽松衣服，内瘘侧手臂避免衣袖过紧。

（2）内瘘侧手臂不戴手表等饰物。

（3）不在内瘘侧手臂输液、采血、测血压或悬挂重物等。

（4）可戴松紧适宜的护腕，注意保护内瘘免受磕碰。日常生活及工作中勿压迫内瘘侧手臂。

（四）AVF防血栓

（1）指导患者瘘侧手臂保暖。

（2）患者主动参与体重的管理，定期评估干体重，控制水分增长，避免超滤过多引起血容量不足致低血压。

（3）避免过度脱水造成血液浓缩，血流缓慢。

（4）如遇低血压、低血糖、呕吐、腹泻等症状要监测内瘘功能并及时就医。

（五）AVF防感染

（1）保持良好的个人卫生习惯，每次透析前用流动水清洗内瘘侧手臂。

（2）透析后24 h内不要清洗穿刺部位，如遇潮湿，立即消毒以免感染。

（3）内瘘皮肤发痒时应避免抓挠以防皮肤破损，导致感染。

（4）内瘘局部出现红、肿、热、痛感染征象须联系医师。

（六）预防低血压的发生

（1）特别注意透析间期体重增加控制在干体重的3%～5%，体重在透析间期增加过多，很容易发生透析中低血压。

（2）如果发生透析中低血压，拔针止血后，患者离开透析室前，要测量立位血压，并听诊动静脉内瘘血管杂音，确定动静脉内瘘是否处于通畅状态。

（3）教会患者动静脉内瘘出血紧急处置方法。

①平时要注意避免动静脉内瘘侧手臂外伤。如果发生动静脉内瘘出血，立即按压出血点，仍有出血可以同时按压动静脉内瘘吻合口，立即到医院紧急处理。

②居家备皮肤消毒液、无菌棉签、无菌纱布、胶布等，以备急需。

③牢记透析室紧急求助电话，以便在紧急情况下获得指导。

参考文献

［1］KUKITA K, OHIRA S, AMANO I, et al. 2011 update Japanese Society for dialysis therapy guidelines of vascular access construction and repair for chronic hemodialysis[J]. Ther Apher Dial, 2015, 19 (Suppl 1): 1-39.

［2］GROUP NKFKW. KDOQI clinical practice guidelines and clinical practice recommendations for vascular access[J]. Am J Kidney Dis, 2006, 48(Suppl 1): S176-S322.

［3］HAKIM RM, HIMMELFARB J. Hemodialysis access failure: acall to action-revisited[J]. Kidney Int, 2009, 76(10): 1040-1048.

［4］陈香美. 血液净化标准操作规程（2021版）[M]. 北京: 人民卫生出版社, 2021.

［5］王玉柱, 肖光辉. 血液净化通路一体化管理手册[M]. 北京: 北京航空航天大学出版社, 2018.

［6］余美芳, 沈霞. 血液透析护士层级培训教程[M]. 北京: 科学出版社, 2019.

（要改梅）

第三节　移植物动静脉内瘘穿刺技术

《中国血液透析用血管通路专家共识》（第 2 版）中提到无法建立自体动静脉内瘘（AVF）的维持性血液透析患者使用 TCC 过多，对于上述患者，建议尽量使用 AVG，以进一步降低 TCC 使用率。

移植物血管根据材料分为自体血管、同种异体血管、异种血管、人造血管、生物工程血管。而聚四氟乙烯（poly tetrafluoroethylene，PTEE）人造血管是目前应用最广泛的人工血管。其特点是取材容易、内瘘成熟时间短、生物相容性好、易于穿刺、穿刺面积大、反复穿刺不塌陷。常见的吻合类型有 U 形（图 4-3-1）和 J 形（图 4-3-2）。

血液透析用通路护理中，AVG 较 AVF 穿刺更复杂，要求更高，且由于 AVG 受穿刺方式、低血压、消毒不到位等不良操作因素影响较大，容易出现堵塞、感染等失功情况。

本节将从 AVG 评估、规划与穿刺、AVG 护理的注意事项等方面共同探讨。

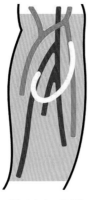

图 4-3-1　U 形

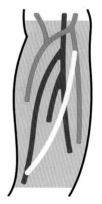

图 4-3-2　J 形

一、AVG 评估

　　AVG 首次使用前由通路组长带领通路护理小组对 AVG 做基线评估，记录 AVG 的手术方法、部位、通畅性评价等内容，并留存资料。AVG 评估与 AVF 相似，不同的是举臂试验不适用于 AVG。穿刺前需判断 AVG 血流方向，判断方法有以下几种：超声下根据 AVG 吻合的部位判断；根据血管解剖位置判断；U 形 AVG 可通过按压 U 形袢的部位，触摸搏动强或听诊声音强为动脉端，反之则为静脉端；与手术医师确认吻合术式及血流方向。

　　确定血流方向后，在病历中做好标识，护士在每次穿刺前均应确定血流方向。可以借鉴北京市海淀医院患者参与确认 AVG 血流方向的方法（图 4-3-3、图 4-3-4）。

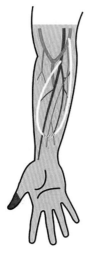

图 4-3-3　红拇指表示桡侧为动脉端

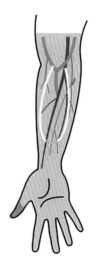

图 4-3-4　蓝拇指表示桡侧为静脉端

二、AVG 规划与穿刺

通常在 AVG 成形术后 2 ~ 3 周及局部浮肿消退后、并可触及血管走行，才能进行穿刺，以确保移植物周围组织包绕，避免穿刺或拔针时移植物周围血肿的发生；对于即穿型 AVG，可在术后数小时至数天进行穿刺。

（一）AVG 规划

血管通路组长带领通路护理小组对 AVG 全面评估，画基线图，并进行穿刺规划，从远心端到近心端执行绳梯穿刺，设置更多的穿刺位点，以备后期轮换穿刺（图 4-3-5）。避免在袢形移植血管转角处穿刺；避免在 AVG 与动静脉吻合口的 3 cm 内穿刺，两针之间的距离大于 5 cm。

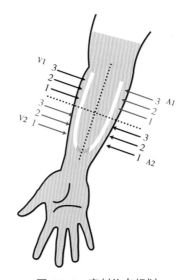

图 4-3-5　穿刺位点规划

（二）AVG 穿刺

1. 穿刺前准备

（1）患者准备：穿刺前，患者用流动水清洗 AVG 侧手臂，佩戴一次性医用或外科口罩，头偏向 AVG 手臂对侧，有呼吸道感染者，积极抗感染治疗。

（2）护士准备：经考核合格的 AVG 穿刺组护士或资深护士穿刺。

（3）环境准备：关注操作环境，如上下机操作时减少不必要的人群流动，两班之间做好清场，保证空气质量。

（4）消毒：护士戴无菌手套，先用无菌碘伏纱布均匀消毒整条手臂，待干，再以穿刺点为中心螺旋式消毒，消毒 2 次，直径大于 10 cm，待干。

（5）穿刺针选择：选择17G透析用锐型穿刺针或透析用留置针进行AVG穿刺，可以减少穿刺对血管的损伤，有利于血管的修复。

（6）穿刺角度与方向：一般为45°进针，在临床治疗的实际操作中，根据患者AVG距皮深度不同，进针角度会略有不同。U形AVG向心方向穿刺，J形AVG顺血流方向穿刺。

2. 穿刺

（1）AVG穿刺过程中不使用任何血管加压技术，如止血带。

（2）在选择好的穿刺点上方进针，穿刺针进入血管时有明显的突破感，可见搏动性回血，也可在超声下判断穿刺是否成功。不建议穿刺成功后旋转角度使针尖斜面向下。动静脉穿刺针不可在同一水平面穿刺，否则不利于拔针止血。

（3）执行绳梯穿刺时，注意不要使穿刺点在一条直线上，应有计划地分别在前后、上下、交替、循环使用穿刺部位。

（4）避免区域穿刺，因长期区域穿刺血管内壁不光滑，血小板、纤维组织沉积，形成假内膜，致使管腔变窄；当多个创口连成一片可造成血管壁切割脱落，形成血管壁缺损。缺口难以用血栓封堵时，血液可通过缺损口流到周围组织，形成假性动脉瘤甚至破裂。

（5）穿刺针固定：穿刺针的固定方法与AVF相同，采用高举平台、蝶形固定、V形固定法。

（6）拔针与按压：AVG拔针同AVF拔针。按压方法也基本相同，采用两指按压方法，压迫时间为20～30 min，压力适中，既能止血又不阻断血流。解除压迫后需要听诊，判断AVG通畅性。

三、AVG护理的注意事项

（1）AVG评估方法须人人掌握。严格掌握AVG穿刺时机，不能过早穿刺，新瘘启用时、组织水肿等原因不能确定血管走行及方向时，可以在超声实时引导下使用留置针穿刺。

（2）每次穿刺前需确定血流方向，避免因方向错误而出现重复循环，导致患者透析不充分。

（3）对于即穿型AVG术后穿刺应严格执行无菌操作技术，遵循最大无菌化操作原则，切忌消毒后用污染的手再去触摸穿刺部位。

（4）透析中压力监测，在透析过程中需严密监测动静脉压，静脉压增高除穿刺原因外，提示回流受阻，静脉回流段有狭窄。动脉压降低除穿刺原因外提示可能存在动脉吻合处有狭窄。

（5）要注重过程监测与管理，如执行绳梯穿刺过程中退化为区域穿刺，减少因穿刺引起 AVG 狭窄、血栓、假性动脉瘤等并发症的发生。

（6）反复进行健康教育，提高患者依从性。患者掌握 AVG 的自我护理，会日常监测 AVG 通畅性，注意个人卫生，保持内瘘侧手臂清洁。

参考文献

金其庄, 王玉柱, 叶朝阳, 等. 中国血液透析用血管通路专家共识（第2版）[J]. 中国血液净化, 2019, 18(6): 365-381.

（要改梅）

第五章 学员心得

第一节 移植物动静脉内瘘之殇

全球终末期肾病患者的发病率普遍增加，而我国也是发病率最高的国家之一。血液透析是肾脏替代治疗的一种方法，被大多数患者所接受。血液透析通路已经成为终末期肾病患者的生命线。

不同于其他血管疾病的治疗，血液透析通路包括建立一个非正常的血管通路，使其能与体外血液透析装置持续、可重复地连接。这种血管通路可以通过皮下隧道导管直接置入中心静脉（TCC）或通过自体浅表静脉［自体动静脉内瘘（AVF）］或者人工移植物［移植物动静脉内瘘（AVG）］建立动脉和静脉之间的新连接。此外，许多终末期肾病患者都合并心血管系统疾病、内分泌疾病、感染性疾病等，这些合并症会影响血液透析通路的选择、成功率、风险及持久性。血液透析通路是透析患者的生命线。血液透析可维持十几年，甚至几十年。由此，不能把血液透析通路看作一次性的治疗项目，其需要一个长期的策略与规划。本文阐述1例复杂血管通路并发症的处理过程，有助于更好地为患者规划血管通路。

病例摘要：

患者，男，45岁，主因"血液透析6年，AVF震颤明显减弱3 d"于2020年7月6日入院。既往史：发现高血压8年，血压最高160/90 mmHg，透析后血压偏低，最低可达80/50 mmHg。否认糖尿病、心脏病病史，既往有"右侧颈内静脉双腔管置入"史。

通路历程：

2014年行右前臂AVF成形术。

2016年右前臂AVF血栓形成，PTA未能再通。住院期间行右颈内静脉临时导管置管术，应患者要求同时行右前臂AVG成形术，术后3个月开始使用并拔除右颈内静脉导管。

2018 年右前臂 AVG 血栓形成，给予切开取栓。

2020 年 7 月右前臂 AVG 血栓形成合并局部感染。再次建立右颈内静脉临时血管通路。

查体：贫血貌，右前臂 AVG 无震颤及搏动，未闻及血管杂音，右前臂移植物血管隆起于皮肤，可见皮肤红肿，触摸局部皮温高（图 5-1-1、图 5-1-2）。

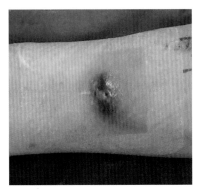

图 5-1-1　AVG 感染部位

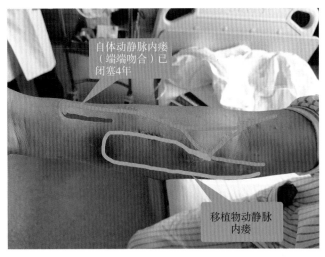

图 5-1-2

图中黄色指示 AVG 血管分布；蓝色为头静脉走行；红色为桡动脉走行

术前超声检查提示：患者 AVF 成形术为头静脉 – 桡动脉端端吻合，头静脉扩张度尚可，血栓集中在吻合口处，动脉及静脉内均有，且血栓已机化。AVG 中大量血栓，反复穿刺点血管壁不完整（图 5-1-3 ～图 5-1-5）。

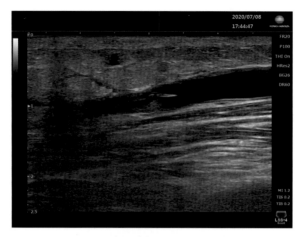

图 5-1-3　头静脉内大量血栓伴管腔狭窄

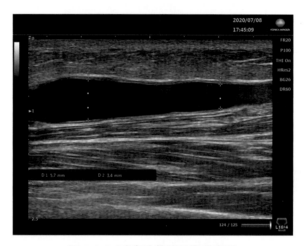

图 5-1-4　残存头静脉扩张度尚可

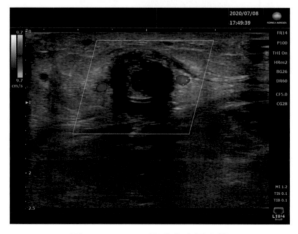

图 5-1-5　AVG 管腔内大量血栓

目前患者同时存在三种血管通路类型：①右前臂失功的 AVF；②血栓栓塞合并感染的 AVG；③为解决透析需求的右颈内静脉临时导管。患者表达了不希望在左上肢建立血管通路的意愿。经过积极的全身抗感染、局部换药等治疗后 AVG 局部破溃处愈合困难，感染期间即使开通 AVG 也无法继续使用。《中国血液透析用血管通路专家共识》（第 2 版）中建议：AVG 广泛感染时，应尽量完全切除移植物并选择合适的抗生素。AVG 向二期 AVF 转换：建议在所有 AVG 出现任何失功征象时，即应计划将 AVG 转变为二期 AVF。患者目前 AVG 失功且伴有感染，应予以完全切除移植物，新的通路该如何选择才能尽早拔除颈内静脉的临时导管？失功的 AVF 是否可以通过 PTA 实现再通？以下是对患者进行评估后采取的手术方案。

一期手术方案：

术前积极抗感染治疗的前提下切除人造血管并修复吻合口血管（图 5-1-6 ~ 图 5-1-9）。

术中留取局部分泌物及组织进行培养＋药敏，术后继续使用抗生素治疗局部感染，根据药物敏感试验结果调整抗生素，疗程 10 ~ 14 d。

二期手术方案：

患者目前急需可靠的血管通路，并尽早拔除 CVC，避免发生中心静脉狭窄，最终选择超声引导下球囊扩张，修复闭塞 4 年的 AVF。首次扩张选用 4 mm 球囊扩张桡动脉，5 mm 球囊扩张头静脉血栓形成段及狭窄段（图 5-1-10 ~ 图 5-1-13）。

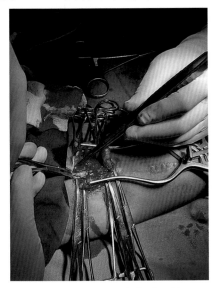

图 5-1-6　术中修复静脉血管

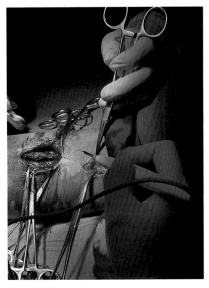

图 5-1-7　游离移植物血管

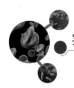

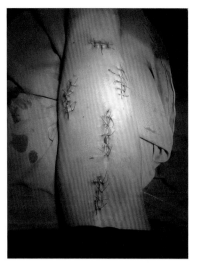

图 5-1-8　切除移植物后缝合皮肤

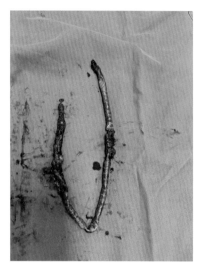

图 5-1-9　完整切除移植物血管

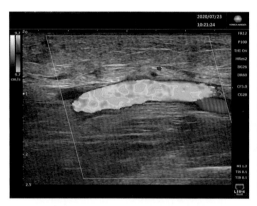

图 5-1-10　超声评估头静脉再通

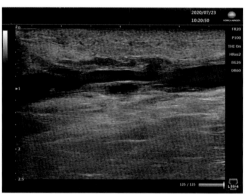

图 5-1-11　头静脉局部仍有狭窄

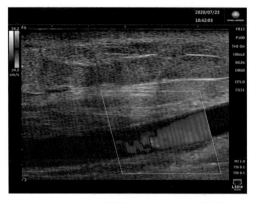

图 5-1-12　超声评估头静脉 - 桡动脉再通

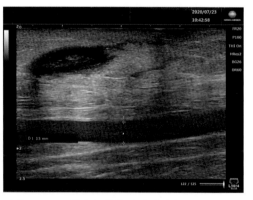

图 5-1-13　超声评估桡动脉（直径 3.5 mm）

术后评估：

第 1 次球囊扩张术后 1 周左右，给予再次球囊扩张，选择 6 mm 球囊，解决局部回弹及局限性狭窄部位。术后穿刺使用内瘘血流量达标，早期拔除颈内静脉临时置管。

讨论：如果是你会选择何种手术方式？

方案 1：修复头静脉 – 桡动脉 AVF

方案 2：贵要静脉 – 尺动脉 AVF

方案 3：肱动脉 – 头静脉 AVG

方案 4：右颈内静脉 TCC……

没有最好的手术方案，只有适合患者病情的方案，目标是使患者获得尽可能长的血液透析通路使用寿命、最少的外科手术及腔内干预，以及最少的通路相关并发症，同时也尽可能地减少对患者及家属日常生活的影响。临床医师同时需要更敏感地了解患者的情绪及心理状态，所以一个充满爱心的团队是血液透析通路治疗成功的关键因素之一。

（任文彬）

第二节　通路的"毁容师"——瘤样扩张

动静脉内瘘是尿毒症患者进行血液透析时常用的血管通路。随着血液透析技术的不断提高，透析患者生存时间也得到相应的延长，随之动静脉内瘘的并发症亦伴随而来。其中，动静脉内瘘瘤样扩张是较常见的并发症之一，其发生与多种因素有关，由于长期反复的穿刺损伤、血流动力学改变、血管壁损伤、血管壁的结构异常、高血压、内瘘使用时间过长以及局部感染等因素，可能导致内瘘部位的血管壁变薄、弹性降低，从而发生瘤样扩张。下面将以血液透析患者并发瘤样扩张的 2 例病例，围绕其病理生理机制、原因及治疗方面进行深入探讨。

病例 1：患者，男，26 岁，主因规律血液透析 6 年，左前臂动静脉内瘘进行性瘤样扩张 1 年于 2021 年 11 月 16 日入院。6 年前患者因头晕、血压升高就诊于当地医院化验尿蛋白阳性，血肌酐正常，未重视。2015 年 4 月突发恶心、呕吐就诊于太原某医院化验血肌酐约 1800 μmol/L，诊断为慢性肾脏病 5 期，遂行左前臂动静脉内瘘成形术，并以此通路开始规律血液透析 5 次 /2 周治疗。3 年前因内瘘处瘤样扩张，于太原某三甲医院行内瘘切除术，效果可。1 年前左前臂动静脉内瘘瘤样扩张，逐渐加重，为求诊治入院。既往病史：高血压病史 7 年，血压最高达 190/120 mmHg，规律服用降压药物治疗，自述血压控制不达标。体格检查：左前臂动静脉内瘘流出道局部膨大增粗，呈瘤样扩张，触诊震颤明显，按压可有明显搏动；搏动增强试验阴性；抬臂试验阳性（图 5-2-1、图 5-2-2）。

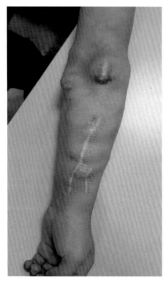
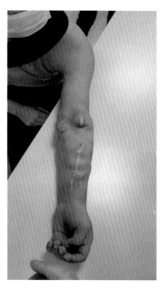

图 5-2-1　左前臂内瘘瘤样扩张　　　图 5-2-2　内瘘流出道血管增粗、膨大，蜿蜒曲折

入院诊断：左前臂动静脉内瘘瘤样扩张、慢性肾脏病 5 期、肾性贫血、慢性肾脏病矿物质和骨代谢异常、维持性血液透析、高血压病 3 级（很高危组）。

下一步治疗：

（1）术前描记血管（图 5-2-3）：

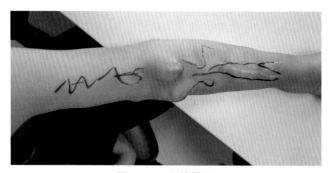

图 5-2-3　血管描记

（2）术中（图 5-2-4）：

（3）术后（图 5-2-5）：

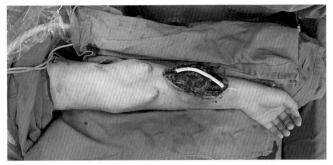

图 5-2-4　去除病变血管、桥接人造血管

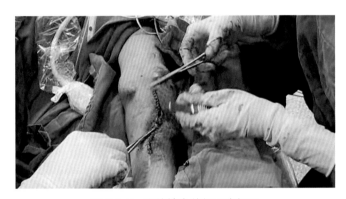

图 5-2-5　连续缝合关闭手术切口

　　病例 2：患者，男，49 岁，主因规律血液透析 10 年，左前臂动静脉内瘘进行性瘤样扩张 4 年于 2021 年 10 月 18 日入院。10 年前患者因双下肢水肿伴胸闷气短就诊于当地医院检查发现血肌酐升高达 2000 μmol/L，诊断为慢性肾脏病 5 期，遂行左前臂动静脉内瘘成形术，并以此通路开始规律血液透析 2 次 / 周治疗，透析间期体重增长约 2 kg，血流量可达 230 mL/min。4 年前患者动静脉内瘘流出道穿刺针眼处开始出现膨大增粗，并逐渐呈瘤样扩张，后动脉瘤进行性扩大，触诊震颤明显，按压时搏动增强。1 年前就诊于我院，在臂丛麻醉下行左前臂血管探查 + 肢体动脉瘤切除术 + 血管修复术 + 血管移植术 + 动静脉内瘘成形术。切口愈合良好，之后左前臂内瘘流出道血管再次逐渐增粗膨大呈瘤样扩张。为进一步诊治入院。既往病史：高血压病史 10 年，血压最高达 190/100 mmHg，规律服用多种降压药物治疗，自述血压控制不理想。体格检查：左前臂动静脉内瘘流入道及瘘体均可见膨大增粗，呈瘤样扩张，触诊震颤明显，按压可有明显搏动（图 5-2-6），搏动增强试验阴性（图 5-2-7），抬臂试验阳性（图 5-2-8）。

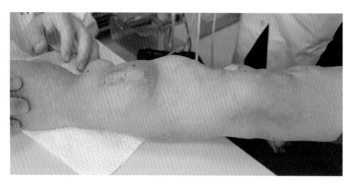

图 5-2-6　左前臂内瘘流出道膨大增粗的血管

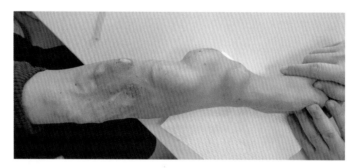

图 5-2-7　搏动增强试验

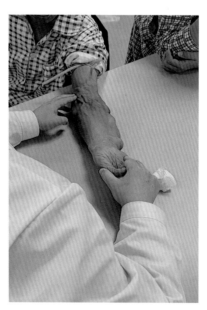

图 5-2-8　抬臂试验阳性，阻断流出道回流，了解分支血管走形

　　入院诊断：左前臂动静脉内瘘瘤样扩张、慢性肾脏病 5 期、肾性贫血、肾性高血压、慢性肾脏病矿物质和骨代谢异常、维持性血液透析。

250

下一步治疗：

（1）术前血管描记（图 5-2-9、图 5-2-10）：

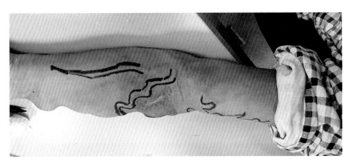

图 5-2-9　血管描记

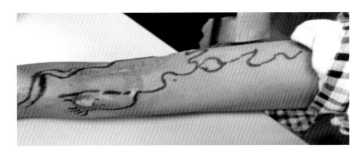

图 5-2-10　血管描记

（2）术中（图 5-2-11～图 5-2-15）：

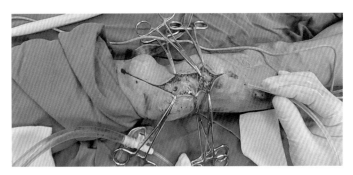

图 5-2-11　切开皮肤，游离病变血管

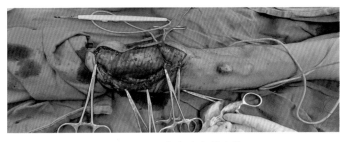

图 5-2-12　游离流出道血管

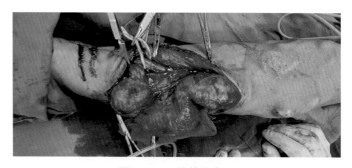

图 5-2-13　结扎吻合口

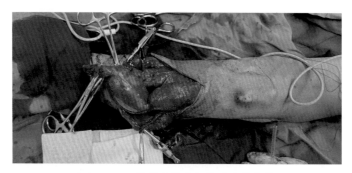

图 5-2-14　截断头静脉与桡动脉缝合处

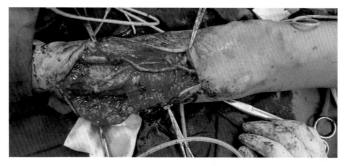

图 5-2-15　血管整形

（3）术后（图 5-2-16 ~ 图 5-2-18）：

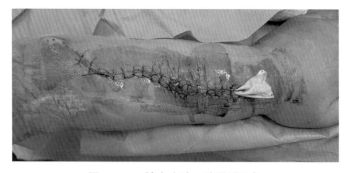

图 5-2-16　缝合皮肤，放置引流条

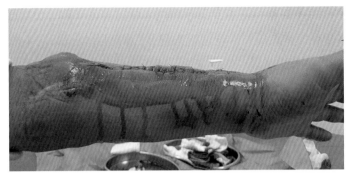

图 5-2-17 瘤样扩张"美容"后

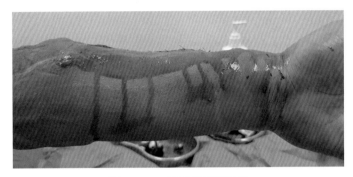

图 5-2-18 整形后侧面效果

动静脉内瘘瘤样扩张是指在动静脉内瘘部位出现的局限性扩张，表现为局部血管直径显著增大，形成瘤状结构。这种瘤样扩张可增加内瘘破裂、血栓形成、感染等并发症的风险，影响内瘘使用寿命和血液透析效果。在临床中，通常通过超声检查等手段诊断动静脉内瘘瘤样扩张，并根据具体情况采取相应的治疗措施，如手术修复、血管成形术、移植物血管或开放的侧支静脉替换或短段间插式搭桥等。

以上两个病例中的患者，均存在发生瘤样扩张的病理生理原因：①均有高血压病史大于 5 年，且血压控制差；②穿刺点相对固定：定点穿刺 → 内瘘部分节段利用过度 → 管壁完整性破坏 → 内瘘局限性扩张 → 动脉瘤形成；③均存在慢性肾脏病矿物质和骨异常：下游静脉狭窄 → 管腔内压力升高 → 狭窄远端静脉扩张 → 动脉瘤形成 → "超大瘤"。

手术方案的设计及思考：

病例 1：本患者术前描记血管、彩色多普勒超声评估血管后，考虑到患者流出道头静脉血管钙化严重且迂曲，术中丢弃流出道头静脉，以人工血管取代。其肘部动脉及静脉穿刺段血管膨大，与上臂头静脉迂曲有关，建议半年后可二次手术解除上臂迂曲头静脉，避免进一步加重穿刺段瘤样扩张的血管。

病例 2：本患者术前预行手术方案与病例 1 相同（丢弃前臂头静脉，人工血管取而代之）。但术中在游离血管时发现前臂头静脉在距吻合口近心端 4 cm 处分为 2 支，内侧支为多处瘤样扩张的血管，外侧支为管壁正常的头静脉在肘部与瘤样扩张的血管汇合。截断内侧支头静脉丢弃后，吻合口处血管塑形，将外侧支头静脉的远心端在距吻合口 2 cm 处缝合，近心端在距头静脉与肘正中静脉分叉的远心端 2 cm 处缝合。术中将头静脉外侧支血管做间插式搭桥，利用自身血管资源，为患者节省医疗花费。

血液透析患者出现瘤样扩张，可影响美观，引发疼痛，除此之外，还可导致皮肤变薄 → 腔内高压 → 瘤体破裂、穿刺困难、附壁血栓形成、感染等，给患者造成诸多困扰。对于上述情况的出现，应把重点放在早期预防上，如系统地观察和监测；早期发现、及时处理静脉狭窄；更换穿刺点（绳梯式穿刺），避免定点穿刺；注意内瘘发育过快、过度扩张（下游流出道静脉狭窄）。

对于已经出现的动静脉内瘘瘤样扩张，治疗建议：

（1）血管内治疗（PTA）：静脉狭窄或头静脉弓狭窄（图 5-2-19）。

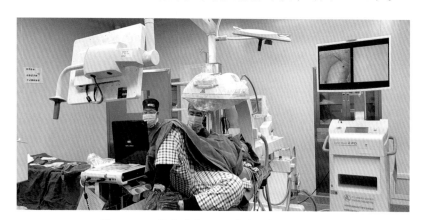

图 5-2-19　超声联合 DSA 治疗头静脉弓狭窄

（2）手术 + 血管内治疗：此术式临床较多应用（图 5-2-20 ~ 图 5-2-22）。

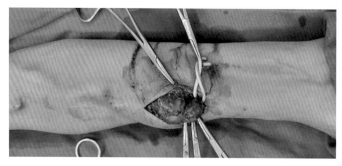

图 5-2-20　手术切开，游离吻合口

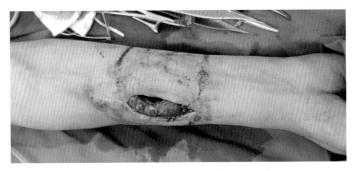

图 5-2-21　切除瘤样扩张血管、重新吻合

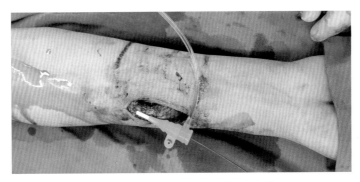

图 5-2-22　PTA 治疗近心端狭窄血管

小瘤体：切除瘤体，静脉 - 静脉吻合。

大瘤体：切除瘤体部分管腔，血管塑形。

长段动脉瘤：切除瘤体，移植物血管或开放的侧支静脉替换或短段间插式搭桥（图 5-2-23）。

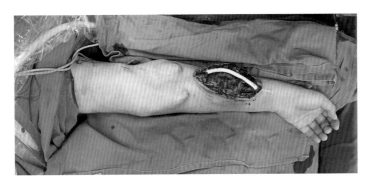

图 5-2-23　切除瘤体、移植物血管搭桥

（马　茹）

第三节 从"无路可走"到"峰回路转"

——通过 1 例手缺血病例的诊治探讨远端低灌注缺血综合征的诊疗新思路

透析患者在其透析通路的远端，常出现手的疼痛发凉，临床上称为"动脉窃血综合征"，一般认为是在动静脉通路建立之后，由于内瘘循环具有高流量、低阻力的特点，造成血流的再分配，使内瘘吻合口远端动脉的血流方向发生改变。远端动脉内改变的血流方向可为逆向、前向或双向反复，生理性的窃血现象一般耐受良好，但在机体代偿能力不足，或合并远端动脉狭窄、病变时，可出现远端肢体疼痛发凉、运动障碍等一系列临床症状，这一临床现象称为"远端低灌注缺血综合征"。以下通过 1 例远端低灌注缺血综合征临床病例的诊断与治疗过程对此临床现象进行分析阐述。

一、病历摘要

入院情况：患者，女，71 岁，主因"规律血液透析 13 年，右侧手部发冷伴麻木感 1 周"入院。患者贫血貌，右前臂动静脉内瘘近造瘘口处可触及震颤，闻及血管杂音，右手手指指端发凉，自诉有麻木感。

既往史：13 年前患者无明显诱因出现恶心、呕吐，就诊于当地医院查血肌酐 1000 μmol/L，行颈内静脉透析管置入术并给规律血液透析治疗，透析 3 次/周（周一、周三、周五）。13 年前行右前臂动静脉内瘘成形术。10 年前，右前臂动静脉内瘘闭塞，分别行右前臂动静脉内瘘重建术及切开取栓术。7 年前，右前臂动静脉内瘘闭塞，行左前臂动静脉内瘘成形术。4 年前，左前臂肿胀，就诊于北京某医院，因病情复杂未予治疗。5 个月前，左上肢肿胀，就诊于山西白求恩医院器官移植中心，行左上肢动静脉内瘘扎闭术及右前臂动静脉内瘘 PTA。术后右前臂动静脉内瘘功能良好。3 个月前，右前臂内瘘震颤明显减弱，就诊于山西白求恩医院器官移植中心，行右前臂动静脉内瘘 PTA。2 周前，右前臂内瘘震颤明显减弱，就诊于山西白求恩医院器官移植中心，行右前臂动静脉内瘘 PTA。

二、辅助检查

血细胞分析（五分类）：白细胞计数 4.30×10^9/L，血红蛋白 110 g/L，血小板计数 185×10^9/L；生化：丙氨酸氨基转移酶 12.0 U/L，天门冬氨酸氨基转移酶 12.0 U/L，白蛋白 39.3 g/L，尿素 18.5 mmol/L，血肌酐 614.1 μmol/L，钾 4.77 mmol/L，无机磷

1.55 mmol/L，总钙 2.73 mmol/L；B 型钠尿肽测定 79.00 pg/mL。

床旁行右上肢血管彩色多普勒超声提示：右上肢桡动脉与头静脉端侧吻合，流入道、吻合口及流出道血流通畅，管径较前明显增宽，管腔内可未见血柱残留。桡动脉远心端管腔闭塞，其内未见血流信号通过。右侧尺动脉肘部管径尚可，其内可见稀疏血流信号，尺动脉干前臂管径明显变细，其内未见明确血流信号。

三、专科检查

体格检查：患者自诉右手发冷、麻木，有疼痛感。右手手指末梢可见颜色发青。右侧指尖血氧饱和度测不出，左侧指尖血氧饱和度为97%。

血管造影：升主动脉、双侧颈动脉、双侧锁骨下动脉未见明显狭窄（图 5-3-1）。

右侧肱动脉上段显影可，肱动脉分出桡、尺动脉上方约 2 cm 处迂曲，局限性狭窄，狭窄率约 50%，桡动脉中段可见与头静脉瘘（图 5-3-2）。

尺动脉开口下方约 1 cm 处局限性狭窄，狭窄率约 90%（图 5-3-3）。

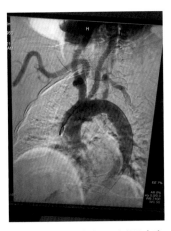 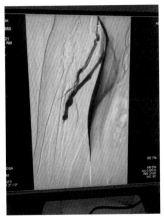 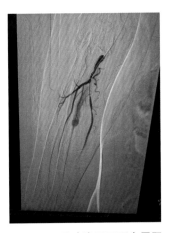

图 5-3-1　升主动脉、双侧颈动脉、　图 5-3-2　肱动脉分支处上方局　图 5-3-3　尺动脉开口下方局限
双侧锁骨下动脉未见明显狭窄　　　　　　限性狭窄　　　　　　　　　性狭窄

四、治疗方案

球囊扩张肱动脉、尺动脉。

五、术后检查

（一）体格检查

右手手指末梢可见颜色明显好转，甲床泛红，皮温升高，患者自诉右手发冷、麻

木感消失，疼痛感消失。右侧指尖血氧饱和度为95%，左侧指尖血氧饱和度为97%。

（二）术后血管造影

肱动脉、尺动脉狭窄处明显好转，残余狭窄约为20%，桡动脉处动静脉内瘘显影较前增快（图5-3-4）。

桡、尺动脉远端及手掌弓动脉显影可（图5-3-5）。

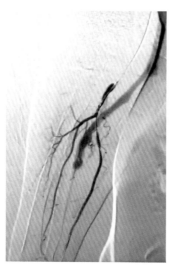 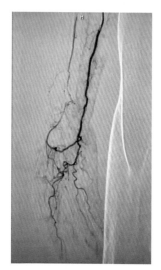

图5-3-4　肱动脉、尺动脉狭窄处明显好转，桡动　　图5-3-5　桡、尺动脉远端及手掌弓动脉
　　　　　　脉处动静脉内瘘显影较前增快　　　　　　　　　　　　　显影可

六、思考

远端动脉病变是指前臂或手存在动脉阻塞性疾病，由于钙化所致的动脉顺应性不良和（或）由于内皮细胞损伤所致的血管扩张功能下降，从而导致手缺血症状。很多血液透析患者在建立血管通路之前即存在严重的血管疾病，导致动脉低顺应性、血管扩张性不足，甚至发生动脉闭塞，在血管通路建立之后，血流动力学的改变使原本的病理生理改变更为突出，从而导致一系列临床症状的出现。以本病变为例，患者存在肱动脉的狭窄和尺动脉的闭塞，在内瘘建立之后，内瘘血管从桡动脉处分走大部分血流，低血流量和血管低代偿使桡动脉远端闭塞，患侧手掌远端供血严重不足，导致指端发凉、麻木、疼痛等一系列缺血症状（图5-3-6）。

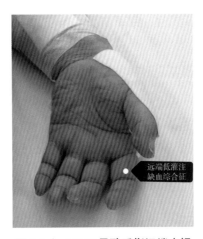

远端低灌注
缺血综合征

图 5-3-6　DHIS 导致手指远端皮损

七、远端低灌注缺血综合征的治疗

（一）治疗目的

（1）保护肢体。

（2）保留血液透析通路。

（二）治疗步骤

（1）保守治疗，观察等待。

（2）根据病程长短和临床实际情况选择保守治疗或有创治疗（血管内介入或手术）。

（3）保守疗法的支持下进行紧急有创性治疗。

（4）必要时截肢。

（三）血管内介入治疗

（1）通路的结扎或去除。

（2）内瘘束带限流术。

（3）动脉流入道改道手术：远端血管重建并中间结扎术；动脉流入道近端化手术；动脉流入道远端化手术；适用于低流量通路。

（4）Miller 手术（腔内球囊＋束带）：适用于通路原血流量正常或偏高。

（四）注意事项

（1）尽量做远端内瘘，控制吻合口的大小。

（2）选择端端或端侧吻合，如侧侧吻合，吻合口宜小（＜ 8 mm）。

（3）对于有高危因素的人群（包括多次内瘘成形术的患者）术前充分评估，如血管超声、血管造影、Allen 试验，判断非手术侧动脉血流是否通畅，数字减影血管造影目前是金标准。

（4）术后 24 h 内应严密监测肢体的缺血情况。

在本例病变中，采用扩张肱动脉和尺动脉的治疗方案，在肱、尺动脉通畅之后，桡动脉向内瘘血管的血液分流减少，通过尺动脉的血流供应手掌远端，并通过掌动脉弓与桡动脉远端形成回路，改善桡动脉远端的闭塞，达到立竿见影的治疗效果。

八、总结

远端低灌注缺血综合征是导致透析患者临床上出现远端肢体疼痛和运动障碍的重要原因，其病理生理学机制较为复杂，除生理性血流动力学改变外，相当比例的患者存在动脉系统的狭窄性病变。初步诊断主要基于病史和体格检查，如果阻断通路流出道可改善症状，则应高度怀疑远端低灌注缺血综合征。一旦诊断明确，应进一步检查以明确病变所在，数字减影血管造影是病因诊断的金标准。对于已明确狭窄部位的远端低灌注缺血综合征，血管内介入治疗可有效地解除血管狭窄，效果明确，创伤较小，可作为治疗的首选方案。

（王佳妮）

第四节　问渠哪得清如许

每当我成功为患者建立内瘘，每当我顺利为患者完成置管，每当我帮患者开通病变内瘘，每当我竭尽全力帮患者解除疑难时，我会想到一个人，我会心中顶礼，感念师恩。

2012 年，我受命外出进修，初涉血液净化专业，虽是医学同源，但转修血液净化专业实感改天换地，荒野求生，茫然焉，惴惴不安。一句"郑，上手术吧"，从此打开了我职业生涯的未来。那时我还是小白，他已名声在外。后来看了一部电影《放牛班的春天》，感觉他很像那个秃头老师。

2014 年我组建透析室，正式成为一名光荣的血液透析人。新手上路，独躬耕于血液透析室半亩方塘，内科心法不纯，外科招式不全，前无古人，后无来者，独怆然而涕下。困难能磨砺人，也能打倒人，但架不住我有个老师。每遇疑难，电话这头，八十一难，电话那头，风轻云淡。十年如此，如此难得。有个好老师真好！

从前，我蹲在山头等白菜。守着青山，不知路在何方。透析室未来如何描绘，医护如何调和，才能发挥最大光热？我这只猴子该如何修炼，才能修得正果？一个个都是问号。"技多不压身，办事不求人""通路一体化管理能走得更远""内外兼修让你如虎添翼"……老师早年的理念输入，帮我及时厘清思路，作出正确布局。没有老师的筋斗云，哪有我的十万里。

没有参加老师的血管通路培训班之前，我像一介散修。东一榔头，西一棒槌，所学零碎片面，不成系统。稍有小成，夜郎自大。遭遇挫折，信心顿无，甚至怀疑过自己的专业方向。当我坐在下面，老师拿着话筒在上面热情洋溢"不按正常形式"讲课时，当我第一次使用超声引导穿刺成功时，我感觉自己忽然间来到了另一个山头，过去的、眼前的、未来的，豁然开朗！——旧猴有缘变新猴。

我一直觉得我的老师不一般。除了喜欢放养，他还喜欢学生折腾新东西。记得刚学会插管那会儿，他就让我准备课件，分享心得，接到电话时，一边答应一边寻思："您可心真大，敢让一个新手分享心得体会？不怕翻车吗？"后来才知道，人家那是另一种教学方式，学名叫"费曼学习法"，没有压力就没有成绩，最终的结果是学生受益。虽然现在各种插管对我来说没啥难度，但我时刻秉承能不插管尽量不插的理念，因为老师说过"我们的理念是内瘘第一，长期插管后患无穷"。曾经"薅管术"风靡一时，老师告诫"不是所有的管子都能薅，可以粗活细做"。我借鉴美容科的器械——骨膜剥离器，对骨膜剥离器进行加工改造后，用于TCC导管拔除手术。成品实操成功后，老师特意找我定制一件，以示认可、鼓励，并嘱咐"以后你搞新东西，科研费由我来出"。这件事极大鼓舞了我"瞎折腾的研究热情"。当一只"研究猴"还是很不错的。

现在，年龄渐长，经过岁月磨砺，我医护技三方技能略有小成，工作独当一面，仍能从容应对。虽与老师见面次数不多，但每遇工作获得成绩，生活顺意之际，感念师恩之情久而弥坚，愈发壮烈（图5-4-1～图5-4-8）。

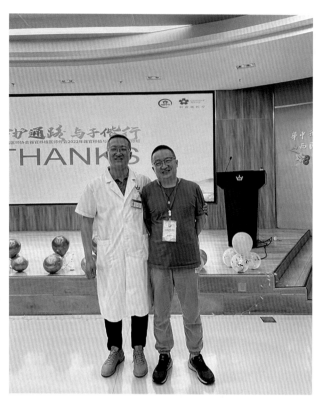

图 5-4-1　夙愿实现，单独与老师合影

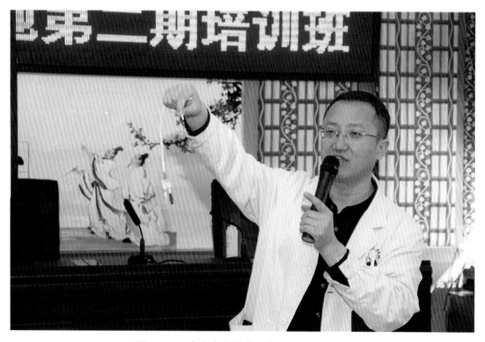

图 5-4-2　《放牛班的春天》之通路班主任

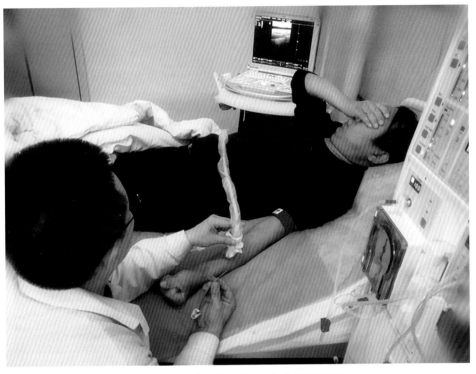

图 5-4-3　《放牛班的春天》之学以致用

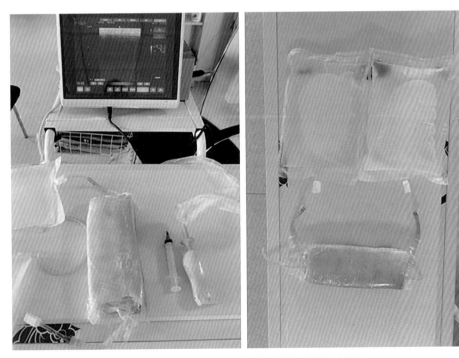

图 5-4-4　自制模型，可视化穿刺技术科室内推广

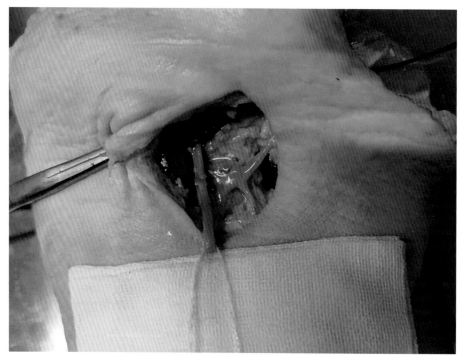

图 5-4-5　内瘘成形术教具——快乐肘花

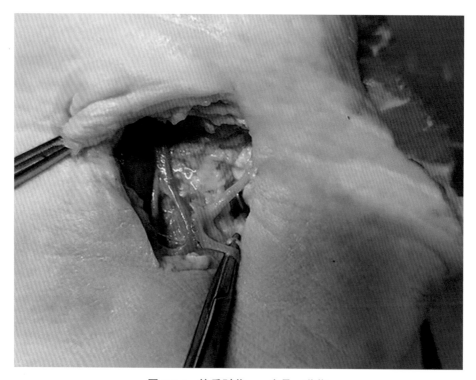

图 5-4-6　快乐肘花——也是一道菜

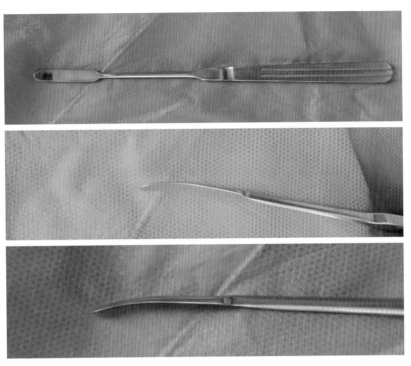

图 5-4-7 跨学科改造拔管武器——"薅管终结者"

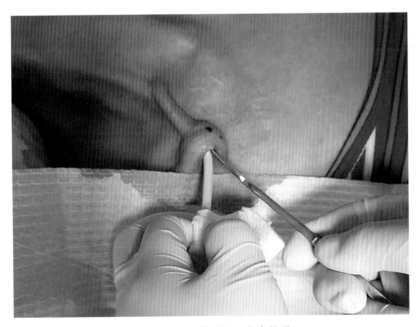

图 5-4-8 不薅不切，安全美观

（郑叶平）

第五节　是谁"偷"了我的爱

　　中国目前已成为全球慢性肾脏病（chronic kidney disease，CKD）和维持性透析患者数最多的国家，统计显示 2022 年底透析人数约为 100 万，且仍处于增长时期，未来一段时间内透析患者数量仍会大幅增加。血液透析（hemodialysis，HD）作为目前应用最广泛的肾脏替代治疗模式，需要有效的血管通路作为技术实施的前提。自体动静脉内瘘（au-togenous arteriovenous fistula，AVF）是首选的长期血管通路。非惯用侧前臂头静脉 – 桡动脉端侧吻合术常为首选。

　　随着血液透析技术的进步，透析患者透析龄的增加，透析并发症逐渐增多。窃血综合征是指人工动静脉内瘘建立后，动脉血流不经过毛细血管网而改变方向直接进入静脉，造成局部的血流动力学发生改变，远端的肢体供血减少，血流量不足，进而出现的一组缺血性改变的临床症状。其临床表现为肢体发凉、苍白、麻木、皮温降低、疼痛等，手指下垂时症状有一定缓解，严重者出现经久不愈的干性溃疡，甚至坏疽。应用彩色超声多普勒：桡动脉远端血流方向及频谱，存在反向血流者即提示存在窃血现象。内瘘侧肢体远端静脉回流受阻，压力增高加重缺血症状。当桡动脉与头静脉做侧 – 侧吻合或端 – 侧吻合时，桡动脉血液分流，部分尺动脉血液流入压力较低的头静脉，从而引起末梢缺血；按文献分析，侧 – 侧吻合及端 – 侧吻合方式易造成窃血综合征。本文结合 1 例较复杂窃血综合征对此并发症的临床表现及治疗进行阐述。

　　病例摘要：患者女性，13 岁，主因发现肾功能异常 1 年入院。2019 年患者因颜面部浮肿，就诊当地医院，检查提示血肌酐增高（具体不详），诊断为慢性肾脏病 5 期，给予对症保肾治疗，2019 年 3 月 1 日行右前臂头静脉 – 桡动脉端侧吻合术，术后患者未进行有效功能锻炼。2019 年 12 月发现内瘘处未触及震颤，于 2019 年 12 月 31 日来诊，发现内瘘闭塞。即行 PTA 下内瘘再通术，失败。2019 年 12 月 27 日行右侧贵要静脉 – 尺动脉内瘘成形术。2020 年 1 月 10 日患者诉右侧指端疼痛，2020 年 1 月 13 日办理住院手续。查体可见右前臂腕关节尺桡侧均有手术疤痕，尺侧可及明显震颤，可闻及血管杂音，桡侧未闻及震颤及杂音。右侧手指端末梢发黑，查患侧（右侧）血氧饱和度 40%，健侧血氧饱和度 97%。超声检查发现桡动脉 – 头静脉内瘘再通（图 5-5-1、图 5-5-2）。考虑诊断：慢性肾衰竭尿毒症期窃血综合征。

　　同时发现桡动脉前臂段不均匀狭窄（图 5-5-3），该例患者有桡动脉、尺动脉过早分支，在腋动脉往肱动脉过度时即出现。

超声检查后提示血流方向示意图（图 5-5-4）。

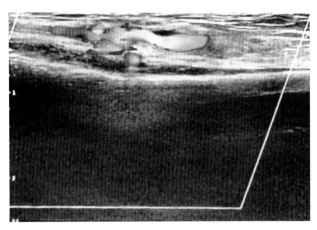

图 5-5-1　吻合口尺动脉远端血流离心（与近心端同向）

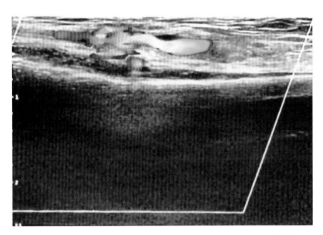

图 5-5-2　吻合口桡动脉远心端血流向心（与近心端背向）

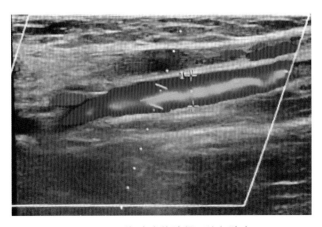

图 5-5-3　桡动脉前臂段不均匀狭窄

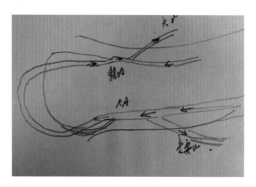

图 5-5-4　超声检查后提示血流方向示意图

初步制定出手术方案：

改变桡动脉血流方向：单纯头静脉 – 桡动脉内瘘静脉处闭塞。头静脉 – 桡动脉内瘘夹闭头静脉后，血氧饱和度达 92%，夹闭头静脉后发现吻合口桡动脉远心端血流离心（与近心端同向）；吻合口尺动脉远端血流向心（与近心端反向）。术后第二日再次测量患者右手血氧饱和度 97%，且患者右手指端末梢疼痛、麻木感明显缓解。顺利出院。

讨论：

窃血综合征发生机制：①动静脉短路；②动脉狭窄；③远端动脉高阻力。临床表现及分期：① 1 期，手发冷、苍白、青紫，无疼痛。没有或仅有轻度的甲床紫绀，轻度皮温降低，腕部脉搏减弱，手指收缩压降低；② 2 期，透析或活动时手部疼痛，手或手指寒凉不适。麻木苍白、痉挛；③ 3 期，手或手指静息疼痛或运动功能异常；④ 4 期，组织缺失，包括溃疡、坏死或坏疽。

窃血综合征处置：减少尺动脉分流：①夹闭头静脉 – 桡动脉吻合口近心端头静脉，本例手术采用此式；②结扎头静脉 – 桡动脉吻合口远端桡动脉，可改善手部血管供应；③桡动脉远端加头静脉 – 桡动脉内瘘静脉处闭塞。

本文病例为青少年，存在以下情况：①患者桡动脉过早分支，且远端存在狭窄，同时患者长期营养不良，桡动脉、头静脉均过细，且术后缺乏锻炼，导致第一次头静脉 – 桡动脉内瘘闭塞；②尺动脉在远端手部的血供占主导地位；③尺侧动静脉内瘘的建立导致术侧上肢血供需求增加，患侧肱动脉的血流量增加，进而尺动脉和桡动脉的血流增加，两者血管直径增加；④相应的结果是桡侧动静脉内瘘的再通；⑤尺动脉血流除供应尺侧内瘘、肢体远端，还有一支血流流向桡侧内瘘。我们采用结扎头静脉 – 桡动脉吻合口近心端头静脉术后症状很快消失，显示手术效果良好。

（魏　静）